韦义展 著

阴阳术道论

全国百佳图书出版单位
中国中医药出版社
·北 京·

图书在版编目（CIP）数据

阴阳术道论 / 韦义展著 . —北京：中国中医药出版社，2022.7
ISBN 978 – 7 – 5132 – 7582 – 8

Ⅰ.①阴…　Ⅱ.①韦…　Ⅲ.①《伤寒论》—研究　Ⅳ.① R222.29

中国版本图书馆 CIP 数据核字（2022）第 073895 号

中国中医药出版社出版

北京经济技术开发区科创十三街 31 号院二区 8 号楼
邮政编码　100176
传真　010-64405721
三河市同力彩印有限公司印刷
各地新华书店经销

开本 710×1000　1/16　印张 15　字数 248 千字
2022 年 7 月第 1 版　2022 年 7 月第 1 次印刷
书号　ISBN 978 – 7 – 5132 – 7582 – 8

定价　65.00 元
网址　www.cptcm.com

服 务 热 线　010-64405510
购 书 热 线　010-89535836
维 权 打 假　010-64405753

微信服务号　zgzyycbs
微商城网址　https://kdt.im/LIdUGr
官 方 微 博　http://e.weibo.com/cptcm
天猫旗舰店网址　https://zgzyycbs.tmall.com

如有印装质量问题请与本社出版部联系（010-64405510）

黄　序

中医学术源远流长，中医学理论中之阴阳术数，其理精深，其义广博。《黄帝内经》《难经》《伤寒论》等经典，奠定了中医辨证论治理论和实践的基础，然而对阴阳术数之道，虽研究者众，但精其通者则不多。诚如仲景所谓："经络府俞，阴阳会通，玄冥幽微，变化难极，自非才高识妙，岂能探其理致哉？"从《黄帝内经》三阴三阳病的病证论述，到《伤寒论》三阴三阳病辨证论治思想的形成，都蕴含着中国古代"阴阳术数"的系统思想，对这一系统思想的深入研究，有助于领会中医学辨证论治的实践内涵，意义重要。

门生韦义展，聪颖好学，品学兼优，工作 10 多年来，他除了认真完成课堂教学和临床、科研工作之外，还深入研究先师秦家泰教授的"津气痰火郁"医学思想，并以此为基础，结合三阴三阳、六经、六气等古代中国阴阳术数科学系统，创新构建了"天地人三部阴阳术数系统"，取名曰《阴阳术道论》，旨在揭示"器和生化病脉证并治系统"。

在研究《伤寒论》六经辨证系统和"阴阳术数"系统的过程中，韦义展另辟蹊径，多有独见，其研究方法和构思虽有异于众，但有利于中医学术研究的"百家争鸣，百花齐放"。作为教师，尤其作为中医经典的教学者，他能够拥有独立思考精神，不囿于《伤寒论》及《黄帝内经》之三阴三阳，而是广泛融于传统中国文化的研究之中，有助于学生临证思维能力的提高，也有益于中医药学术之研究。

作为青年教师，韦义展老师以非凡的毅力和才华深入研究中医学理论，并有新知，其博览群书，勇于探索，业精于勤，所谓"后浪推前浪"也，诚如韩愈所云"是故弟子不必不如师，师不必贤于弟子"。善哉！

值此《阴阳术道论》即将付梓之际，有感于门生勇于探索的中医学术精神，故乐为之序。

广西中医药大学教授　黄家诏

2022 年 4 月 12 日

自　序

　　《伤寒论》是东汉末年张仲景（约150—219）的著作，学术主线是太阳、阳明、少阳、太阴、少阴、厥阴，简称"三阴三阳"或"六气""六经"，这是古代中国阴阳术数科学系统的重要组成部分。阴阳术数的古训，广泛存在于史料和现实生活中，怎样发掘和用现代语言表达出来，是我十余年来的主要学术思考。

　　中国古代并没有产生微积分方程，但可以将阴阳术数作为工具和语言，以万物生、长、收、藏的规律为主轴，把时间和方位应象统一，对天体运动系统、地球环境系统和人体内环境系统进行应象关联和抽象推算，分别对应天之阴阳术数系统、地之阴阳术数系统和人中之阴阳术数系统，统称为阴阳术数系统。在特定初始条件，或边界条件下，阴阳术数系统内部的结构、内在连接、功能，体现出各分阶结构自身的独立性和自组织性；系统各分阶结构之间均具有内在连接，或相互发生作用，维持着阴阳平衡的稳态。

　　疾病是在某种机体失衡状态的过久续存，或自然环境缓冲系统（天地之阴阳术数系统）稳态调节紊乱的作用下，导致人体内环境（人中之阴阳术数系统）稳态的失衡，或与自然环境缓冲系统、社会缓冲系统（人文阴阳术数系统）不相适应的状态。阴阳平衡的稳态被打破后，机体通过人中之阴阳术数系统的各分阶结构、内在连接和功能，重新寻求建立新的阴阳平衡。系统思考逻辑过程的本身，也许比思考得出的结果更为重要，本书将尽可能地描述阴阳术数系统各分阶结构、内在连接和功能的系统化推演过程，以及推演背后的系统思考逻辑，意在共享和体验阴阳术数系统的内在之美。

　　本书坚持辩证唯物主义和历史唯物主义的世界观和方法论，依托秦汉语境背景，以阴阳术数系统为理论方法，综合西医学的病理生理学知识，探求

《伤寒论》基础知识和辨病脉证并治系统。《伤寒论》三阴三阳系统，是第二阶子系统的人中之阴阳术数系统再细分出来的第五阶子系统，描述人中之阴阳术数系统的内部运化规律，以及与地之阴阳术数系统和天之阴阳术数系统的延迟同步适应关系。研究地球万物（人）是否适应以地球环境系统（地）为边界条件的宇宙（天）环境：适应，则生存，并不断进化；不适应，则消亡。

《素问·阴阳应象大论》云："阴阳者，血气之男女也；左右者，阴阳之道路也；水火者，阴阳之征兆也。"《素问·六微旨大论》云："故器者，生化之宇，器散则分之，生化息矣。"器和生化，是人类生命的两种基本形态。器，指人体，包括以五脏为核心的脏腑经络系统；生化，指六气标本中见系统的升降出入顺序轮回。器，是人中之阴阳术数系统区别于天地阴阳术数系统的主要标志。器应于阴，以水为征兆；生化应于阳，以火为征兆，二者的关系是"阴在内，阳之守也；阳在外，阴之使也"。

本书起意于 2006 年读研时的读书笔记，2007 年留校任教后，改为授课的课堂讲稿，并持续在课外加深扩展，至 2015 年形成了学术系统框架。在传承秦家泰教授和黄家诏教授"津气痰火郁"医学思想的基础上，以"器"应于阴，以"生化"应于阳，以气机的郁和厥作为病理生理主线，构筑了"天地人三部阴阳术数系统"和"器和生化病脉证并治系统"。认识不是一蹴而就，每学期在和同学们共同学习的过程中，都能够发现需要修缮和补充的细节。持续了十余年构筑的这一套系统，环环相扣，若只是单独拿出其中一环，或有逻辑漏洞，或是阳春白雪。罗伊·马丁纳说："我生命里最大的突破之一，就是我不再为别人对我的看法而担忧。此后，我真的能自由地去做我认为对自己最好的事。只有在我们不需要外来的赞许时，才会变得自由。"在这个心境中，我面对的是最真实的自己，坚守着心中的理想，一往无前。牛顿说："如果说我比别人看得更远些，那是因为我站在巨人的肩上。"感谢导师黄家诏教授长年累月亦师亦父般的爱护和教导，感谢在学术道路上相伴而行的各位师长和同学们，感谢创作了书后参考书籍的先贤、前辈和老师们。

需要注意的是，本书是在《伤寒论讲义》课堂讲稿的基础上进行加深，经过拓展而成。知识层面起步于中医学本科专业三年级，阅读本书，当熟悉必要的中医学和西医学基础知识，以及基本的临床思维和技能，例如，《中医基础理论》《中医诊断学》《中药学》《方剂学》《中医内科学》《针灸学》《系统解剖学》《诊断学》《病理生理学》《药物动力学》等。

风险提示：请注意"无毒不是药，是药均有毒"的提示。没有获得注册中医类别执业医师和未取得处方权的读者，请不要擅自按照书中处方开药或进行针灸操作。获得中医类别执业医师注册，并取得处方权的读者，应遵循中医学的整体辨病和辨证论治规范，遵守毒精麻药品处方权限，在准确辨病、辨证的基础上，规范使用本书中的处方和操作。

经验还需积累，这本书只是第一个阶段的收官之作，我将在经典中医的海洋中继续徜徉。期盼能够和更多的同道，共同致力于中医经典的传承和推广普及。

韦义展
壬寅年立夏于南宁

目 录

第一章 阴阳术数系统之仰观天文原理

时间和空间是现代科学的基本概念，是存在的基本属性。不论是经典力学的绝对时空观，还是爱因斯坦通过光速不变原理和相对性原理统一了时间和空间，均是以微积分方程作为工具和语言。中国古代并没有微积分方程，但是可以运用阴阳术数作为工具和语言，把时间和空间方位应象统一，对天体运动系统、地球环境系统和人体内环境系统进行内在连接和推算，这就是阴阳术数系统。《周易·系辞上》云："《易》与天地准，故能弥纶天地之道。仰以观于天文，俯以察于地理，是故知幽明之故。"天文，指太阳、月亮、众星的运行轨道痕迹。中国古代先贤通过仰观天文的实践和感悟，建立了人与天地自然协调的阴阳术数系统，用以达成《周易·系辞上》"与天地相似，故不违；知周乎万物而道济天下，故不过；旁行而不流，乐天知命，故不忧；安土敦乎仁，故能爱"的理想信念。

第一节 "仰观天文"之观日原理

《周易·系辞上》云："是故法象莫大乎天地，变通莫大乎四时，悬象著明莫大乎日月。"仰观天文，观察的最大星象是日与月。太阳在历法的作用是太阳历，指以太阳视运动的南北回归周期变化规律为基准制定的历法。太阳视运动的南北回归周期变化，是第三阶子系统之五行、四时系统的基准天象。

一、阴阳术数系统的环境存量延迟属性

烧开水原理：把炉火烧到最大，锅里的凉水并不能马上沸腾，而是经过持续加热，延迟一段时间后才能沸腾；水烧开后，把火熄灭，锅里的开水也不会马上变凉，而是延迟一段时间后才能变凉。从系统论的角度分析，水是系统的存量，炉火加热是系统的流入量，火熄灭后热量散失是系统的流出量。德内拉·梅多斯《系统之美》云："存量的变化一般比较缓慢，即使在流入量或流出量突然改变的情况下，也是如此。因此，存量可以在系统中起到延迟、缓存或减震器的作用。"

（一）"孔子不能决"的答案是什么

先秦列御寇《列子·汤问》云："孔子东游，见两小儿辩斗（日）。问其故。一儿曰：'我以日始出时去人近，而日中时远也。'一儿以日初出远，而日中时近也。一儿曰：'日初出大如车盖，及日中，则如盘盂，此不为远者小而近者大乎？'一儿曰：'日初出沧沧凉凉，及其日中如探汤，此不为近者热而远者凉乎？'孔子不能决也。两小儿笑曰：'孰为汝多知乎？'"这是一篇列子特意讥讽孔子的短文。

1. 近与远的问题 需要了解以下三个科普小常识：①地球到太阳的平均距离约为1.496亿千米，地球平均半径约为6371千米。②地球沿着一个椭圆轨道绕着太阳公转，现代公历每年1月上旬至7月上旬，地球从近日点向远日点运动，每天远离太阳约3万千米，地球从早晨到中午远离太阳约7500千米；地球赤道上的某一点，在中午比早晨远离太阳7500－6371=1129千米。③7月中旬至12月下旬，地球从远日点向近日点运动，

地球赤道上的某一点，在中午比早晨接近太阳 7500+6371=13871 千米。这点距离变化，与地球到太阳的距离（约为 1.496 亿千米）相比，从人类感官角度来讲，可以忽略不计。

答案：从人类感官角度来讲，太阳在早晨和中午的高度是一样的。《周髀算经·七衡图》有七个同心圆，每一个圆被称为衡，表示太阳在不同季节的运行轨道。冬至，太阳沿最外一个圆（外衡）运行，太阳出于东南而没于西南，太阳距离最远，距地平高度最低；夏至，太阳沿最内一圆（内衡）运行，太阳距离最近，距地平高度最高。衡与衡之间为间，衡、间相去一万九千八百三十三里一百步。在一天之内，日出、日中、日落是在同一个同心圆中，距离一样。

2. 大与小的问题　需要了解以下三个科普小常识：①早晨和傍晚的太阳光是红色的。光线的折射率取决于光线的频率，频率越大，折射率越大，太阳可见光进入大气层，紫光的频率最大，偏折也最大，红光的频率最小，偏折也最小，早晨和傍晚时，红光最先进入视线。②光渗错觉：白色（或浅色）形体在黑色或暗色背景的衬托下，具有较强的反射光亮，呈现为扩张性渗出，这种现象叫光渗。光渗作用和视觉生理特点而产生的错觉叫光渗错觉。当太阳初升时，四周天空是暗沉沉的，因而太阳显得明亮，光渗量大；在中午时，四周天空都很明亮，太阳与背景的亮度差没有那样悬殊，光渗量小。③背景衬托：在特定条件下，人对物体的视觉会发生错觉，一个物体在背景小的一群物体中间，看起来便显得大一些；在背景大的一群物体中间，看起来便显得小一些。早晨的太阳仅出现在地平线上的一角，以山脉、树木、房屋等小物体作为背景；中午的太阳以宽阔天空作为背景，中午的太阳看起来就显得比早晨小一些。

答案：早晨和中午的太阳，在人类眼睛中的视距是一样的，早晨太阳看起来比中午大，是人们眼睛的一种错觉。

3. 热与凉的问题　地球绕日轨道为椭圆形，地球经过近日点正值北半球的寒冬，经过远日点正值北半球的盛夏；在同一纬度，海拔低的较热，海拔高的较凉。为什么靠近太阳反而冷，远离太阳反而热？要回答这个问题，需要了解以下两个科普小常识。①对流层气温垂直递减率：大气对流层内的主要热源，并不是直接来自太阳的短波辐射，而是来自地面（海洋）持续吸收太阳照射的能量后，再释放出的长波辐射。一般情况下，离地面（海平面）越远，气温越低，气温随高度增加而递减，平均垂直递减率为 0.6℃$/100$ 米。②绝热冷却：地表温度较高，温热空气从地面上升，在上升过程中气压降低，气块因体积膨胀而对外做功，即使上升空气与周围没有热量交换，由于膨胀而消耗能量，空气温度也会降低。空气每上升 100 米，因绝热变化会使温度降低 1℃左右。

答案：地球和太阳的距离变化，从人类感官的角度可以忽略不计。早晨的凉和中午的热，与太阳斜射或直射角度无直接关系，而是与太阳照射的持续时间、地球表面环境，以及人体内环境密切相关。

（二）系统存量的延迟作用

地球和人体都有一个系统存量。①地球的系统存量，是地球环境系统，包括陆地、海洋、大气对流层、南北两极巨大的冰盖、地势和地形等。由于存量巨大，某个地域的环境系统在感应太阳的能量后（流入量），需要持续和延迟一段时间，才能与太阳照射能量变化的周期同步，这是系统存量的延迟作用。决定地球环境系统热与凉的主要因素，不是太阳与地球之间的距离远近变化，而是太阳持续照射的时间长短（系统持续流入量的维持时间）变化。②人体的系统存量，是人体内环境系统，包括气血津液、经脉脏腑等。内环境系统的存量变化，是在感应所处地域环境系统的变化后，再延迟一段时间，才能与地域环境系统的变化同步。

在白天，太阳直射地面的时间是午时（11：00～12：59，年际的角度是夏至），但是正常情况下，一天（年）之中地表温度达到最高的时间，是在未时（13：00～14：59，年际的角度是大暑）。未时过后，由于相邻的西方地域已经进入夜晚（年际角度，南北两极交替进入持续 24 小时的黑夜和极冷），受相邻区域气流或洋流的影响，地表虽然仍然得到日光的持续照射，但是温度不能再持续升高。从人体的角度，一天（年）之中感觉到最闷热的时间，是在申时（15：00～16：59，年际的角度是处暑）。这是地域、人体相对于太阳持续加热的延迟同步现象。

在夜晚，太阳降到地球另一面的最远处是在子时（23：00～0：59，年际的角度是冬至），但是正常情况下，地表温度最低时出现在丑时（1：00～2：59，年际的角度是大寒）；人体功能活动处于最低状态，或者感觉最冷的时间是在寅时（3：00～4：59，年际的角度是雨水的春雪融化时节），这也是地域、人体相对于太阳西下（火熄灭）后的延迟同步现象。

地球环境系统感应太阳照射变化的延迟同步时间段，以及人体内环境系统感应地域环境系统变化的延迟同步时间段，是一样的。就每天而言，大约为一个时辰（两个小时）；就每年而言，大约为一个月（两个节气）。

这些环境系统变化的延迟同步现象，老子、列子都已经观察到了。

二、阴阳术数系统的分层级属性

马王堆帛书本《老子·第二十五章》云："人法地，地法天，天法道，道法自然。"人类或恒温动物能够生存的根本原因，是能够适应地球环境系统的动态变化，故称"人法地"。地球环境系统的动态变化规律，是根据太阳视运动的南北回归周期变化而变化的，故称"地法天"。"道"是一年日影周而复始的变化轨迹，故称"天法道"。为什么会有这个"道"，为什么一年日影的轨迹会出现这样周而复始的变化？中国古代没有微积分方程的答案，老子的答案是"自然"，故称"道法自然"。"道"是自然规律，"德"是万物顺从"道"而生存发展所表现出来的自身属性特征。

（一）阴阳术数系统的基准层级含义

为什么一年日影的轨迹会出现这样周而复始的变化？从现代天文学的角度分析，这是由于地球转轴倾角所导致的。地球围绕太阳公转的轨道平面，称为黄道。地球类似于陀螺，绕地球自转轴自转。地球自转轴相对于黄道平面的倾斜角度约 23°26'，称为转轴倾角。地球自转轴的朝向变化很微小，地球围绕太阳公转时，原先朝向太阳的半球会逐渐变为背离太阳的半球，反之亦然，这样便形成了太阳视运动的南北回归周期变化。

地球上不同地域的气候或气温变化，或早或迟，或强或弱，最终以获得太阳持续照射时间而起作用。太阳持续照射时间的长短，由太阳视运动的南北回归周期变化所决定。每年夏至日，阳光直射在北回归线上，北半球各地的白昼时间最长，黑夜时间最短，接受太阳光热照射的持续时间最长，而南极圈内 24 小时是黑夜且极冷。夏至后，太阳光直射点南移，到冬至日，阳光直射南回归线，但在北极圈内持续 24 小时是黑夜和极冷。太阳视运动的南北回归周期变化，导致南北两极交替全天候的无太阳照射，引起气温过冷，南北回归线之间阳光照射的持续时间长，引起相对过热，形成了各大海洋与北极、南极的海洋环流和海洋的温盐环流，以及海洋与陆地的比热容量差，引起大气对流层季风，推动着地球四季气候的变化。

由于太阳视运动的南北回归，在地球上某个地域的不同日期，日出点和日没点的方位不断变化，白昼长短不一，太阳光持续照射的时间就不同，地域（特别是海洋）环境感应太阳的能量也随之发生变化，形成了阴阳最基础的含义：由太阳视运动的南北回归周期变化，而形成了暖、热、凉、冷的季节周期变化。

阴阳术数系统的基准（核心）层级含义（北半球）：阳，是太阳从南向北的回归视运动过程，太阳照射的持续时间逐渐增加；阴，是太阳从北向南的回归视运动过程，太阳照射的持续时间逐渐减少。

《灵枢·顺气一日分为四时》云："春生、夏长、秋收、冬藏，是气之常也，人亦应之。以一日分为四时，朝则为春，日中为夏，日入为秋，夜半为冬。"一年分四季，一天也可以分四季。《素问·金匮真言论》云："阴中有阴，阳中有阳。平旦至日中，天之阳，阳中之阳也；日中至黄昏，天之阳，阳中之阴也；合夜至鸡鸣，天之阴，阴中之阴也；鸡鸣至平旦，天之阴，阴中之阳也。"阴阳中有阴阳，前面的"阴阳"表示夜晚和白天，为名词；后面的"阴阳"表示降入和升出，为动词。每天太阳上午东升、下午西降，上半夜降到最远，下半夜升到东边准备升起，共四个阶段。

阴阳术数系统基准（核心）层级下的第二阶子系统：太阳东升西降，形成上午暖、下午热、上半夜凉、下半夜冷的变化。

德内拉·梅多斯《系统之美》云："一个大的系统中包含很多子系统，一些子系统又可以分解为更多、更小的子系统……系统和子系统的这种包含和生成关系，被称为层次性。"在资本市场，艾略特发明了一种价格趋势分析工具，叫波浪理论，波浪理论浪中有浪、浪上有浪；浪之上无限归集、浪之下无限分层级（分阶），向上层级是无穷的，向下层级也是无穷的，初始条件和边界条件都是可以变动和随机设置的。《素问·阴阳离合论》云："阴阳者，数之可十，推之可百；数之可千，推之可万。万之大，不可胜数，然其要一也。"阴阳术数系统是一个可以无限分层级的复杂系统，但"万之大，不可胜数，然其要一也"，指必须以太阳视运动的南北回归周期变化为基准（核心）层级，这是阴阳术数系统绝对固定的初始条件。不论是什么阴阳术数流派，都可以归于太阳视运动的南北回归周期变化这个基准（核心）层级；不论哪个阴阳术数层级的系统边界条件，都必须参照这个绝对固定的初始条件进行设定。

（二）相同的"阴阳"却代表着不同含义

由于阴阳术数系统的无限分层级（分阶）属性，处于不同的边界条件或系统层级，相同的阴阳二字，就代表着不同的含义。这是阴阳术数系统最重要的特征：相对性。像微积分公式一样，在各种不同的初始条件或边界条件下，相同的 X、Y、Z 符号就代表着不同的意义。

举一个简单例子：以男性与女性的角度来看，男性划分为阳，女性划分为阴。在这个边界条件下，可以做一个方程等式 A。

$$\begin{cases} 男性 = 阳 \\ 女性 = 阴 \end{cases}$$

换一个边界条件，如果以一个男性来看，男性上半身划分为"阳"，男性下半身划分为"阴"，做一个方程等式 B。

$$\begin{cases} 男性上半身 = 阳 \\ 男性下半身 = 阴 \end{cases}$$

再换一个边界条件，还可以得到另一个方程等式 C。

$$\begin{cases} 女性上半身 = 阳 \\ 女性下半身 = 阴 \end{cases}$$

如果没有建立一种基于不同边界条件的相对性思维，将方程等式 A、B、C，直接进行多元一次等式方程代数运算。

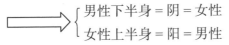

$$\begin{cases} 男性下半身 = 阴 = 女性 \\ 女性上半身 = 阳 = 男性 \end{cases}$$

结果明显是愚蠢的。虽然女性、男性下半身，都用"阴"字表示，但是这是基于不同系统层级的概念，不能说"阴下层级系统（男性下半身）"等于"阴上层级系统（女性）"，或"阳下层级系统（女性上半身）"等于"阳上层级系统（男性）"。

又如，习惯上将生活在中国长江以南的人，称为南方人；生活在长江以北的人，称为北方人；但是在广西，一般称湖南人为北方人，湖南省到底是位于长江以南，还是在长江以北？再如，4 楼相对 3 楼是上，相对 5 楼是下，4 楼到底是上，还是下？在阴阳术数里，除了日月、昼夜等这些具有阴阳基准（核心）层级的绝对性概念外，天地、南北、东西、上下、内外、阴阳、表里、寒热、虚实等，均是相对性的概念。

基于不同的阴阳层级或边界条件，以五脏为核心的脏腑经络系统可以分出各种各样的"阴阳"。《素问·金匮真言论》云："夫言人之阴阳，则外为阳，内为阴。言人身之阴阳，则背为阳，腹为阴。言人身之脏腑中阴阳，则脏者为阴，腑者为阳。肝、心、脾、肺、肾五脏皆为阴，胆、胃、大肠、小肠、膀胱、三焦六腑皆为阳。"参考图 1-1，五脏为阴、六腑为阳，属于第三阶分出的第四阶阴阳。第四阶的五脏为阴、六腑为阳，又可以分出各种形式的第五阶阴阳。

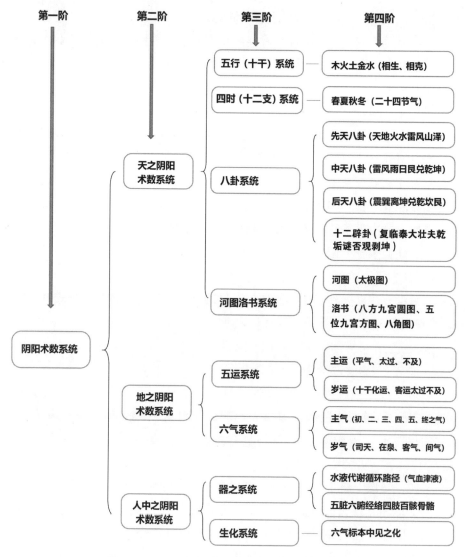

图 1-1　阴阳术数系统分层级（分阶）导航图

1. 第一种形式的第五阶阴阳　《素问·金匮真言论》云："故背为阳，阳中之阳，心也；背为阳，阳中之阴，肺也；腹为阴，阴中之阴，肾也；腹为阴，阴中之阳，肝也；腹为阴，阴中之至阴，脾也。"心、肺在背（胸）部，故为阳；脾、肝、肾在腹部，故为阴。心主神明，故为阳中之阳；肺为水之上源，主肃降水液，故为阳中之阴；肾主藏精，主封藏，故为阴中之阴；肝主气机的疏泄条达，故为阴中之阳；脾主气机收敛，进入脏腑，主运化和升清，为气血生化之源，故为阴中之至阴，"至"是"到、进入"之义。

2. 第二种形式的第五阶阴阳　《素问·金匮真言论》云："帝曰，五脏应四时，各有收受乎？岐伯曰：有。东方青色，入通于肝，开窍于目，藏精于肝……南方赤色，入通于心，开窍于耳，藏精于心……中央黄色，入通于脾，开窍于口，藏精于脾……西方白色，入通于肺，开窍于鼻，藏精于肺……北方黑色，入通于肾，开窍于二阴，藏精于肾。"五脏应四时，肝、心为阳，肺、肾为阴，脾居中央属转化，对应阴阳的关系和含义，与第一种形式的第五阶阴阳产生了变化。

3. 第三种形式的第五阶阴阳 肝主藏血，属肝阴；肝主气机的条达，属肝阳。心主藏神，属心阳；心主血脉，以及濡养心的气血，属心阴。脾主运化和升清，属脾阳；脾脏运送的水谷之气，属脾阴。肺主宣发，得宗气之助以贯心脉而行呼吸，属肺阳；肺主水之上源，以及水液代谢之肃降，属肺阴。肾主封藏、主纳气，属肾阴；主元阳之根本，属肾阳。

4. 其他形式的第五阶阴阳 胃游溢精气，上输于脾，是胃阳；胃主通降，则为阴，又属金；胃属中焦居中，属土；胃主阴阳转化，也属土。这是胃的第五阶阴阳，不论是胃为阳、胃为阴、胃为金、胃为土等不同称谓，均是从属于第四阶"胃属六腑为阳"；胃为器的脏腑之一，从属于第三阶"胃属器为阴"。

《难经》第三十难至四十七难，是从经脉荣卫气血运行的角度分阶脏腑阴阳，对应的阴阳也有所区别。《灵枢·阴阳二十五人》从人的整体角度，分阶二十五人阴阳。其他脏腑经络、四肢百骸，举一反三，以此类推。

这是中医各学术流派纷争的根源之一，我的阴阳、你的阴阳、大家的阴阳，用的字都一样，但是由于基于不同的系统层级，或不同的边界条件，其表达出来的意义并不一样。钱超尘《内经语言研究》云："《素问》计有一千八百六十余字……不论是重复出现两千次以上的'之'字，还是重复四十次以上的'安''制'等字，可以说都是常用字，所使用的也是常用义……《素问》语言深奥，不能说是由该书的文字冷僻难认造成的，而是另有原因。我们应该从另外一些角度进行分析探讨。"钱超尘从训诂、音韵、语法等角度分析探讨《素问》，本书着力从明晰阴阳的系统层级和边界条件切入，在相同的文字表达出不同含义的迷雾中，幸会先贤，读懂先贤。

在中医基础理论的历史发展中，不断被可随机变动初始条件和边界条件的混沌波浪思维引导，绝对思维方法代替相对思维，就产生了半表半里证、表里同病、寒热真假、虚实真假等混沌概念。阅读本书，需要对照图 1-1 的系统分阶（层级）进行导航，避免出现"男性的下半身＝阴＝女性""女性的上半身＝阳＝男性"这样的误会。

三、天地人三部阴阳术数系统的相生属性

太阳的南北回归视运动是地球产生季节的核心因素。季节变动推动水、气循环（运气交感），是产生和孕育万物生命的根本。所以，制定历法的基本标准是回归年，古代中国称为"岁实"，指太阳直射南回归线（冬至点）后向北回归线运动，然后再次回到直射南回归线（冬至点）所经历的时间。1 回归年≈365.24219 平太阳日。美洲的玛雅历、古埃及的古历、古罗马的儒略历、格里高利历均属于太阳历。现行公历就是格里高利历，现行印度历、佛历的算法基础，也是格里高利历，差别只在纪元的元年、季节的划分方法不同而已。

在古中国或古罗马，仰观太阳视运动的南北回归现象，是客观一致的，但是每年 1 月 1 日在太阳视运动的哪一个节点，却是人为设定。不同的思维方式，就制定出不同的历法，也体现出不同区域文明的特征。儒略历确定 1 月 1 日是一个偶然，只是古罗马元老院和儒略·恺撒政治妥协的结果。所以，欧美科学系统的主流思维模式，建立在基于偶然（随机的初始条件）的精确数学计算（绝对固定的边界条件）模型上。中国古代传统自然科学系统的思维模式，建立在基于一年日影周而复始变化（绝对固定的初始条件）的天地人阴阳术数相对动态和谐（相对固定的边界条件）模型上。地象（地球的季节）变化，是随着天象周期的变化而变化，相对于天，地处于从属地位；人是生活在地球上的某一个地域上，因为地域不同，气候千变万化，不同地域的人要适应、顺从当地的气候才能生存，相对于天地，人处于从属地位。此为《周易·系辞上》"生生之谓《易》，成象之谓乾，效法之谓坤"，这是中国古人制定历法的基本原则。

《史记·天官书》记载历法之首有四种："凡候岁美恶，谨候岁始。岁始或冬至日，产气始萌。腊明日，人众卒岁，一会饮食，发阳气，故曰初岁。正月旦，王者岁首；立春日，四时之卒始也。四始者，候之日。"四时（季）之始，不论哪朝哪代，均在立春日。冬至日、初岁、王者岁首，则分别是"天、地、人"三统纪年之正月。《汉书·律历志上》云："三统者，天施、地化、人事之纪也……天统之正，始施于子半，日萌色赤。地统受之于丑初，日肇化而黄，至丑半，日牙化而白。人统受之于寅初，日孽成而黑，至寅半，日生成而青。"中国古代的每个朝代都要立正朔，指确定每一年的正月初一在哪一个月相周期（相对固定的边界条件），本质是协调天、地、人

三者的阴阳。

（一）道生一，天统之正，始施于子半

将含冬至日的月相周期设定为天统历的新年正月，即"岁始或冬至日，产气始萌"。冬至日一般位于子月的中旬，故曰天气始施于子半。冬至日后，太阳从南回归，天之阳气开始上升，此为年际层级的子日冬至一阳天气生，"一"为天数。子时为23：00～1：00，"天统阳回"的时间点是0：00（子半），是昼夜层级的"天统之正，始施于子半"。

这便是《老子·第四十二章》"道生一，一生二，二生三，三生万物"中的"道生一"，也是"天之阴阳术数系统"的基准点。

（二）一生二，地统受之于丑初

将农历月的丑月十二月初一（含大寒日的月相周期朔日）设定为地统历的正月初一，此为地气始于丑初，即"腊明日……故曰初岁"。"明日"在现代汉语词义里，指"次（第二）日"，学习古文忌套用现代汉语。《康熙字典》云："《易·乾卦》大明终始。《疏》大明，晓乎万物终始。"腊明日指腊月的终始，是丑月十二月初一。中国中原地区的气温降到最低后，逐渐转暖，此为年际层级的丑日大寒二阳地气生，"二"为地数。丑时为1：00～3：00，"丑初"为1：00，是昼夜层级的"地统受之于丑初"。

这便是"一生二"，也是"地之阴阳术数系统"的基准点。

（三）二生三，人统受之于寅初

将农历月的寅月一月初一（含雨水日的月相周期朔日）设定为人统历的正月初一，是《史记·天官书》"正月旦，王者岁首"。此时中国中原地区逐渐着手春耕，此为年际层级的寅日雨水三阳人气生，"三"为人数。寅时为3：00～5：00，"寅初"为3：00，这是昼夜层级的"人统受之于寅初"。

这便是"二生三"，也是"人中之阴阳术数系统"的基准点。

（四）三生万物，三阳开泰

雨水过后，到了春分、清明时节，气清景明，万物开始发陈和生荣，到农历三月三庆祝迎物，对应十二消息卦的泰卦，此为三阳开泰、万物皆显。在昼夜层级是卯时5：00～7：00，太阳升出地平线，天地俱生，万物以荣。

这便是"三生万物"。

在中国古代，历代统治者都要立正朔，以含有中气雨水的寅月朔日为正月初一（年首）。这是以万物生、长、收、藏规律为主轴的历法，一年之计在于春，如果不这样立正朔，就会造成一整年农耕时节的混乱，影响到帝王的统治根基。传说女娲以虎为王权的象征，虎为寅之属相，是建寅月为正。这是制定历法的基本原则，并不是"图腾崇拜"之类的迷信。

第二节 "仰观天文"之观北斗原理

北斗在历法的作用是斗历，指以斗杓（北斗六→北斗七连线）固定指向招摇星的方位对应季节，是以恒星年为一年周期的历法。《史记·天官书》云："斗为帝车，运于中央，临制四乡。分阴阳，建四时，均五行，移节度，定诸纪，皆系于斗。"由于地球的自转轴倾角基本是朝着相同的方向，形成了地轴指向的北极点基本不动，周边的星辰均围绕着北极点旋转，这是第三阶子系统之八卦系统的基准天象。

一、复原伏羲时代的北极星象

地球从黄道平面的某一点出发，环绕太阳公转一周，再次回到此点的历时，称为1恒星年。1恒星年≈365.25636平太阳日，比1回归年多出约20分24秒的现象，称为岁差，这是由于进动现象导致的。进动，指自转物体在自转时，其自转轴绕着另一轴旋转的现象。地球绕着自转轴自转时，地球自转轴也绕着黄道平面的垂直轴（黄道轴），以转轴倾角23°26'的角半径旋进。

假定从北天极往下看，假设地球绕太阳公转从黄道平面的A年冬至点出发，由于地球绕太阳的公转是逆时针方向，而地球自转轴的进动（旋进）是顺时针方向，就导致了A+1年的冬至点（回归年的终点），比地球公转回到A年冬至点（恒星年的起始点）提前约20分24秒，这就是斗历与太阳历季节周期的误差。由于地球自转轴的进动（旋进），北极星点以（365.24219×24×60×60）÷（20×60+24）≈25781.8回归年为周期，在北天极进行顺时针的周旋运动。这个北极星点的周旋运动轨迹，称为岁差圈。

前4000至前3000年（约伏羲时代），北极星点在太一北斗六附近，这是太一北斗作为北极星的最佳历史时段。

前 2000 年（约夏朝），北极星点漂移到北斗三→北斗四连线延长线的右枢（天龙座 α）。

前 1100 年（约商末～西周初），北极星点漂移到帝星（北极二、紫微星、小熊座 β）。

1200～2500 年，北极星点漂移到北斗二→北斗一连线延长线的勾陈一（紫微垣、小熊座 α）附近。

13700 年，北极星点漂移到织女星（天琴座 α）。

21700 年，北极星点漂移回到太一北斗六附近。

22300 年，北极星点漂移回到右枢。

本书设置 Stellarium 0.20.1 的默认参数，综合夏朝都城（今河南偃师、登封、新密、禹州一带）、商朝都城（今河南商丘、安阳一带）、周文王姬昌被拘于羑里（今河南安阳市汤阴县北）和春秋战国中心（今河南洛阳一带）的中位区域，设置今河南省郑州市为观测"所在地点"；设置子午线为"下北上南"，卯西线为"左东右西"；设置赤道网络、北天极、赤道为"当前"；设置星空文化为"中国"。前 3300 年 12 月 21 日 18：00 的北天极图像见图 1-2。

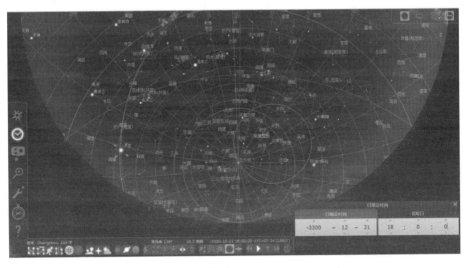

图 1-2　北天极图（Stellarium 0.20.1）

赤道网络的中心，为图像右下角"当前时间"参数的北极星点。以北黄极（黄道轴在北天球的投影点）为圆心，通过北极星点的小圆圈，为岁差圈。参考《后汉四分历》1 周天 =365.25 天度，北极星点每

$25781.8 \div 365.25 \approx 70.58$ 年，沿岁差圈顺时针漂移 1 天度。

二、悬挂在天上巨大季节钟表的指针

在北半球上仰观星象，众星和北斗七星以北极星点为中心的周旋运动，分为两个层次：每天 1 圆周的自转周旋，每恒星年 1 圆周的公转周旋。为了方便观测北天极每恒星年 1 圆周的公转周旋，排除地球每天自转周旋的干扰，需要在每天设定一个固定的观测时间点。

《史记·天官书》云："北斗七星，所谓'旋、玑、玉衡以齐七政'。杓携龙角，衡殷南斗，魁枕参首。用昏建者杓……夜半建者衡……平旦建者魁。"共有三个固定的观测时间点。①杓携龙角，指用斗杓（北斗六→北斗七连线）固定指向角宿的招摇星（牧夫座 γ，γ Boo），再定位至角宿第一亮星的大角星（牧夫座 α），这是东方苍龙（角亢氐房心尾箕）的龙角。用昏建者杓（昏建点），指昏建以角宿招摇星、大角星的方位确认季节（东春、南夏、西秋、北冬）。②衡殷南斗，指用斗衡（北斗四→北斗五连线）固定遥指远方的斗宿（相对北斗七星偏于南方位，称南斗）。夜半建者衡（夜半建点），指夜半建以斗宿的方位确认季节。③魁枕参首，指用斗魁（北斗三→北斗二连线）固定遥指远方的参宿。平旦建者魁（平旦建点），指平旦建以参宿的方位确认季节。

夜半建，明确无异议指子时 23：00 ~ 1：00，一般指 0：00。昏建、平旦建可有两种理解。①《晋书·志·天文上》云："夫天之昼夜，以日出没为分。人之昼夜，以昏明为限。日未出二刻半而明，日入二刻半而昏。"每日百刻，1 刻 =14.4 分钟，二刻半 =36 分钟。昏明为限，指以星空的隐见为分界，大约是日出前和日入后的二刻半这两个时间点。昏，指日入后二刻半，在郑州的冬至日为 18：00；明，指日出前二刻半，在郑州的冬至日为 6：00。②《左传·昭公五年》云："故有十时，亦当十位。"晋代杜预注："日中当王，食时当公，平旦为卿，鸡鸣为士，夜半为皁，人定为舆，黄昏为隶，日入为僚，晡时为仆，日昳为台，隅中、日出，阙不在第。"黄昏为戌时（19：00 ~ 21：00）；平旦为寅时（3：00 ~ 5：00）。

查 Stellarium 0.20.1 星象实例，在郑州的冬至日（暂设定为公历 12 月 21 日）昏建时间点，观测得到如下位置表（表 1–1）。

表 1-1 昏建的北斗、招摇星位置表（Stellarium 0.20.1）

年代	日入二刻半而昏（18：00）	黄昏为戌时（19：00 至 21：00）
前 3300 年	北斗 6、7 位于正北偏东，招摇星位于正北的地平线上	北斗 6、7 位于正北偏东，招摇星位于正北偏东约 15°地平线上
前 2000 年	北斗 6、7 位于正北偏东，招摇星位于正北偏西约 10°地平线上，仍可很方便就能观察到	北斗 6、7 位于正北偏东，招摇星位于正北偏东约 5°的地平线上
前 1100 年至前 500 年	北斗 6、7 位于正北地平线上，招摇星隐没于正北偏西 15°～ 20°地平线下	招摇星位于正北的地平线下，不能观察到
85 年	北斗 6、7 位于正北偏西约 6°地平线上，招摇星隐没于正北偏西约 23°地平线下	——

前 4000 至前 3000 年（约伏羲时代），北极星点在太一北斗六附近，是太一北斗作为北极星的最佳历史时段，只要天气晴朗，全年均可见到北斗七星和招摇星。由于回归年与恒星年的误差只有 20 多分钟，在不同月份的夜空，斗杓（北斗六→北斗七连线）指向招摇星的直线，随着周天恒星背景的周旋，分别指向子午卯酉线画出的四个象限。斗杓就像一个悬挂在天上巨大季节钟表的指针，指示着季节。

图 1-2 设置的时间点，是前 3300 年 12 月 21 日（冬至日）18：00。在这个时间点，斗杓（北斗六→北斗七连线）固定指向的招摇星刚好处于正北方位的子线上。战国时楚国《鹖冠子·环流》云："斗柄东指，天下皆春（分）；斗柄南指，天下皆夏（至）；斗柄西指，天下皆秋（分）；斗柄北指，天下皆冬（至）。"这是伏羲八卦（先天八卦）的基准星象：招摇星位于正南（午线）恰好是夏至，正东（卯线）恰好是春分，正西（酉线）恰好是秋分，正北（子线）恰好是冬至；位于正东北恰好是立春，正东南恰好是立夏，正西南恰好是立秋，正西北恰好是立冬。黄昏为戌时（19：00 至 21：00）的招摇星没有机会出现在正北（子线）的地平线上。所以，在商周之前，观测北斗周旋指向招摇的昏建时间点，确定是"日入二刻半而昏"的 18：00。

由于岁差的原因，太一北斗、招摇星随着时间的推移，呈逆时针（偏向西北）方向逐渐远离北极星点（当前）。在商末西伯姬昌（周文王）时期（前 1000 年左右）的冬至日 18：00，北斗空间高度较矮，招摇星、大角星已经隐没于地平线不能观察到，以伏羲八卦（先天八卦）为基准的斗历方位，与实际的回归年季节已产生了不能容忍的误差。周文王修补了这个误差，《周易》描述秋季"亢龙有悔"的星象，是神龙见尾不见首，指东方苍龙的龙头三宿"角亢氐"和招摇星已隐没西方地平线下，龙尾四宿"房心尾箕"还在西方地平线上；冬季"潜龙勿用"的星象，是东方苍龙七宿和招摇星均已隐没地平线下；春季"见龙在田，或跃在渊"的星象，是神龙见首不见尾，指东方苍龙的龙头三宿"角亢氐"和招摇星已升出东方地平线上，龙尾四宿"房心尾箕"还隐没于东方地平线下，此为二月龙抬头；夏季"飞龙在天"的星象，是东方苍龙七宿和招摇星均已高悬天空。这是文王八卦（后天八卦）的基准星象。

由于岁差，太一北斗、招摇星不断向西北倾斜，西周以后的司天人员，为了使斗历能够应验伏羲八卦（先天八卦）描述的四正方位和四季的对应关系，只能不断地对斗历进行改造。例如，将观测的坐标，改冬至日为大寒日。查 Stellarium 0.20.1 实例，约前 1000 年大寒日初昏，招摇星隐没于正北偏东 15° ～ 17° 的地平线下。年代越久远，招摇星越向地平线上偏东漂移，不可能位于正北地平线上。所以，以斗杓正北指向为大寒，虽然没有天文学的实据，但由于北斗五、北斗六、北斗七合称斗杓，北斗六→北斗七和北斗五→北斗六互混，在前 2800 年至 85 年，大寒日 18：20 ～ 18：30，斗衡（北斗五→北斗六连线）基本是指向正北地平线，这就给古天文学各派的争鸣提供了充分的发展空间，也导致先秦、汉晋贤人们对"易学-天文学"的理解产生了混乱。

第三节 "仰观天文"之观月原理

从现代天文学角度来看，观月的目的主要是明晰"恒星月""朔望月"的概念和历法作用。

一、悬挂在天上巨大季节钟表的刻度盘

月球围绕地球公转的实际周期，称为恒星月，约 27.322 天。恒星月在中国古代天文学的主要作用，是将黄道带上固定的恒星背景周天，分割成二十八个不等分区间，称为二十八宿。黄道，指在地球上观察太阳于一个恒星年内，在恒星背景间的视运动路径。黄道带，指天球上黄道南北两边

各 9° 宽的环形区域，涵盖了太阳、月球、行星视运动所经过的区域。在二十八宿上标识出的二十四节气点，是以斗杓为指针的巨大季节钟表圆周上的二十四个刻度。

（一）天倾西北，地不满东南

在人类历史长河（区间）中，周天上绝大多数恒星的相对位置不会有明显的视觉变化，二十八宿的相对位置基本上保持不变。由于岁差的原因，钟表指针斗杓（北斗六→北斗七→招摇星）逆时针（偏向西北）偏离钟表中心的当前北极星点（天柱地维坐标的原点）漂移越来越远，就像天柱折断了一样。《淮南子·天文训》云："昔者共工与颛顼争为帝，怒而触不周之山，天柱折，地维绝。天倾西北，故日月星辰移焉；地不满东南，故水潦尘埃归焉。"地维线被撞击牵拉西北地平线向上隆起，东南地平线向西北偏移，东南地面土不够，水潦尘埃来凑，应象中国西北地势高耸，东南泥沼软土、河渠纵横的地形地貌。

战国曾侯乙墓的漆箱星象图，用了四根夸张变形的"北斗指针"指向二十八宿的危宿、心宿、张宿和觜宿。在实际星象中，北斗六→北斗七连线的直线延长线在心宿附近，若以曾侯乙墓星图指向心宿的那根长指针作为北斗六→北斗七连线，这个所谓"北斗指针"的变形和位移也太"过分"了。表明在战国时期已经观测不到上古时期的理想季节钟表，曾侯乙墓星图的四根指针，不再是真实的北斗，而是诸侯王"为合验天、人为附会"发明的理想化"北斗"。

从图 1-2 默认参数可以看出，观测者的观星规范姿势为仰卧于地上，望向天空，头朝北为上，脚朝南为下，左侧为东，右侧为西。以此定位星空的基线，有两个重要的方位维度。

1. 地理方位 由北极星点指向正北地平线，再从正北地平线指向天底的连线，为子时位（子线），由于位于观测者的头顶正上方，又称为上中天（北中天）；北天极指向天顶的连线，全部在地平线之上，为午时位（午线），由于位于观测者的脚下，又称下中天（南中天）。经过北极星点和子午线垂直的线，为卯酉线：卯酉线与东地平线的交点为卯时位（卯线），与西地平线的交点为酉时位（酉线）。地理方位是固定的，众星（二十八宿恒星、日、月、行星）不论是每天 1 圆周的自转周旋，还是每恒星年 1 圆周的公转周旋，只要旋转到固定的地理方位，则称某星位于地理某时位。由于地球的自转周旋、公转周旋的方向，都是由西向东，从北半球仰望天空，地理方位上

第一章 阴阳术数系统之仰观天文原理

17

的二十八宿均由东向西（顺时针）围绕当前的北极星点旋转。若固定每日的观测时间点，可以观测到二十八宿顺时针每恒星年旋转 1 周天，每天漂移 1 天度；公转周期小于 1 恒星年的月亮，逆时针每朔望月（约 29.53 天）旋转 1 周天；公转周期大于 1 恒星年的木星，顺时针每木星会合周期（约 398.88 天）旋转 1 周天。

2. 星宿方位 以斗杓或太岁（岁星）顺时针周旋视运动（右转）的方向，次序标注二十八宿：亥位的室、壁，子位的女、虚、危，丑位的斗、牛，命名为北方玄武，代表冬宫；寅位的尾、箕，卯位的氐、房、心，辰位的角、亢，命名为东方苍龙，代表春宫；巳位的轸、翼，午位的张、星、柳，未位的鬼、井，命名为南方朱雀，代表夏宫；申位的参、觜，酉位的毕、昴、胃，戌位的娄、奎，命名为西方白虎，代表秋宫。此为四方天象。《淮南子·天文训》记载了二十八宿的具体天度："星分度，角十二，亢九，氐十五，房五，心五，尾十八，箕十一四分一，斗二十六，牵牛八，须女十二，虚十，危十七，营室十六，东壁九，奎十六，娄十二，胃十四，昴十一，毕十六，觜巂二，参九，东井三十三，舆鬼四，柳十五，星七，张、翼各十八，轸十七，凡二十八宿也。"1 周天共为 365.25 天度，天度的数序在星宿方位上，是按岁阴（月亮）逆时针周旋视运动（左旋）方向标注的。二十八宿的星宿方位图见图 1-3。

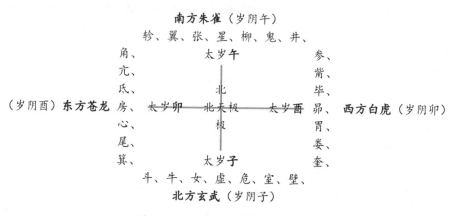

图 1-3 二十八宿的星宿方位图

（二）星宿方位的二十四节气点漂移

假设在远古某一时期，地理方位和星宿方位的子午卯酉线重叠相应。查 Stellarium 0.20.1 星象实例：①在昏建查冬至日、大寒日，上溯至一万年前，不存在"房宿位于东方地平线、昴宿为西方地平线"的相应时期。但距今 6500 年前（前 4500 年左右）的濮阳西水坡 M45 墓星象图，墓主东西两侧有蚌龙和蚌虎，墓主脚有蚌北斗，斗杓朝东，这是用昏建查春分日，斗杓朝向正东期间，正东方卯线是房宿、正西方酉线是昴宿，恰好是东龙西虎的格局。②在夜半建（子时中）查冬至日，于前 6400 年至前 5000 年，存在"房宿位于东方地平线、昴宿为西方地平线"；查大寒日，于前 600 年至 200 年，存在"房宿位于东方地平线、昴宿为西方地平线"。以上二十八宿起源的天文考古问题，并不是本书阴阳术数系统关心的学术方向，本书关心的是二十四节气点"日所在"的星宿方位。

李约瑟《中国科学技术史·中国天文学的天极和赤道特征》云："二十八宿的界限一经划定……甚至当它们在地平线以下看不到的时候，只要观测和它们栓在一起的拱星的上中天，也可以知道它们的位置，这就是求太阳在恒星间的位置的方法。"因为岁差，二十四节气点"日所在"每约 70.58 年在星宿方位上顺时针漂移 1 天度（周天 365.25 天度），这是考察各种历法所处年代的核心天文考古学证据。如《尚书·尧典》云："日中，星鸟（星），以殷仲春……日永，星火（心宿），以正仲夏……宵中，星虚，以殷仲秋……日短，星昴，以正仲冬。"指的是在春分、夏至、秋分和冬至日的昏建，在地理方位的下（南）中天分别是星宿、心宿、虚宿和昴宿，以冬至日计算出的年代区间是前 2639 年至前 1863 年，以春分日计算出的年代区间是前 2842 年至前 2489 年，综合取值为前 2500 年左右，基本符合历史对尧帝时期的描述。

《后汉书·律历下》记载了 85 年，东汉章帝颁布《四分历》的二十四节气"日所在"位置数据。

　　　　冬至，日所在：斗二十一度八分退二……

　　　　小寒，日所在：女二度七分进一……

　　　　大寒，日所在：虚五度十四分进二……

　　　　立春，日所在：危十度二十一分进二……

　　　　雨水，日所在：室八度二十八分进三……

　　　　惊蛰，日所在：壁八度三分进一……

　　　　春分，日所在：奎十四度十分……

　　　　清明，日所在：胃一度十七分退一……

　　　　谷雨，日所在：昴二度二十四分退二……

　　　　立夏，日所在：毕六度三十一分退三……

小满，日所在：参四度六分退四……

芒种，日所在：井十度十三分退三……

夏至，日所在：井二十五度二十分退三……

小暑，日所在：柳三度二十七分……

大暑，日所在：星四度二分进一……

立秋，日所在：张十二度九分进一……

处暑，日所在：翼九度十六分进二……

白露，日所在：轸六度二十三分进一……

秋分，日所在：角四度三十分……

寒露，日所在：亢八度五分退一……

霜降，日所在：氐十四度十二分退二……

立冬，日所在：尾四度十九分退三……

小雪，日所在：箕一度二十六分退三……

大雪，日所在：斗六度一分退二……

经过 Stellarium 0.20.1 校验可以确定，这个星象数据是东汉根据实测 85 年二十四节气日，所有建点"日所在"恒星间位置进行的实录，这是解开《素问》运气七篇《太始天元册》秘密的核心天文考古学证据，也是五运六气系统之五运（十干化运）和六气（客气司天在泉）的基准天象。

二、新朔月初一指新月

地球绕着太阳公转，月球在完成了绕地球公转的周期之后，还需要额外的时间才能回到相对于地球和太阳相同的关系位置上，形成了在地球上看见的月球被太阳照亮部分的变化周期（圆缺周期），称为朔望月（会合月）。1 朔望月 ≈ 29.530588 天。研究朔望月，要明确一个概念问题——朔日。

《后汉书·律历下》云："日月相推，日舒月速，当其同所，谓之合朔。舒先速后，近一远三，谓之弦。相与为衡，分天之中，谓之望。以速及舒，光尽体伏，谓之晦。晦朔合离，斗建移辰，谓之月。"朔是新月，亦谓之弦，是月球在与太阳相合之后，最早被看见的新月之日。晦是太阳和月球相合，看不见月亮的晦日（黑月）。东汉许慎《说文解字》云："朔，月一日始苏也……晦，月尽也。"每月之初为朔，月末为晦，历法规则是"天地阴阳者，不以数推，以象之谓也"，什么时候出现新月，什么时候就是每月的初一。这种方法很准确，但观测者却很被动。

唐代《戊寅元历》之前的历法，均采用平朔法，先尽量将新月出现的当日作为初一，然后序列交替配置大月 30 日、小月 29 日，导致大部分的历法月初一并不在新月之日。元代《授时历》之后，均采用定朔法，使用月亮在太阳和地球之间连成直线的晦日（黑月）作为每月的初一。定朔法从历法算术角度找到了一个相对固定的参照物，方便了计算，却使真正的新朔月初一到历法月的初四至初六才能出现，更造成了朔日、晦日概念的混淆，导致民众误以为中国古代的朔日均指黑月。

先秦时期和汉代，新朔月初一指新月之日，这是五运六气系统之六气"岁气司天、在泉""上见、下见"的基准天象。

第四节 "仰观天文"之观太岁原理

太岁（岁星）在历法的作用是太岁纪岁法，是六十甲子干支纪岁的初始算法，俗称"太岁纪年法"。其实，"纪年"指以帝王年号的纪元历法，由汉武帝首创后形成制度，如太初元年、康熙六十一年等；"纪岁"指以一个回归年或恒星年为一岁时长，以二十四节气点作为算法依据的时间历法，如摄提格岁、甲子岁等。纪年、纪岁常合在一起使用，如《后汉书·律历中》记载"孝文皇帝后元三年，岁在庚辰""太初元年，岁在丁丑"等。参与太岁纪岁运算的因素，包括"太阳十二中气点＋新朔月点＋太岁晨出东方点"形成特定夹角，这是五运六气系统之岁气、客气的气候周期性振荡基准天象。

一、太岁纪岁法的星象原理

受到西方天文学观察角度的影响，近现代习惯从星宿方位的角度观察行星的视运动规律。在星宿方位，行星由西向东（逆时针）运行，称为顺行；由于行星和地球的公转速度存在差异，当地球赶上和超越地外行星，或被地内行星赶上和超过的短暂时间内，表现为（顺时针）逆行；顺行、逆行转变的短时间内，行星在星宿方位里停滞不动，被称为留。木星由西向东（逆时针）方向每约 11.8618 年周旋 1 周天，称为顺行；每约 398.88 天（木星会合周期）有 121 天内进行的 15° 范围内小幅度顺时针方向运行，称为逆行。王力《中国古代文化常识·历法》云："岁星由西向东进行，和人们所熟悉的十二辰的方向和顺序正好相反，所以岁星纪年法在实际生活中应用起来并不方便。为此，古代天文占星家便设想出一个假岁星，叫太岁，让它与真岁星'背道而驰'，这样就和十二辰的方向顺序相一致，并用它来纪年。"以此为代表的近现代主流观点（包括钱穆《秦汉史》、李约瑟《中国科技史·天文卷》等）普遍从西方天文学的视角，认为"太岁"只是一个虚拟的理想星象。

（一）平旦建的太岁晨出东方

中国古代仰观行星，更看重地理方位上的会合周期，指太阳、地球和一颗行星或月球的相对位置循环（连成一条直线）一次的时间。月球的会合周期为一个朔望月，木星会合周期是 398.88 地球日。虽然地球和木星绕太阳公转的方向一样，但木星公转的速度比地球慢很多（约 ÷11.8618），若从地理方位的角度进行观察，木星就好像被固定在二十八宿恒星背景上，以相对二十八宿恒星（每约 365.25 天）慢约 1 星次 / 恒星年的速度（每约 398.88 天）为周期围绕北黄极，进行持续的顺时针（由东向西）周旋视运动。只不过在所谓逆行期间，顺时针前进的速度相对快一些；在所谓顺行期间，顺时针前进的速度相对慢一些而已。木星在地理方位上的顺时针周旋视运动方式，就是中国古代天文学最为神秘的太岁（岁星）。

太岁进行顺时针周旋视运动，就会有东升西降的现象。《史记·天官书》云："以摄提格岁：岁阴左行在寅，岁星右转居丑。正月，与斗、牵牛晨出东方，名曰监德。色苍苍有光。其失次，有应见柳……出常东方，以晨；入于西方，用昏。"太岁顺时针右转而晨出的东方地平线，在地理方位是卯时位，而地理丑时位在地平线之下。因此，"岁星右转居丑"的"丑"只能是星宿方位丑位的斗宿和牵牛宿，故曰"岁星右转居丑，正月，与斗、牵牛晨出东方"。

查 Stellarium 0.20.1 星象实例，正月（含中气雨水的寅月，暂以公历 2 月 16～20 日的朔望月周期观测），地理卯时位恒星背景出现"斗牛"的年代：①若用昏建（18：00～21：00 两种昏建），年代在前 16000 至前 8000 间，明显排除。②若用"日未出二刻半而明"（6：00 前后）的平旦建，年代在 3000～4000 年间，也明显排除。③若用夜半建（23：00～1：00）：在前 7000 年 23：00 点至前 2000 年 1：00 点区间。例如，以濮阳西水坡 M45 墓星象图的年代，为距今 6500 年前（约前 4500 年前后）的 2 月 19 日 0：00 观测：前 4552 年 2 月 9 日至前 4480 年 3 月 13 日，出现有七个规律的十二年"正月，与斗、牵牛晨出东方"周期；再过十二年的前 4564 年 2 月 4 日

0：00，岁星晨出在箕宿，十二年太岁周期失效。若使用《素问·五运行大论》"天地阴阳者，不以数推，以象之谓也"的原则进行校正，从出现了"正月，与斗、牵牛晨出东方"的前 4469 年 2 月 12 日开始重设起点，再到前 4409 年 3 月 13 日，出现六个规律的十二年周期后，太岁周期再次失效。以此类推，从前 2000 年往后，能维持十二年规律太岁周期的周期次数越来越少，且误差越来越大。从 98 年再往后的年代，再也没有出现夜半建"正月，与斗、牵牛晨出东方"。确认排除夜半建。

《素问·六元正纪大论》有一种特殊的时间建点："故常以正月朔日平旦视之，睹其位而知其所在矣。"这是建寅的平旦建（3：00～5：00）。查 Stellarium 0.20.1 星象实例，在前 1600～1700 年间，只要是以"天地之阴阳，不以数推，以象之谓"进行阶段调整，都可以出现若干个十二年太岁周期，完全匹配"正月朔日平旦视之＋正月，与斗、牵牛晨出东方"的天象。在前 1600～1700 年间以外，实际的天象不再符合太岁纪岁法的规律，如出现岁星"正月，与斗、牵牛晨出东方"的 2020 年 2 月 18 日 5：00 已是农历的正月下旬，不再是"正月朔日"，且"正月朔日平旦"的岁星在地平线下，观测不到。同时，出现"正月，与斗、牵牛晨出东方"的 2020 年应纪寅岁，但是现实的干支纪岁排列 2020 年为庚子年，提示现行的干支纪岁法仅是单纯六十甲子数序的时间顺延历法，并没有按实际太岁星象进行校正。

（二）岁阴左行在寅，岁星右转居丑

岁阴，指"非闰月"朔日平旦建的月亮。查 Stellarium 0.20.1 星象实例，岁阴的位置相距平旦建的太阳"日所在"偏西方约 1 星次。由于月亮在地理方位是逆时针周旋（左行）。若以逆时针（左行）次序的十二支命名星宿方位（左行），同样也是女虚危为子位、张星柳为午位，但是卯酉位相互对调，以氐房心为酉位、毕昴胃为卯位，则室壁为丑位、娄奎为寅位、参觜为辰位、鬼井为巳位、轸翼为未位、角亢为申位、尾箕为戌位、斗牛为亥位。当岁星"正月，与斗、牵牛晨出东方"之时，正月"雨水，日所在，室八度二十八分进三"，平旦建的岁阴位于"日所在"偏西方 1 星次为娄奎，这是岁阴左转命名星宿方位（左行）的寅位，故称岁阴左转居寅，太岁纪岁为寅岁。

"岁阴左行在寅，岁星右转居丑，正月，与斗、牵牛晨出东方"作为太岁纪岁的起始基准点（正岁），是"运非有余非不足，是谓正岁，其至当其时也"，也是六气气候周期性振荡的起始基准点。正岁正月正时（寅岁寅月初一寅时），岁阴和岁星在二十八星宿背景上，刚好形成90°夹角的势态。岁阴在上中天附近，所处的二十八宿背景的奎娄，这是寅岁的司天上见奎娄；此时刻的大角星、摄提星，在下中天（南中天、午线）附近，《史记·天官书》云："大角者，天王帝廷，其两旁各有三星，鼎足句之，曰摄提。摄提者，直斗杓所指，以建时节，故曰'摄提格'。"大角星两侧有六颗亮恒星，左三星称为左摄提（牧夫座 o、π、ζ），右三星称为右摄提（牧夫座η、τ、υ），这是寅岁的在泉下见角亢。

失次，指星宿隐没。《康熙字典》云："次……又星之躔（笔者注：躔，径也）舍为次……又天有十二次，地有十二辰。次之与辰，上下相值。如星纪在丑，斗牛之次。枵在子，虚危之次。"十二次为星纪（斗、牛）、玄枵（女、虚、危）、娵訾（室、壁）、降娄（娄、奎）、大梁（毕、昴、胃）、实沈（参、觜）、鹑首（鬼、井）、鹑火（张、星、柳）、鹑尾（轸、翼）、寿星（角、亢）、大火（氐、房、心）、析木（尾、箕）。由于二十八宿在地理方位顺时针周旋，当岁星"出常东方，以晨"于地理卯时位出现斗牛之时，地理酉时位应相对是鬼井，但是二十八宿是不等分区间，地理酉时位的实际星象是柳宿将隐没于地平线，故"其失次，有应见柳"。

以 Stellarium 0.20.1 星象实例演示：前103年寅岁寅月新朔初一（公历1月27日）寅时4：45（平旦），太岁在牛宿"出常东方，以晨"后，寅月→辰月在地理方位的第二象限（卯时位→午时位），随同牛宿一起顺时针围绕北黄极周旋。若同时从星宿方位角度观察，会发现太岁在恒星背景上，沿逆时针方向漂移（顺行）。太岁在接近地理午时位之前，在星宿方位已经偏女宿方向漂移过牛宿中点。到达地理午时位前后，太岁就被固定在星宿方位的牛宿罗堰星官上（留），并随同罗堰星官一起进入地理方位第一象限（午时位→酉时位）的未时位。从地理未时位开始，太岁在星宿方位沿顺时针方向漂移（逆行）。进入地理戌时位（第四象限，入于西方，用昏）后，太岁在星宿方位逆行到了斗宿的狗国星官（留）。从地理亥时位开始，太岁在星宿方位再次顺行，至地理丑时位（第三象限），顺行回到了牛宿的罗堰星官，并持续漂移进入女宿，直至地理寅时位与平旦建的太阳合于虚宿。第二年（前102年）卯岁正月初一，太岁在星宿方位顺行至地平线下的危宿，并于卯岁卯月初一平旦，随同危宿"出常东方，以晨"于地理卯时位的地平上。由于"女虚危"是岁星右转命名星宿方位的子位，此为《史记·天官书》"单阏岁：岁阴在卯，星居子，以二月与婺女、虚、危晨出，曰降入，大有光，其失次，有应见张"的岁星右转居子。"春分，日所在：奎十四度十分"

为太阳左行在奎娄，岁阴位于太阳"日所在"偏西方约 1 星次的卯位（胃昴毕），故曰"岁阴左行在卯"，也即卯岁司天上见胃昴毕。失次的地理酉时位二十八宿恒星背景为张宿，故曰"其失次，有应见张"。以此类推，得《史记·天官书》摄提格岁→赤奋若岁的星象运行规律表，见表 1-2。

表 1-2　中气日寅时的日所在、朔月、太岁相对位置规律轮回表

岁名	支岁	岁阴左行（上中天）	日在	岁星右转晨出东方	下中天	失次
摄提格	寅岁	在寅奎娄	室壁	寅月居丑斗牛	角亢	柳（井鬼）
单阏	卯岁	在卯胃昴毕	奎娄	卯月居子女虚危	氐房心	张星柳
执徐	辰岁	在辰觜参	胃昴毕	辰月居亥室壁	尾箕	轸翼
大荒骆	巳岁	在巳井鬼	觜参	巳月居戌奎娄	斗牛	角亢
敦牂	午岁	在午柳星张	井鬼	午月居酉胃昴毕	女虚危	氐房心
叶洽	未岁	在未翼轸	张星柳	未月居申觜参	室壁	尾箕
涒滩	申岁	在申角亢	轸翼	申月居未井鬼	奎娄	斗牛
作鄂	酉岁	在酉氐房心	角亢	酉月居午张星柳	胃昴毕	女虚危
阉茂	戌岁	在戌尾箕	氐房心	戌月居巳翼轸	觜参	室壁
大渊献	亥岁	在亥斗牛	尾箕	亥月居辰角亢	井鬼	奎娄
困敦	子岁	在子女虚危	斗牛	子月居卯氐房心	张星柳	胃昴毕
赤奋若	丑岁	在丑室壁	女虚危	丑月居寅尾箕	轸翼	觜参

根据表 1-2 的原理，从 Stellarium 0.20.1 星象实例，寻找《国语·周语下》记载"昔武王伐殷，岁在鹑火，月在天驷（房宿），日在析木（尾宿）之津，辰在斗柄（延长线的心宿）"的具体时间，是前 1058 年 11 月 11 日（含中气霜降的农历九月二十六日）5 时 30 分。

二、太岁纪岁的星象校正

从《太初历》开始的农历，以没有中气的月为闰月，闰月和平月的纪月干支一样，每年固定有十二个干支月。岁星"出常东方，以晨"的规律，是按照木星会合周期数的每十三〔398.88÷（365.2502÷12）=13.105〕个理想干支月进行推演，就会形成：寅岁寅月初一太岁晨出东方，经历十三个干支月后，出现卯岁卯月初一太岁晨出东方；再过十三个干支月，出现辰岁辰月初一太岁晨出东方……以此类推，到丑岁丑月初一太岁晨出东方。若继续这样严格推算，应该是丑岁丑月初一再过十三个干支月后，才是寅岁寅月初一太岁晨出东方。但在实际上，丑岁丑（十二）月的下个月，就是寅岁寅（一）月，这是严重的历法数学错误，却成就了"天地之阴阳，不以数推，以象之谓"的阴阳术数逻辑。

（一）太岁晨出东方的实际星象

查 Stellarium 0.20.1 星象实例，选取前 1600～1700 年间的中位年份（如前 103 年至前 91 年）观测，得表如下（表 1-3）。

表 1-3　太岁晨出东方的时位、星位、日位、月位表

时点	支	寅（正）月初一 岁星所在	岁星地理方位	岁星 晨出东方
前 103 年	寅	公历 1 月 27 日 4：45 出牛宿	卯时位	寅（正）月初一（公历 1 月 27 日）4：45 出牛宿
前 102 年	卯	公历 2 月 14 日 4：00，在地平线下危宿	寅末卯初时位	卯（二）月初一（公历 3 月 16 日）4：10 出危宿
前 101 年	辰	公历 2 月 4 日 4：00，在地平线下的室宿	丑末寅初时位	辰（三）月初一（公历 4 月 4 日）4：35 出壁宿
前 100 年	巳	公历 1 月 25 日 4：00，在地平线下的奎宿	子末时位	（出现闰月）巳（四）月初一（公历 5 月 21 日）3：10，出娄胃宿之间
前 99 年	午	公历 2 月 11 日 4：00，在地平线下的胃昴宿之间	子中时位	午（五）月初一（公历 6 月 8 日）3：20 出参宿
前 98 年	未	公历 2 月 1 日 4：00，在地平线下的参宿	亥时中位	（出现闰月）未（六）月初一（公历 7 月 26 日）3：00，出井鬼宿之间

时点	支	寅（正）月初一岁星所在	岁星地理方位	岁星晨出东方
前 97 年	申	公历 1 月 22 日 4：00，在西方地平线上的井宿	酉初时位	申（七）月初一（公历 8 月 16 日）3：30 出星宿
前 96 年	酉	公历 2 月 9 日 4：00，在西方地平线上的星宿	申中时位	酉（八）月初一（公历 9 月 2 日）4：20，出翼张宿之间
前 95 年	戌	公历 1 月 29 日 4：00，在南中天的轸宿	未中时位	（出现闰月）戌（九）月初一（公历 10 月 19 日）4：00 出角宿
前 94 年	亥	公历 1 月 19 日 4：00，在南中天的亢宿	午初时位	亥（十）月初一（公历 11 月 7 日）5：00 出氐宿
前 93 年	子	公历 2 月 5 日 4：00，在南中天的房心宿之间	巳中时位	子（十一）月初一（公历 11 月 26 日）6：00 出尾宿
前 92 年	丑	公历 1 月 23 日 3：30，在东方地平线上的箕宿	辰时中位	丑（十二）月初一（前 91 年 1 月 13 日）5：50 出牛宿
前 91 年	寅	公历 2 月 11 日 4：20，晨出东方于牛宿	卯时位	寅（正）月初一（前 91 年 2 月 11 日）4：20，晨出东方于牛宿

如表 1-3 所示，太岁纪岁在靠前序列"寅岁寅月→午岁午月"的"晨出东方"星象位置相对较准确，靠后序列"戌岁戌月→亥岁亥月"的"晨出东方"星象位置已产生了较大的偏差。如子岁子月初一晨出尾宿、丑岁丑月初一晨出已是牛宿，牛宿本应为寅岁寅月初一晨出的位置，这是由于靠后序列期间，木星在星宿方位顺行，导致在地理方位的视运动速度变慢。所以，在特定的天文学历史时段，太岁纪岁周期可以按照十二个干支月进行轮回记述。

（二）干支纪岁的误差还原

若严格按《史记·天官书》每十三个理想干支月计算太岁纪岁周期，则每十二个木星会合周期（398.88×12）将余出 [398.88×12÷13] − 365.25636（恒星年周天度）=2.94056 天度。若以一个恒星年周天度数值计算，子岁的"太岁以晨"星象经过约 365.25636÷2÷2.94056×13=807.38578 年，将完全反转 180° 变为午岁的"太岁以晨"星象。若以二十八宿平均天度计算，一个平均星宿度为 365.25636÷27.322（恒星月宿）=13.36858 天度，"太岁以晨"星象漂移一个平均星宿度需要 13.36858 天度 ÷2.94056 天度 ×13=59.1015恒星年。也就是说，每约 59.1015 个恒星年（4～5 轮十三理想干支月的木星会合周期），就需要重新调整太岁纪岁的起始，以正天象。

第一章　阴阳术数系统之仰观天文原理

　　为了纠正误差，根据《素问·五运行大论》"天地阴阳者，不以数推，以象之谓也"的原则，当出现阶段性（59.1015 个恒星年）误差累积叠加，不能重复循环纪"正月，与斗、牵牛晨出东方"为寅岁的太岁纪岁周期，则根据天象实际位置重新调整太岁纪岁的起始点（正岁正月）。

　　设 x 为 4 个木星会合周期的常数，y 为 5 个木星会合周期的常数，可以设定如下公式：

$$\frac{13\times4x+13\times5y}{x+y}\approx59.1015$$

　　得：$7.1015x \approx 5.8985y$

　　只要在星象观测上协调安排 x 和 y 的比值，阶段性地调整"正月，与斗、牵牛晨出东方"重新成为太岁纪岁的起点，就可以实现"以摄提格岁：岁阴左行在寅，岁星右转居丑"为起始点的太岁纪岁周期。实际上，二十八宿是不等分区间，斗二十六、牵牛八共 34 天度，较 13.36858 天度多出了约 20.63 天度的时空，再加建寅正月初一寅时（3：00～5：00）1 个时辰的时空，给重新调整太岁纪岁起始天象，留出了（34 天度 +365.25636 天度 ÷12时辰）÷2.94056 天度 ×13 ≈ 284.8758 恒星年的时空。适当调整参数，将以上公式的 59.1015 修改为整十数的 60，得误差校正比值 8x=5y，只要在240～300 年（4～5 个六十甲子年周期）校正一次太岁纪岁的起点，就可以实现太岁纪岁的和谐更替，这也是干支纪岁六十甲子周期诞生的天文学基础。同时，这也意味着，太岁纪岁和原始干支纪岁所记录的历史年代时间是不连续的。

　　汉代官方史书就积累了原始干支纪岁不连续所产生的麻烦。《后汉书·律历中》云："太初元年，岁在丁丑；上极其元，当在庚戌，而曰丙子，言百四十四岁超一辰，凡九百九十三超，岁有空行八十二周有奇，乃得丙子。"这是按"孝文皇帝（汉文帝）后元三年（前 161 年），岁在庚辰（指前 161 年纪庚辰岁）"为基准向下推算，汉武帝太初元年（前 104 年）的干支纪岁是丁丑。西汉刘歆编订的《三统历》追《太初历》前三十一元，得五星会庚戌之岁为上元，向下排列六十甲子，汉武帝太初元年却是丙子年。《史记·历书》云："十一月甲子朔旦冬至已詹，其更以七年为太初元年。年名'焉逢摄提格'，月名'毕聚'，日得甲子，夜半朔旦冬至。"查 Stellarium 0.20.1 星象实例，前 103 年出现"正月，与斗、牵牛晨出东方"是寅岁，前104 年出现"以十二月与尾、箕晨出"是丑岁，汉武帝太初元年"岁在丁丑"符合实际星象。所以，西汉《三统历》的干支纪岁历数与实际星象存在误差。

《后汉书·律历中》云:"设清台之候,验六异,课效粗密,《太初》为最。其后刘歆研机极深,验之《春秋》,参以《易》道,以《河图帝览嬉》《洛书乾曜度》推广《九道》,百七十一岁进退六十三分,百四十四岁一超次,与天相应,少有阙谬。从太初至永平十一年,百七十一岁,进退余分六十三,治历者不知处之。推得十二度弦望不效,挟废术者得审其说。"由于干支纪岁事关谶纬,谶纬是东汉的国家祭祀制度化和体系化的体现,直接影响包括封禅、明堂、南北郊、社稷等活动。东汉章帝元和二年(85 年)颁布政令(《后汉书·律历中》):"《四分历》仲纪之元,起于孝文皇帝后元三年,岁在庚辰……岁岁相承,从下寻上,其执不误"后,干支纪岁以"孝文皇帝后元三年,岁在庚辰"为基准,仅反映固定数学循环序列,不再与星象、气象挂钩,并延续至今。此后,治历者继续孜孜不倦推算出来的上元积年数,也仅仅是为了改朝换代确立"正统"天象而已,再不参与干支纪岁起始点的校正。

提示:①"孝文皇帝后元三年,岁在庚辰"之前的时段,史书记载的干支纪岁(或太岁纪岁),不能用于中西历法的准确转换推算。②"孝文皇帝后元三年,岁在庚辰"之后的时段,干支纪岁和星象、气象的误差,再也没有得到校正,使用干支纪岁对应五运六气,应注意到这个误差。

第二章 天之阴阳术数系统之五行和八卦

《素问·生气通天论》云："夫自古通天者，生之本，本于阴阳。天地之间，六合之内，其气九州、九窍、五脏、十二节，皆通乎天气。其生五，其气三，数犯此者，则邪气伤人，此寿命之本也。"人生活在天地之间，六合之内，自古能够通天（掌握历法）者，皆以天之阴阳为生（存在）之本。若以自己的心性数犯天地之间、六合之内的自然环境，则被自然环境淘汰，此为适者生存。

第一节　五行四时的本质是回归年季节

太阳历的历法，以太阳回归年周期划分季节，划分的方式可以多种多样。统一历法的意义，在于民众能有统一的社会化时间观念，在全球化进程相对快速的近 200 年中，世界各国大多推行格里高利历。中国古代传统的太阳历，是五行和四时。

一、五行系统是回归年的五个季节

刘尧汉、陈久金、卢央《彝夏太阳历五千年》云："夏代历法尚流传民间，孔子赴夏宗室杞国调查访问，由其弟子记录成《夏小正》。孔子所（看到的）'正夏时'，本是十月太阳历……彝历和古代的《夏小正》这两个十月太阳历同源于远古羌历，可称彝夏太阳历。"陈久金《论夏小正是十月太阳历》云："夏民族、齐宗室和彝族同源于西羌族……《夏小正》与现代彝族太阳历完全一致，并不是偶然现象，它们是有共同的历史渊源的……在《管子》中出现与十月太阳历有关的记载，正是反映了当时齐宗室与西羌族的密切关系。"

（一）十日太阳历的原理

根据刘尧汉、卢央《文明中国的彝族十月历》的介绍，结合五行理论，可以获知：这套历法的具体观测方法，是以固定的一点为观测台，坐北朝南观测，以远处地平线星空的恒星位置为观测参照物，标记太阳每一天升起和落下的点，这样就可以得出太阳视运动在地平线星空背景上的"北→中→南→中→北"回归周期轨道。

1. 用五条轨道记录季节　将太阳视运动的回归周期轨道，分为五条等分的轨道，并表现出季节的不同变化，这就是五行。

第一条等分轨道，名为木行；第二条等分轨道，名为火行；第三条等分轨道，名为土行；第四条等分轨道，名为金行；第五条等分轨道，名为水行。

五条等分轨道的总历时为一年，每一条轨道为一个季节，一年共有五行（五个季节）。以斗杓正北方指向的大寒（不是二十四节气的大寒）来确定历法年的起始点。十日历观测方法和五行十干位置图见图2-1。

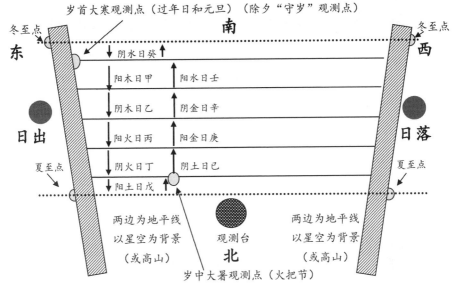

图 2-1　十日历观测方法和五行十干位置图

　　查 Stellarium 0.20.1 星象实例，前3300年左右冬至日 18：00，招摇星位于子午线正北的地平线上。根据二十八宿恒星背景按顺时针方向旋转的规律，以及"道生一、一生二、二生三、三生万物"规律，代表春天的木行起始点必定是晚于冬至日，十月太阳历起源只能晚于前3300年。夏商周断代工程发布的《夏商周年表》拟夏朝位于前2029年至前1559年；《古本竹书纪年》的夏朝位于前1989年至前1559年。以前1700年为例，18：00招摇星位于正北地平线上的时间是1月4日，是冬至日后的第15天。五行太阳历起源于夏代，符合星象和气候规律。

　　2. 用十条干线纪日（月）　每条太阳等分轨道，都分为阳行日（单数日，阳行干线）和阴行日（双数日，阴行干线）：第一条干线（日）称为甲，第二条干线（日）称为乙，依次类推，得丙、丁、戊、己、庚、辛、壬，第十条干线（日）称为癸，五行共十干（十日）。由于五行太阳历是以单纯的太阳回归年周期划分季节，与月球视运动无关，所以用"日"字来代表现代历法"月"的概念，称为十日太阳历。《素问·脏气法时论》的"肝主春……其日甲乙""心主夏……其日丙丁""脾主长夏……其日戊己""肺主秋……其日庚辛""肾主冬……其日壬癸"，本质是木行甲乙日、火行丙丁日、土行戊己日、金行庚辛日、水行壬癸日，"日"相当于现代历法的"月"，五行是一个回归年的五个季节。彝族在传承十日太阳历的过程中，受到了农历

"月"的影响，以一年分"十月"代替"十干（十日）"，将"土、铜、水、木、火"分别配公母（补摩）纪月：土公月、土母月、铜公月、铜母月、水公月、水母月、木公月、木母月、火公月、火母月，这就是彝族十月历。

3. 用十二条支线纪天（日） 不同于农历用十二属相来纪年，彝族十月历用十二兽轮回纪天（日）：虎、兔、龙、蛇、马、羊、猴、鸡、狗、猪、鼠、牛。一个兽周十二天纪为一节。每轮回三节（兽周）为三十六天，便是一日（月）；每行（季）有两日（月），计七十二天。每轮回三十节（兽周），三百六十日便是一年，"三十节"的概念相当于农历的"二十四节气"。年末另有五至六天作为"过年日"。"过年日"通常是 5 天，常年为 365 天；每隔约 3 年加 1 天置闰，闰年为 366 天。十干纪日（月）、十二兽纪天（日），干支均是天数。

4. 复原《周髀算经·七衡图》和上古传说 用图 2-1 对照《周髀算经·七衡图》，二者的原理十分相似。再结合《管子·幼官》三十节气描述，图 2-1 应该就是七衡图的原始表现形式。管仲（前 723 年至前 645 年）生活的年代，昏建招摇星位于子午线正北地平线上的时间约在 1 月 8 日。推算《管子·幼官》的三十节气，对应五行（季）的现代日期见表 2-1。

表 2-1 《周髀算经·七衡图》复原对应现代日期表

五行	起	对应七衡、三十节气		止
木行	1 月 8 日（±1 天）	甲日，星回节"大寒"起于第二衡向北行 12 天→"大寒终"12 天→"地气发"12 天	乙日，"小卯"起于第三衡向北行 12 天→"天气下"12 天→"义气至"12 天	至 3 月 19 日（±1 天）共 72 天
火行	3 月 20 日（±1 天）	丙日，"清明"起于第四衡向北行 12 天→"始卯"12 天→"中卯"12 天	丁日，"下卯"起于第五衡向北行 12 天→"小郢至"12 天→"绝气下"12 天	至 5 月 30 日（±1 天）共 72 天
土行	5 月 31 日（±1 天）	戊日，"中郢"起于第六衡向北行 12 天→"中绝"12 天（在其中某一天到达第七衡，并折返南行）→"大暑至"12 天（在其中某一天为北斗南指的火把节）	己日，"中暑"起于第六衡向南行 12 天→"小暑终"12 天→"期风至"12 天	至 8 月 10 日（±1 天）共 72 天
金行	8 月 11 日（±1 天）	庚日，"小卯"起于第五衡向南行 12 天→"白露下"12 天→"复理"12 天	辛日，"始节"起于第四衡向南行 12 天→"始卯"12 天→"中卯"12 天	至 10 月 21 日（±1 天）共 72 天

五行	起	对应七衡、三十节气		止
水行	10月22日（±1天）	壬日，"下卯"起于第三衡向南行12天→"始寒"12天→"小榆"12天	癸日，"中寒"起于第二衡向南行12天→"中榆"12天→"寒至"第1天到达一衡冬至点，并向北行12天	至1月2日（±1天）共72天
余下5～6天（1月3日±1天～1月7日±1天），为年节或祭祀日				

《周髀算经·七衡图》进行了等距处理，若从五行原理进行还原，等距是不合理的。较理想的七衡图，应该是内五衡等距，最外层的第一衡距第二衡、最内层的第七衡距第六衡，约为内五衡间距的1/2，得出：第二衡至第六衡相距4间，南向北4间＋北向南4间，共8间，每间36天；第一衡至第二衡、第七衡至第六衡均是前18天、后18天。再加过年日5～6天，到大寒星回节，合计365～366天。若规定现代历法12月21日为寒至（冬至）节，较理想的星回节大寒起始日，在寒至节再过18天后。扣除5～6天年节，刚好是12～13天，可以估算《周髀算经·七衡图》产生于管仲年代的春秋早期。《管子·立政》云："孟春之朝，君自听朝，论爵赏、校官，终五日。"冯时《星汉流年·中国天文考古录·观象授时》云："剩下的五至六日为年节或祭祀日，这种历法不仅使用起来十分方便，而且很像是从十日神话脱胎而来。其实在今天西南地区的某些少数民族之中，仍然保留着将年终数日作为年节或祭祀日的遗俗。"传统农历十二月二十四日过小年，二十九或三十日过大年，相隔5～6日，也可能是这种习俗的延续。

就五行（季）的现代应用来说，以四时之始立春日2月4日 ±1天推算，会更加符合现代五行季节"生长化收藏"的特点。2000年 ±100年，18：00招摇星位于北正的星回节，刚好是2月4日 ±1天，对应现代日期如下。

木季：2月4日（±1天）～4月16日（±1天），共72天。

火季：4月17日（±1天）～6月27日（±1天），共72天。

土季：6月28日（±1天）～9月7日（±1天），共72天。

金季：9月8日（±1天）～11月18日（±1天），共72天。

水季：11月19日（±1天）～1月29日（±1天），共72天。

年节：1月29日（±1天）～2月3日（±1天），共5～6天。

彝族火把节多在农历六月二十四或二十五日举行，节期三天；年节、祭祀日在有的村落已被农历的春节替代，是符合天文星象演变规律的。

《文渊阁四库全书·路史·后纪二·注》（宋代罗泌）引《麻姑仙人紫坛歌》云："女娲炼得五方气，变化无形补天地，三十六世应知，七十二化处其位。"一日三十六世、一行七十二化，女娲使用的历法明显属于十日太阳历。《文渊阁四库全书·遁甲演义·奇门原始》（明代程道生）云："八卦互变而及于无穷，五行推移而应乎无尽。以九星为之九总，以八门为之八卦，上可以补天地不全之化，下可以助君王不及之功。"《说文解字》云："补，完衣也。"补，指补充完整、补充完善之义。女娲炼五色石补天的本义，应是改革或修缮前代历法产生的误差，五色石是用来描述五个方位季节的标志物（祭祀法器），也是部族权力的象征。少数民族地区用五色饭祭祖，应该是这种传统的延续。

《说文解字》云："后，继体君也。""后"是夏商时期对君主的称呼。先秦记载中有"羿"为尧帝时代人和夏朝人的两种说法。三皇五帝时期臣工的"羿"不可能获得如此尊称，"后羿"只能是夏商时期的人物。根据《竹书纪年》等古籍记载，夏启的儿子太康疏于政事，被东夷部落的有穷氏首领羿夺取了权力，被尊称为"后羿"，史称太康失邦。后羿好狩猎，在一年之中，十日有九日在外狩猎，导致奸臣寒浞的势力日益强大。后羿八年，后羿在一次打猎回国时，被寒浞发动政变而杀死。寒浞当权近四十年后，被少康（太康的孙子）集结夏部落旧臣打败，夏朝得以恢复，史称少康中兴。根据《淮南子·本经训》"十日并出，焦禾稼，杀草木，而民无所食，猰貐、凿齿、九婴、大风、封豨、修蛇皆为民害"，以及后羿的好狩猎而荒废国事、夏朝使用十日历等资料，"后羿射九日"应该是后羿一年有九日在外狩猎，派猰貐、凿齿、九婴、大风、封豨、修蛇等人整年"焦禾稼，杀草木"围猎野兽，故曰"民无所食"。

（二）五行相生的本质是五季顺序更迭

在一个太阳回归年周期里，大寒、大暑把一年均分为上、下两个半年，每半年过一次新年。大寒、大暑是昏建斗杓和招摇星指向正北、正南的时间点，大寒期间为过年日，大暑期间为火把节。大寒过后，气候大趋势逐渐由寒转暖；大暑过后，气候大趋势逐渐由热转凉，这就将五行与阴阳的属性联系在一起：五行是一个回归年阴阳二气消长更替的五个季节。

十干，是根据作物的生长状态排序命名的，综合《康熙字典》、段玉裁《说文解字注》的字义：①木代表甲乙日万物的生。甲是荸甲（种皮薄膜），指作物的生命突破种皮薄膜，开始萌芽；乙是屈（屈节），指作物发芽后，呈屈节状，欲出地面。②火代表丙丁日万物的长。丙是炳（显著），指作物开始长出地面，郁郁葱葱，炳然箸见；丁是壮（壮实），指作物的长势犹处于青春期，成长壮实。③土代表戊己日万物从生长到收藏的转化过程。戊是茂（茂盛），指作物枝叶茂盛的时期；己是诎（弯曲），指作物辟藏结果、果实重坠弯曲其形。《尚书·洪范》"土爱稼穑"，春耕为稼、秋收为穑;《说文解字》"爱，引也"，土是引稼为穑的过程，特指谷物灌浆饱满成实的过程。④金代表庚辛日万物的收。庚是更（成实），指作物肃然更改，秀实新成，果实坚硬；辛是新（成熟），指新谷，即新收获、新成熟的谷物，或作物的生命转变为新的形态。⑤水代表壬癸日万物的藏。壬是妊（孕育），指作物的种子正潜在地中，在土地中被孕育；癸是揆（揆端），指作物的种子闭藏于土，从大自然天气变化的端倪，可以估量作物的种子正在萌动准备破壳的端倪、欲出而未出的状态。

　　五行的相生，是相对季节而言的，指五行（季）的更迭顺序，取象比类为五行属性事物生、长、化、收、藏的顺势周转循环：①木化生荣，向上发陈和生长，指万物已经发芽，必然会逐渐生长茂盛，曰木生火。②火化蕃茂，万物生长到茂盛阶段，必然要纳实结果，曰火生土。③土化丰满，转化向上生长的趋势为向下灌浆纳实结果后，需要收获或果落归根，曰土生金。④金化坚敛，收获了就要归藏，果落了就要归根，曰金生水。⑤水化凝坚，归藏、归根并不是万物生长化收藏循环的终止，而是交替进入下一循环的生根、发陈和生长，曰水生木。五行相生顺序转化图见图2-2。

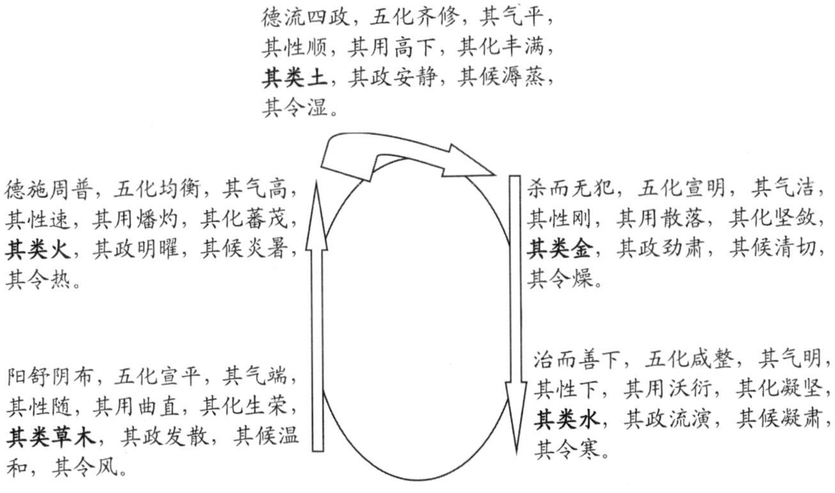

德流四政，五化齐修，其气平，
其性顺，其用高下，其化丰满，
其类土，其政安静，其候溽蒸，
其令湿。

德施周普，五化均衡，其气高，　　　　　杀而无犯，五化宣明，其气洁，
其性速，其用燔灼，其化蕃茂，　　　　　其性刚，其用散落，其化坚敛，
其类火，其政明曜，其候炎暑，　　　　　**其类金**，其政劲肃，其候清切，
其令热。　　　　　　　　　　　　　　　　其令燥。

阳舒阴布，五化宣平，其气端，　　　　　治而善下，五化成整，其气明，
其性随，其用曲直，其化生荣，　　　　　其性下，其用沃衍，其化凝坚，
其类草木，其政发散，其候温　　　　　**其类水**，其政流演，其候凝肃，
和，其令风。　　　　　　　　　　　　　其令寒。

图2-2　五行相生顺序转化图（《素问·五常政大论》）

气，是阴阳术数系统描述天地自然和万物生命"生长化收藏"周期循环变化的专属名词。气永恒处于动态平衡中，气的运动称为气机。天地自然和万物之气永恒处于"生长化收藏"的周期循环运转，人体之气也同步着天地自然之气进行"生长化收藏"的周期循环运转，这就是"天人相应"的气机本质。李阳波《开启中医之门》云："运用圭表来测量出太阳的晷影……这个晷影是黑色的，所以叫玄。玄有时长，有时短，长长短短的不断变化就叫'玄之又玄'……通过'玄'长长短短的变化，就可以知道四时的交替变换。"玄之又玄，是观测太阳视运动回归周期的方法，也是探寻天地自然和万物"生长化收藏"气机循环规律的门户，故曰"众妙之门"。气、道、太极，异名而同谓。

五行相生顺序转化的模式，运用了太阳视运动回归周期循环的五个轨道（行），描述了天地万物"生长化收藏"的气机周期循环属性。五行历法的优点是，总以太阳视运动回归周期轨道来定季节，在年终通过观测太阳的轨道和招摇星的方位（星回节）进行守岁，确保了回归年季节精准无误差。五行历法也有致命的缺陷，观测者（部落的首领或巫师）在每一年的过年日都要举行很隆重的仪式，至诚祈祷、守岁，迎候初昏时分招摇星位于正北地平线（除夕）、第二天太阳在规定观测点上升起（新年元旦），才可以欢庆启算新一年历法的第一天。如果在过年日期间，因为连续多天有云雾遮挡，观测不到招摇星和太阳；或者由于各种原因导致观测者（首领或巫师）意外死亡，就会使一年的历法出现混乱。在生产力低下的原始社会，历法混乱就等于生产混乱，对于一个原始部落来说，这是陷入了灭顶之灾。

从天地自然万物气机运转的角度来看，五行"相生顺序转化"也有相同的致命缺陷：火与金之间有土的转化（气机由升到降的转化过程），但在水与木之间并没有土的转化（气机由降到升的转化过程），而是直接一步到位。从生产力角度来看，谷物在收获归藏之后，在第二年能否再生长出来，远古中国贤人对于这种过程缺乏足够的认识，同样是战战兢兢祈祷守望，待到清明前后万物皆显，丰收已然在望，就有了足够底气，便会举行隆重的"祓除畔浴"仪式，以推动部族繁衍增长。

（三）五行相克的本质是五谷生长成熟的属性

作为夏朝宗室的杞国（前 2000 年至前 445 年），使用的也是这一套历法，岁差导致的"天柱折，地维绝，天倾西北，故日月星辰移焉"，就是"杞人忧天"的天象背景。在历史发展的进程中，十日太阳历从来没有成为全国大一统的历法。虽然五行"相生顺序转化"存在缺陷，但是"相克"却是五行系统独有的术数形式，是阴阳术数系统的核心术数之一。

1. 五谷为养，麻麦稷稻豆 《素问·脏气法时论》云："毒药攻邪，五谷为养，五果为助，五畜为益，五菜为充，气味合而服之，以补精益气。"五谷，指在十日历中，五个季节分而种植，五个季节均有收获的谷物。五季谷物均获丰收，称为五谷丰登。在生产力水平较低的情况下，提高复种指数，有利于增加粮食产量，保证一年五季均有谷物供给。《素问·五常政大论》的五谷和五行应象见表2-2。

表2-2 《素问·五常政大论》的五谷和五行应象

五行平气	其化	其类	其候	其令	其谷	其应	其畜	其色
敷和之纪	生荣	草木	温和	风	麻	春	犬	苍
升明之纪	蕃茂	火	炎暑	热	麦	夏	马	赤
备化之纪	丰满	土	溽蒸	湿	稷	长夏	牛	黄
审平之纪	坚敛	金	清切	燥	稻	秋	鸡	白
静顺之纪	凝坚	水	凝肃	寒	豆	冬	彘	黑

五谷按收获季节进行排序，应为"麻、麦、稷、稻、豆"。对应现代作物则为火麻仁、红皮冬小麦、软或硬黄糜子、稻米、黑饭豆。与五谷相对应的五畜"犬、马、牛、鸡、猪"，加上"羊"则为六畜。再加上"鼠、虎、兔、龙、蛇、猴"就形成了十二生肖动物。

段玉裁《说文解字注》云："克，肩也……谷梁曰：克者何，能也。何能也，能杀也……公羊曰，克之者何，杀之也。"五行相克的本质是五谷生（生长）杀（收获）之本始，取象比类为五行属性作物气机的起与止。①麻（桑科大麻 *Cannabis sativa* L.），也称汉麻、火麻、枲、苴，种植于土季，成熟收获于木季，"木克土"表示土属性生长的作物，到了木属性的环境则止（收获）。火麻仁的籽粒呈扁椭圆形，表面灰绿或灰褐色（色苍），是汉以前的主粮。②麦，种植于金季，成熟收获于火季，"火克金"表示金属性生长的作物，到了火属性的环境则止（收获）。麦的品种是红皮冬小麦（红粒小麦），籽粒的表皮为深红色或红褐色，其色赤。东汉时期，麦粉做成的食物称为饼，馒头称为炊饼，面条称为索饼。③稷和黍，种植于水季，成熟收获于土季，"土克水"表示水属性生长的作物，到了土属性的环境则止（收获）。《说文解字》云："稷，齋也，五谷之长。""黍，禾属而黏者也。"《诗经·豳风·七月》云："黍（shǔ）稷重穋（lù），禾麻菽麦。""重"通"種"，指先种后熟；穋，指后种先熟。稷与黍是同一谷物，稷为硬黄糜子米，黍为软黄糜子米。④稻，种植于木季，成熟收获于金季，"金克木"表示木属性生长的作物，到了金属性的环境则止（收获）。稻米色白，是最顺应"春生夏长秋收冬藏"天时的谷物，有籼米（如香米、丝苗米等）、粳米（如珍珠米、东北大米等）、糯米（籼糯米和粳糯米）等三大类。《伤寒论》常用粳米煎药，粳米黏稠性较好，煎药时可形成湿混悬剂，且无糯米黏滞之弊。⑤豆，种植于火季，成熟收获于水季，"水克火"表示火属性生长的作物，到了水属性的环境则止（收获）。豆色黑指黑豆，品种主要是青仁黑豆，皮黑、仁青，可加工做成淡豆豉、咸豆豉。

相生、相克，均是常态属性，均是生理的状态。病理状态，则是生长、成熟的属性太过与不及，例如，生理状态下，木属性的事物到了金属性的环境则止，这是金克木。如果金属性的环境发生变动：一是至而太过，指金之燥令太过，在本为燥令的时节，形成水之寒令，则木属性起始的事物（稻）过早凋亡，此为金乘木；或未至而至，在本为土之湿令的时节，过早地形成燥令，则木属性起始的事物（稻）过早为秕熟，亦为金乘木。二是至而未至，指金之燥令不及，在本为燥令的时节，仍然持续土之湿令，则木属性起始的事物（稻）灌浆水分过多，谷粒种皮爆裂，此为木侮金。其他五行的相乘、相侮，均可以此类推。

《淮南子·说林训》云："金胜木者，非以一刃残林也；土胜水者，非以一墣塞江也。"《淮南子·地形训》云："木胜土、土胜水、水胜火、火胜金、金胜木，故禾春生秋死，菽夏生冬死，麦秋生夏死，荠冬生中夏死。"《淮南子》知道五行相克的原理，但《淮南子》只有稻菽麦荠（稷）四谷，少了种植于土季而收于木季的麻。汉代董仲舒《春秋繁露·循天之道》云："凡天地之物，乘于其泰而生，厌于其胜而死，四时之变是也。故冬之水气，东加于春而木生，乘其泰也；春之生，西至金而死，厌于胜也；生于木者，至金而死，生于金者，至火而死；春之所生，而不得过秋，秋之所生，不得过夏，天之数也。"董仲舒这个叙述，丢失的五谷信息更甚。

由于原始的五谷产量低，随着社会生产力水平的提高和外来物种的引种，五谷的概念不断发生变化。东汉王逸注《楚辞·大招》"五谷，稻、稷、麦、豆、麻也"描述了完整的五谷，但是按照产量排序，不再具有五行相克的含义。东汉郑玄注《周礼·天官·疾医》"五谷，麻黍稷麦豆也"，丢失了稻。东汉赵岐注《孟子·滕文公上》"五谷，谓稻黍稷麦菽也"和《素问·金匮真言论》的五谷"麦黍稷稻菽"一致，均丢失了麻。唐代佛教密宗《苏悉地经·卷中》"五谷，谓大麦小麦稻谷大豆胡麻"，唐代王冰注《素问·脏气法时论》"五谷为养"为"粳米、小豆、麦、大豆、黄黍也"，说明唐代以后对五谷的定义，已经和原始的五谷含义相去甚远。现代农业作物以产量、碳水化合物含量为基准，中国主要粮食前五名为稻谷、小麦、玉米、大豆和马铃薯。

2. 以阳数七、阴数六故也 《伤寒论》第7条云："病有发热恶寒者，发于阳也；无热恶寒者，发于阴也。发于阳，七日愈；发于阴，六日愈。以阳数七、阴数六故也。"刘力红教授在研究生课堂上指出，这是利用五行相克理论的有利因素治疗疾病。甲日、丙日、戊日、庚日、壬日等单数日为阳，乙日、丁日、己日、辛日、癸日等双数日为阴。在天时上，对有利于疾病向愈的节点进行推断。例如，发生于甲日（阳日）的疾病，天时属性为甲木，金克木，到了金季，在天时上有利于木属性疾病的向愈，首个金季日为庚日，从甲日到庚日正好为第七日。又如，发生于乙日（阴日）的疾病，天时属性为乙木，金克木，到了金季，在天时上有利于木属性疾病的向愈，从乙日到庚日正好为第六日。发生于其他五行阳日、阴日属性疾病的向愈规律，以此类推，均可得"发于阳，七日愈；发于阴，六日愈"。

"日"本义指历法"月"，此即"冬病夏治""夏病冬治"的理论来源。"病发于阳日，病发于阴日"，可引申为"发于阳属性体质的患者，发于阴属性体质的患者"。就《伤寒论》而言，以第六日、第七日为第一个阶段，第十二日、第十四日为第二个阶段。若在六七日内，说明疾病处于初始阶段（相当于急性期）；若到了六七日，出现有利于自愈或痊愈的天时机转，如果疾病没有痊愈，就进入第二个阶段日（相当于亚急性期）；若到第十二、第十四日时，再出现有利于自愈或痊愈的天时机转，如果疾病没有痊愈，就进入慢性迁延期。

中医阴阳术数系统的时间和空间观念，可总括为天时、地利、人和，以及五行的生长化收藏、四时的春夏秋冬、气机的升降出入、药性的升降浮沉等时空运势统一。《伤寒论》第7条仅是一个有利于疾病向愈的天时因素而已。如"冬病夏治"，冬季生病不可能等待到夏季才施治，但是可以从北方迁徙到赤道附近，人为地形成夏季的天时和地利；也可以用中药的升降浮沉，人为地营造形成夏季的人体内环境，形成有利于疾病向愈的时空环境。医者的责任在于掌握天时地势的系统时空运势，加上人的体质因素，还要加上心性和生活习惯之类的变数。病与病不同，人与人更是不同，须仔细审证察机，因势利导，及时顺势创造出有利的天地时空运势、体质内环境、心性变数等时机和条件。

二、四时系统是回归年的四个季节

十二日太阳历，是以十二进制为纪月单位的太阳历。

（一）十二日太阳历的原理

根据一个回归年十二次月相周期为进制单位，将圭表实测一个回归年的日影轨迹，划分为二十四等份，共十二节和十二气。

1. 纪月 彝族十月历是用十二属相（兽）轮回纪天，十二日太阳历是用十二支来纪十二月，命名为子、丑、寅、卯、辰、巳、午、未、申、酉、戌、亥。每月含两气：节气、中气，俗称"二十四节气"。①十二节气：子大雪、丑小寒、寅立春、卯惊蛰、辰清明、巳立夏、午芒种、未小暑、申立秋、酉白露、戌寒露、亥立冬。②十二中气：子冬至、丑大寒、寅雨水、卯春分、辰谷雨、巳小满、午夏至、未大暑、申处暑、酉秋分、戌霜降、亥小雪。

冬至、春分、夏至、秋分称为二分二至，是四时的标杆（四正）；立春、立夏、立秋、立冬称为四立，是四时的四维。二分二至四立，也称分至启闭八节。清代之前，划分二十四节气的方法为平气法，指以冬至为基准点，将一个回归年的时间平分为二十四份。由于地球运转轨道并非圆形，平气算法导致二十四节气点的天度间隔不相等，计算出来的夏至日并不在夏至点。清顺治二年（1645 年）颁行时宪历，按照西方天文学的视角，以黄道上的春分点为基准点，将黄道带按天度距离平均等分为二十四节气，为定气法。由于北半球冬季在近日点，太阳视运动速度快；夏季在远日点，太阳视运动速度慢。定气法导致冬季节气时间较短，夏季节气时间较长。阅读历朝历代的阴阳术数典籍时，需要注意鉴别。

2. 纪时（季） 立春至谷雨（寅、卯、辰）为春时（季），立夏至大暑（巳、午、未）为夏时（季），立秋至霜降（申、酉、戌）为秋时（季），立冬至大寒（亥、子、丑）为冬时（季）。五天为一候，三候为一气，六气为一时（季），四时为一年。一年有七十二候，每候有相应的物候现象，为候应。虽然二十四节气历法的观测更加精准，但是二十四节气七十二候才 360 天，二十四节气日在历法年的日期里，就不能相对固定。十二日太阳历的优点，是可以考定二十四节气的"日所在"，一年中可以对历法进行二十四次校正。《素问·六微旨大论》"谨候其时，气可与期"，《论语·尧曰》"天之历数在尔躬，允执其中"，必须保持敬、谨之心，考定日月之象，每个节气均对历法进行观测和校正，才能保持历数不偏离日月之象，称为"执大象"。

（二）四时的相生更替

综合《康熙字典》、段玉裁《说文解字注》的字义，具体见图2-3。

夏三月，此为蕃秀。天地气交，万物华实，夜卧早起，无厌于日，使志无怒，使华英成秀，使气得泄，若所爱在外，此夏气之应，**养长之道也**。逆之则伤心，秋为痎疟，奉收者少，冬至重病。

秋三月，此谓容平。天气以急，地气以明，早卧早起，与鸡俱兴，使志安宁，以缓秋刑，收敛神气，使秋气平，无外其志，使肺气清，此秋气之应，**养收之道也**。逆之则伤肺，冬为飧泄，奉藏者少。

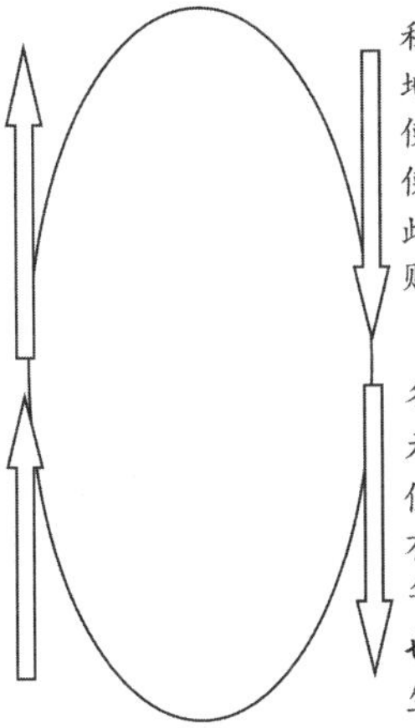

春三月，此谓发陈。天地俱生，万物以荣，夜卧早起，广步于庭，被发缓形，以使志生；生而勿杀，予而勿夺，赏而勿罚，此春气之应，**养生之道也**。逆之则伤肝，夏为寒变，奉长者少。

冬三月，此谓闭藏。水冰地坼，无扰乎阳，早卧晚起，必待日光，使志若伏若匿，若有私意，若已有得，去寒就温，无泄皮肤，使气亟夺，此冬气之应，**养藏之道也**。逆之则伤肾，春为痿厥，奉生者少。

图2-3　四气顺序更迭图（《素问·四气调神大论》）

1.春生　寅是濱（水泉欲上行），二生三，三阳开泰，指作物的种子开始萌动、萌芽，但未出地表，含义类似十干的甲。卯是冒（冒出），三生万物，万物皆显，指作物的种子发芽长出地面，叶子刚分开，如开门之形。辰是震（振动），指作物枝叶滋长蔓延，移栽插秧之时的生机勃勃。

2.夏长　巳是蛇形，指作物枝叶繁茂，叶长而弯曲垂尾，像蛇形，枝叶的生长已到极限。午是牾（逆向），作物枝叶不再增长，开始向内蓄积结（果）实。未是味（滋味、昧薆），指作物的果实开始具有滋味的状态，但仍然被茂盛的枝叶隐蔽，从外部看不到果实。

3.秋收　申是绅（大带之垂），为阴气成，体自申束。古人的深衣（汉族礼服）用大带束腰后，垂下的带头部分称为绅；富有已婚男士绅上附带的饰品，华丽而重坠，引申为作物的果实开始蓄浆，壮大和凝固的状态（体自申束），果实开始重坠下垂（大带之垂）的样子。酉是酒（物成），指作物的果实成熟收割或采摘，可以用来酿酒，或进贡。戌是灭（毕成），指作物的果实成熟被收割或采摘以后，枝叶开始发黄、枯萎、飘落。

4.冬藏　亥是荄（根），指作物的枝叶完全枯萎飘落，仅余草根（枝干），以待天地之气阴极阳生。子是滋（滋入），道生一，天一阳气生，万物滋入，指作物的种子正潜在地中，在土地里被滋养，类似十干的壬，兼蓄癸的部分内涵。丑是纽（渐解），一生二，地二阳气生，指作物的种子闭藏于土，十二月阴气之固结，已渐解，作物的种子正在萌动准备破壳。

中医学天人相应，归根到底，是适应天地自然规律者则生存。天地自然规律，归根到底，是春生、夏长、秋收、冬藏。《素问·四气调神大论》云："夫四时阴阳者，万物之根本也。所以圣人春夏养阳，秋冬养阴，以从其根，故与万物沉浮于生长之门。逆其根，则伐其本，坏其真矣。"这是中国古人主动改变自我、主动适应天地自然环境的总则。

东汉《白虎通义·五行》云："木王所以七十二日何？土王四季，各十八日，合九十日为一时，王九十日。"对十二支的五行配属，规定为每季90天，以其中的72天为本季（木、火、金、水）属性，最后18天均配属土。就形成：春代表木生，夏代表火长，秋代表金收，冬代表水藏，土就分别处在木、火、金、水之间，统领四时之间的相互转化。十二支的五行相生顺序转化伪术数图见图2-4。

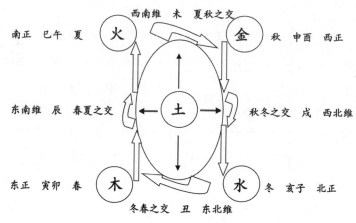

图2-4　十二支的五行相生顺序转化伪术数图

这个取象比类的方法，虽然弥补了五行相生顺序转化缺少由水到木转化的缺陷，却多出了由升到升、由降到降的转化阶段。从万物生长的规律来看，不可能出现"生"之后就直接转化纳实，再继续"长"；也不可能在"收"之后又转化纳实，再紧接着归"藏"，这是很明显的逻辑错误。《素问·六微旨大论》云："岐伯曰：升已而降，降者谓天；降已而升，升者谓地。天气下降，气流于地；地气上升，气腾于天。故高下相召，升降相因，而变作矣。"升被转化（变）后是降，降被转化（变）后是升。综上，只需要"升已而降""降已而升"即可，故图2-4是一幅伪术数图。

《白虎通义·五行》云："《乐记》曰：春生、夏长、秋收、冬藏。土所以不名时，地，土别名也，比于五行最尊，故不自居部职也。"土比于五行最尊，不自居部职，"土"已不是春夏秋冬的同类，而是指农事的载体——土地。《白虎通义》是班固等人根据东汉章帝建初四年（79年）经学辩论结果而撰写，是以董仲舒神秘化阴阳五行理论为基础的经学。提示在汉武帝时期及之后的朝廷学术圈，五行已沦为人文哲学。正史《晋书·志》《北史·列传》《周书·列传》《宋史·志》、类书《太平御览·方术部》《云笈七签·三洞经教部、金丹部》、政书《通典·卷七十》《尚书正义·皋陶谟》等古籍，以及王冰注《素问·痹论》，均是抄袭或复述《白虎通义》"土王四季"的定义。

也正是由于"十二支的五行相生顺序转化"的人文哲学化，契合了《孙子兵法·势》"以正合，以奇胜……奇正相生，如循环之无端"的兵法策略。有些中医学流派运用图2-4作为理法基础，本质上是将居中和四维的脾土为"以正合"，以脏腑气机之生长收藏的四象为"以奇胜"。在"以奇胜"之前，先顾护后天脾胃为"以正合"，以待气机，时机一到，则施行气机生长收藏为"以奇胜"，之后再调护后天脾胃或健康管理为"以正合"。如此循环地"零敲牛皮糖"，使得治疗效果事半功倍，此为中医诊疗战术的"奇正相生"，是对脏腑经络辨证诊疗模式的创新发展。

（三）农历是节气和朔望月组合的阴阳合历

农历，也称为殷历、年历、黄历等，创始于殷商，成系统于西汉《太初历》，以二十四节气和朔望月历组合使用，这是中国古代独创的阴阳合历。十二日太阳历一直都是农历的校正历法，是从属于农历的阳历部分，并不单独成历。

1.纪岁　以一个太阳回归年或恒星年的时长确定为一岁。以十干和十二支进行循环组合纪岁，从甲子、乙丑、丙寅……到癸亥止，六十个组合为一甲子周，俗称六十甲子。干支纪岁、纪月、纪日、纪时，都是以六十甲子为一个循环，这是五运六气术数运算的主要依据。干支纪岁（十二属相）以二十四节气点作为算法的依据，并以立春日作为一岁之始，名为春节。

2.纪年　元旦是帝王年号的纪元（起始点）。从传说中女娲建寅月为正，至《太初历》统一全国的历法，再次确立建寅月为正，均从选择寅月中气雨水的朔月为正月初一（命名元旦，对应望月的正月十五为元宵）开始，到下一次元旦的前一天（除夕）为止，纪为一年。辛亥革命胜利后，孙中山于1912年1月2日通令，改公历1月1日称为"元旦"，作为"民国纪年"的起始点。袁世凯就任大总统后，1914年1月开始执行，由内务部总长朱启钤呈拟、颁布的《内务部训令》云："大总统以阴历（笔者注：应是农历）元旦为春节，端午为夏节，中秋为秋节，冬至为冬节，国民均得休息，在公人员亦准给假一日，以顺民意，而从习惯。"自此，"纪岁""纪年"开始混用，本属立春的春节消失了，"元旦"套到公历 1 月 1 日，真正的元旦被当成了"春节"，农历仅余元宵，不再有元旦。

3. 纪月 月亮每圆缺（朔望月周期）一次计为一个月，以含有中气的朔望月周期为平月（其中，含有中气雨水的朔望月周期为正月），没有中气的朔望月周期为闰月，闰月和平月的纪月干支是一样的，一个农历年固定有十二个干支月。闰月所在的干支月长度约六十天，其他干支月长度只有二十九或三十天。

寅月（正月）含有中气雨水，卯月（二月）含有中气春分；

辰月（三月）含有中气谷雨，巳月（四月）含有中气小满；

午月（五月）含有中气夏至，未月（六月）含有中气大暑；

申月（七月）含有中气处暑，酉月（八月）含有中气秋分；

戌月（九月）含有中气霜降，亥月（十月）含有中气小雪；

子月（十一月）含有中气冬至，丑月（十二月）含有中气大寒。

子月是在上一年的十一月，六十甲子的起始月甲子月，在甲子岁上一年癸亥岁的十一月。六十甲子月以五年为一周期，每逢戊年和癸年的十一月为甲子月，余干支月以此类推。

4. 纪日 一昼一夜，计为一日。六十甲子纪日为六十天一个周期，每月的长度并不固定，甲子日的起点也不固定，而是经过顺序推导而出。

5. 纪时 一昼一夜，共计十二个时辰。每个时辰为两小时，分别命名为夜半（子）、鸡鸣（丑）、平旦（寅）、日出（卯）、食时（辰）、隅中（巳）、日中（午）、日昳（未）、晡时（申）、日入（酉）、黄昏（戌）、人定（亥）。六十甲子纪时为五天一个周期。甲日和己日，前一天的 23：00 到当天的 00：59 为甲子时。

农历的干支纪岁、干支纪月，是五运六气推演的核心术数逻辑。

第二节　八卦系统的本质是恒星年历法

《周易·系辞上》云："是故《易》有大极，是生两仪，两仪生四象，四象生八卦，八卦定吉凶，吉凶生大业。"极，指的是北极星点。斗杓围绕北极星点周旋一周的轨迹，称为大极、太极，这是斗历的基准天象。斗历属于恒星年历法，前 4000 年至前 3000 年的北极星点在北斗第六星附近，回归年与恒星年的偏差只有 20 分 24 秒，当时斗杓指向的"四正方位"和回归年的"二分二至"完全一致，先秦、汉代时期和《素问》《灵枢》所使用的历法，等同混用了恒星年的斗历和回归年的太阳历。

一、先天八卦系统是斗历节气的方位布卦图

本书以冯时《中国天文考古学·天数发微》的三个结论："①真正的河图是太极图。②'朱熹河图''朱熹洛书'本应是'五生十成图'（彼此重叠的两个生成数体系四方五位图）和'十生五成图'（彼此交午的两个天地数体系九宫图），实质上是真正洛书的两种表现形式。③从形式上看，八卦与四方五位图及九宫图的配置关系表现为所配数字的不同，相比其与数字的关系，它们与方位的关系显得更为重要。"延伸论述阴阳术数系统分阶的边界条件和运行原理：①四方五位图、九宫图、先天八卦、后天八卦的数字和卦象的匹配关系只是表象，方位和节气的匹配关系才是本质。②时间和空间的统一，是天地人三部阴阳术数系统内在结构联系的核心。

（一）太极生两仪四象八卦图

太极生两仪四象八卦图之一，见图 2-5。

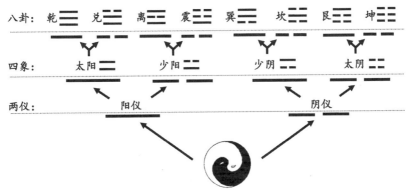

图 2-5　太极生两仪四象八卦图之一

八卦的画卦，是从处于下面的太极起始，向上生出两仪："—"表示阳爻，象征太阳在白昼连续而不中断；"——"表示阴爻，象征月亮在夜晚有圆有缺。在两仪上分别先加一阳爻，再加一阴爻，得出"两仪生四象"：太

阳、少阳、少阴、太阴，代表斗杓周旋的四正方位和回归年的二分二至。

从回归年的节气角度，阳爻、阴爻分别代表阳气、阴气的量：少阳的阳气量少，应象东正春分；太阳的阳气量大，应象南正夏至；少阴的阴气量少，应象西正秋分；太阴的阴气量大，应象北正冬至。以上称为"四地象"。

从方位的角度，四象是斗杓在一个恒星年里指向四方，每方正好七宿：少阳应象东方青龙、太阳应象南方朱雀；少阴应象西方白虎、太阴应象北方玄龟。以上称为"四天象"。

在四象上再分别先加一阳爻，再加一阴爻，得出四象生八卦：太阳之阳（乾）、太阳之阴（兑）；少阳之阳（离）、少阳之阴（震）；少阴之阳（巽）、少阴之阴（坎）；太阴之阳（艮）、太阴之阴（坤）。

图 2-5 得出来的八卦次序，即宋代邵康节《梅花易数》第一篇之"周易卦数"（其实是先天卦数）：乾一，兑二，离三，震四，巽五，坎六，艮七，坤八。

为了按分至启闭八节顺序（少阳春、太阳夏、少阴秋、太阴冬）布列八卦，将图 2-5 进行调整：按阳仪上先加阳爻，再加阴爻；阴仪上先加阴爻，再加阳爻的次序规则布爻，就能得到太极生两仪四象八卦图之二，见图 2-6。

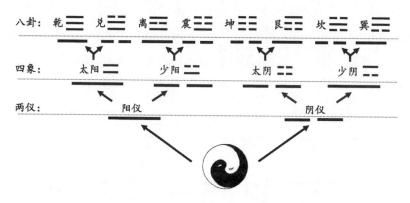

图 2-6　太极生两仪四象八卦图之二

将图 2-6 的八卦直线次序，两边向上，中间向下，围成一个圆圈，刚好就能得到一个分至启闭八节的顺序布卦图，也称先天八卦图。先天八卦，又称伏羲八卦，卦象性质的对应关系，马王堆帛书本《易传》的描述与通行本不同："天地定立（位），[山泽通气]，水火相射，雷风相搏。"①天地定位：太阳之阳乾卦为天，为南正夏至；太阴之阴坤卦为地，为北正冬至。②山泽通气：太阳之阴兑卦为泽，为东南维立夏；太阴之阳艮卦为山，为西北维立冬。③雷风相搏：少阳之阴震卦为雷，为东北维立春；少阴之阳巽卦为风，为西南维立秋。④水火相射：少阳之阳离卦为火，为东正春分，少阴之阴坎卦为水，为西正秋分。太阳对应太阴，少阳对应少阴，之阳对应之阴，均是阴阳相对应。很明显，伏羲八卦的最初名称应该是"天地山泽雷风水火"。通行本《周易·说卦》"水火不相射"的"不"字，明显是衍字。"乾兑离震巽坎艮坤"应该是周文王姬昌创立后天八卦而重新进行的命名。先天八卦布卦方式（由内向外起爻）见图2-7。

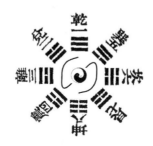

图 2-7　先天八卦布卦方式（由内向外起爻）

《周易·说卦》云："乾天也，故称乎父；坤地也，故称乎母。震一索而得男，故谓之长男；巽一索而得女，故谓之长女。坎再索而得男，故谓之中男；离再索而得女，故谓之中女。艮三索而得男，故谓之少男；兑三索而得女，故谓之少女。"若以纯阳爻的乾卦为父，纯阴爻的坤卦为母。其余的六卦，只有一个阳爻的卦为男，此阳爻为主爻；只有一个阴爻的卦为女，此阴爻为主爻。由于八卦是从下向上画卦，最下爻称为一爻，向上依次为二爻、三爻。因此，主爻在一爻（一索）的卦为长，主爻在二爻（再索）的卦为中，主爻在三爻（三索）的卦为少。得：天卦（乾）为父，雷卦（震）为长男，水卦（坎）为中男，山卦（艮）为少男；地卦（坤）为母，风卦（巽）为长女，火卦（离）为中女，泽卦（兑）为少女。父对应母，长男对应长女，中男对应中女，少男对应少女，本质是用后天八卦的命名，来描述先天八卦的"天地定位，山泽通气，水火相射，雷风相搏"。

沿着斗杓周旋一周的视运动轨迹（太极），八卦对应分至启闭八节，处在的方位称为宫，计八宫，加上太一北斗位居天极中央的中宫，共有九宫。试把图2-5的卦象数列（乾一，兑二，离三，震四，巽五，坎六，艮七，坤八）组合到先天八卦方位布卦图中，顺数依次进行连线，可以得到类似太极图的互回图形，从1、2、3、4，然后拐弯穿过中宫，再从5、6、7、8，拐弯穿过中宫，再从1开始新的轮回，就得到《周易乾凿度》郑玄注引《星经》云："天一、太一。主气之神，行犹待也。四正四维，以八卦神所居，故亦名之曰宫。天一下行，犹天子出巡狩，省方岳之事。每卒则复。太一下行八卦之宫，每四乃还于中宫。中央者北辰之所居，故因谓之九宫。"原本图2-5只是一个圆圈，但是按季节的顺序重新调整了八卦图（图2-6）后，依然保留图2-5的数字序列，就产生了"每四乃还于中宫"。这是为了迎合"中宫太一北斗至高无上"的韵意，也是古司天人员"保护知识产权"的一种手段。

虽然先天八卦诞生于恒星年属性的太极，但是卦象的次序是按阳仪先加阳爻、阴仪先加阴爻对称推演和布卦。卦象的性质是依据回归年，按阳气量、阴气量的大小，对称分成八个时段，是四时生、长、收、藏相生关系的分化，本质是以北斗斗杓周旋一周的轨迹，指示回归年属性的分至启闭八节，内在爻变后，卦即变，没有土的过渡。即只有相生属性，没有相克属性。

（二）十二辟卦是十二支消息布卦图

八卦与八卦相错，即生六十四卦，主干是十二辟卦，也称十二消息卦，配以十二支排序，应象十二中气。

复主子日（冬至一阳生），临主丑日（大寒），泰主寅日（雨水），大壮主卯日（春分），夬主辰日（谷雨），乾主巳日（小满）；姤主午日（夏至一阴生），遁主未日（大暑），否主申日（处暑），观主酉日（秋分），剥主戌日（霜降），坤主亥日（小雪）。因此，十二辟卦的布卦，起始的正北方位是应象冬至的复卦，并不是先天八卦应象冬至的坤卦。十二辟卦相生顺序转化图（由内向外起爻）见图2-8。

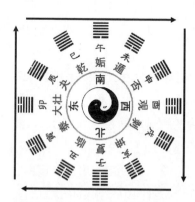

图2-8　十二辟卦相生顺序转化图（由内向外起爻）

画卦规则，是从下面开始，爻变是从内在开始变，爻变即卦变。①子日为复卦，为一阳来复之像（初爻为阳爻），表示冬至过后阳气始生（一阳生）。从子日复卦到巳日乾卦六个卦象的性质，是阳爻从初爻的位置逐次增加上升，阴爻依序递减，到乾卦则全为阳爻，故称为息卦。息，为生长之义。②午日为姤卦，为一阴始生之像（初爻为阴爻），表示夏至过后阳气盛极而转衰（一阴生）。从午日为姤卦到亥日坤卦六个卦象的性质，是阴爻从初爻的位置逐次增加上升，阳爻依序递减，到坤卦则全为阴爻，故称为消卦。消，为消减之义。

虽然十二消息卦有阳息阴消、阴息阳消，共十二个阴阳消息的回归性周期变化，但在本质上是以卦象来形象地描述十二支阴阳气消长的顺序布卦图。内在的爻变后，卦即变，没有土的过渡，也没有相克属性。

二、后天八卦系统是斗历节气的校正布卦图

由于大约 25781.8 年的岁差周期太长，在中华文明五千年的历史长河中，恒星年"方位"和回归年"节气"积累的误差只会越来越大。到商、周时期，恒星年与回归年每年约 20 分钟 24 秒的误差，已积累了两千多年，导致伏羲八卦布卦对应斗杓周旋的四正方位，与回归年的二分二至发生的误差偏离不容忽视，对八卦的卦象性质进行重新定义和布卦，就成了现实需求。

（一）万物之所成终，而所成始

晋代王弼《周易略例·明卦适变通爻》云："卦者，时也；爻者，适时之变者也。"卦字的圭为圭表，卜之"丨"为测日影之象，"、"为测量时所做的标记。所以，卦是圭表测量日影之象，本质是回归年属性，提示八卦的原始功能是校正恒星年历法和回归年历法的偏差。

《周易·说卦》云："帝出乎震，齐乎巽，相见乎离，致役乎坤，说言乎兑，战乎乾，劳乎坎，成言乎艮。万物出乎震，震，东方也。齐乎巽，巽，东南也。齐也者，言万物之洁齐也。离也者，明也，万物皆相见，南方之卦也。圣人南面而听天下，向明而治，盖取诸此也。坤也者，地也，万物皆致养焉，故曰致役乎坤。兑，正秋也，万物之所说（悦）也，故曰说言乎兑。战乎乾，乾，西北之卦也，言阴阳相薄也。坎者，水也，正北方之卦也，劳卦也，万物之所归也，故曰劳乎坎。艮，东北之卦也，万物之所成终，而所成始也，故曰成言乎艮。"这就是所谓的后天八卦，或称文王八卦。后天八卦布卦方式（由内向外起爻）见图2–9。

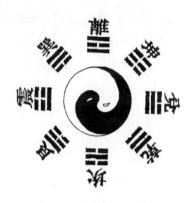

图 2-9 后天八卦布卦方式（由内向外起爻）

周文王姬昌没有按照天象布列八卦，而是观物取象，即按照作物生长化收藏的属性进行类比象的布卦，提示后天八卦的布卦本质，是一部农耕历法：布卦从万物萌发（万物出乎震）开始；到气清景明，万物皆显（齐乎巽，万物之洁齐也）；到万物繁茂（离也者，明也，万物皆相见）；到果实灌浆饱满成实（坤也者，地也，万物皆致养焉）；到果实收获（兑，正秋也，万物之所说也）；到天干物燥，晾晒谷物，犁冬晒田（乾，西北之卦也，言阴阳相薄也）；到收藏谷物，万物潜藏过冬（坎者，水也，正北方之卦也，劳卦也，万物之所归也）；到潜藏之万物，预备从地下萌动而未动（艮，东北之卦也，万物之所成终，而所成始也），天气已经上升而又未惊雷布雨（为春耕准备必要物资）。艮卦是本轮八卦周期的终卦，又是下一轮周期的蓄势卦。

后天八卦的卦象所代表的具体方位、节气，与先天八卦、十二辟卦的卦象序列完全不同：震卦代表东正春分，离卦代表南正夏至；兑卦代表西正秋分，坎卦代表北正冬至；艮卦代表东北维立春，巽卦代表东南维立夏；坤卦代表西南维立秋，乾卦代表西北维立冬。后天八卦从万物生长的角度对应回归年的分至启闭八节，就可以与五行对应关联了：震卦是春分节气的萌发嫩芽，巽卦是立夏节气的青苗洁齐，均对应五行属木；离卦是夏至节气的万物繁茂，直接对应五行属火；坤卦是立秋节气的果实灌浆饱满成实，万物从繁茂转化为收藏，对应五行属土；兑卦是秋分节气的丰收喜悦，乾卦是立冬节气的天干物燥的干（繁体为乾），均对应五行属金；坎卦是冬至节气的万物收降归藏，直接对应五行属水；艮卦是立春节气的"万物之所成终，而所成始也"，万物从潜藏转化为蓄势待发，阳气萌动，欲动而未动，对应五行属土。

《灵枢·九宫八风》云："太一常以冬至之日，居叶蛰之宫四十六日，明日居天留四十六日，明日居仓门四十六日，明日居阴洛四十五日，明日居上天四十六日，明日居玄委四十六日，明日居仓果四十六日，明日居新洛四十五日，明日复居叶蛰之宫，曰冬至矣。太一日游，以冬至之日，居叶蛰之宫，数所在日，从一处至九日，复返于一。常如是无已，终而复始。"《灵枢·九宫八风》"合八风虚实邪正图"使用了后天八卦的命名，对应了"太一下行八卦之宫"的天象位置，以及相应的分至启闭八节："冬至，坎，叶蛰；立春，艮，天留；春分，震，仓门；立夏，巽，阴洛；夏至，离，上天；立秋，坤，玄委；秋分，兑，仓果；立冬，乾，新洛；招摇中央。"招摇是斗杓指向的季节标志星，本质上是太一北斗居中宫。八宫从冬至位于正北配属坎卦开始，顺序布卦，便得到后天八卦的布卦图。"太一下行八卦之宫"并没有"每四乃还于中宫"，而是从冬至坎位一处开始，直到立冬乾位第九日，再复归冬至坎位一处，指从一处至九日，复返于一，直接是太一周旋一周。巽卦、乾卦各四十五天，其余六卦各四十六天，太一周旋一周是三百六十六天。这是先秦时期的减差法历法，平年三百六十六天，在闰月减去多出来的天数，以调整时差，称为"正闰余"。

《白虎通义》"土所以不名时，地，土别名也，比于五行最尊，不自居部职也"的"土"，指农事载体土地，并不是春夏秋冬的同类。所以《灵枢》"太一下行八卦之宫"的"土"有两层含义：一是西南维的坤卦、东北维的艮卦，类比象对应五行属土；二是太一北斗居中宫，指农事载体土地。后天八卦的序列不再对应"天地定位，山泽通气，水火相射，雷风相搏"，通行本《周易·说卦》就变成了"天地定位，山泽通气，雷风相薄，水火不相射"和"水火相逮，雷风不相悖，山泽通气"，这是儒生们将先天八卦的卦辞硬套到后天八卦的卦序上，没法解释，干脆直接衍了两个"不"字。

（二）四象之爻配五行的缺陷

从《伤寒论》的角度，八卦配五行，是为了使四象之爻（少阳、太阳、少阴、太阴）对应五行的相生相克关系。后天八卦的五行配属顺序伪图见图2-10。

同理，先天八卦的五行配属顺序伪图见图2-11。

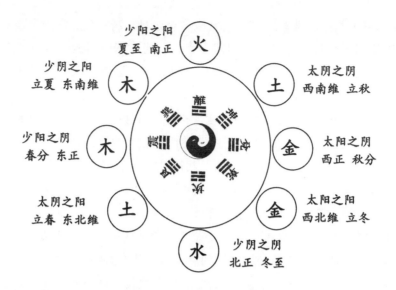

图 2-10 后天八卦的五行配属顺序伪图

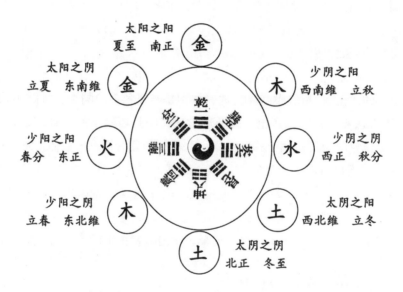

图 2-11 先天八卦的五行配属顺序伪图

后天八卦的配属五行，克服了"五行相生顺序转化图"中缺少由降到升转化过程（土）的缺陷。卦象的五行性质，按照万物生长、成熟的属性进行取象比类，初始条件是后天八卦的规则；四象之爻"少阳、太阳、少阴、太阴"，初始条件却是先天八卦的演爻规则。犹如现代数学方程式，各公式使用的都是 X、Y、Z、α、β、γ，在没有设定初始条件和边界条件的情况下，就对两个不同前提的公式进行简单地联系叠加，其结果显然是荒谬的。虽然

图 2-10 的八卦五行相生顺序十分完美，但四象之交的四季配属顺序，必然是混乱和无序的状态，所以图 2-10 是伪图；虽然图 2-11 四季相生顺序如环无端，但对应的八卦五行顺序，也必然是混乱和无序的状态，图 2-11 也是伪图。

古圣先贤们使用着相同的卦象或数字进行布卦、布数，但是卦象或数字的序列所代表的具体含义，却完全不一样。不论是为了"保护知识产权"而故作神秘，还是因为恒星年"方位"和回归年"节气"的误差不可调和，毕竟《周易》术数根植于中国古代文化的土壤里，尽管发展出了各种繁杂的数序、卦序规则和多种多样的含义，都必须遵循以下本质性原则：在正北指冬至，在正东指春分，在正南指夏至，在正西指秋分；在东北维指立春，在东南维指立夏，在西南维指立秋，在西北维指立冬。这是中国古代文化"时空观"的核心，"方位"在本质上必须"应象"回归年的"分至启闭八节"，对应天地自然万物气机运转的"春生、夏长、秋收、冬藏"规律，这也是演绎所有层级阴阳术数的逻辑主线。

三、掌三易之法，善于易者不卜

斗历属于恒星年历法，修订斗历与回归年历法相一致的技术，是从原始社会到农业社会转型阶段的"第一生产力"。

（一）复原连山、归藏、周易的原理

将八卦取象比类天地自然万物气机运转的生长收藏，并不是周文王姬昌的首创。通行本《周易·说卦》在"天地定位，山泽通气，雷风相薄，水火不相射，八卦相错"之后，"帝出乎震，齐乎巽，相见乎离"之前，有一句："数往者顺，知来者逆，是故易逆数也。雷以动之，风以散之，雨以润之，日以烜之，艮以止之，兑以说之，乾以君之，坤以藏之。"恒星年"方位"和回归年"节气"偏差的不可调和，先天八卦之象失真之后，必须"易逆数"，重新定义（变易）八卦性质而布列八卦次序。"雷以动之"是一年农业的开始，万物在句子中是宾语，处于被动状态，从农业的生产顺序来看，从被雷惊动萌发开始，再被风、雨、日培育成长，到结果纳实为"止"，再被人类喜悦收获，到被统一分配，分配后归各户收藏，生产流程很顺畅。提示这并不是主动的农耕文明，而是靠天吃饭的被动农业生产关系。

《周礼·春官·太卜》云："掌三易之法，一曰连山；二曰归藏；三曰周

易。"郑玄《易赞》注:"连山者,象山之出云,连连不绝;归藏者,万物莫不归藏于其中;周易者,言易道周普,无所不备。"在群山中观测太一北斗的斗杓周旋轨迹,发现"云"推动着太一北斗的斗杓周旋不停,《说文解字》云:"气,云气也,象形,凡气之属皆从气。""云""气"异名同谓,是阴阳术数系统描述天地自然和万物生命"生长化收藏"周期循环变化的专属名词,先天八卦其实就是"连山者,象山之出云,连连不绝"。属于后天八卦系统的《周易》,本质是恒星年和回归年的混合历法:道是一年日影的轨迹,周是道和万物周而复始的循环往复,也代表万物生长化收藏的周而复始,易是变化,特别是艮卦,寓意"万物之所成终,而所成始也",故"言易道周普,无所不备",这也是《周易》的本质和精髓,是道和万物的循环往复变化节律。

"雷以动之,风以散之,雨以润之,日以烜之,艮以止之,兑以说之,乾以君之,坤以藏之"的布卦序列,始于雷以动之,终归坤以藏之,是万物莫不归藏于其中,这是归藏八卦,也是所谓的"中天八卦"。由于归藏八卦将果实灌浆饱满成实阶段定义为止之,不是五行转化属性的土;在终末阶段定义为坤以藏之,没有"万物之所成终,而所成始也"的轮回交替。归藏虽然开创了一个按照万物生长规律进行类比象的八卦系统,但是没有像后天八卦那样的五行相互配属,又丧失了先天八卦回归年阴阳相对的属性,起始于东正雷卦的归藏八卦就没有画方位圆图的意义。这是商代父系家族公社生产关系(乾以君之),必然被周文王姬昌后天八卦的井田制农业生产关系所替代。随着农历逐渐发展成型,存在较大误差偏离的恒星年历法,必然被淘汰。

周文王姬昌用《周易》开端君子德治的井田制农业经济时代,到春秋时期孔子的《周易》,再到《易传》,仍然高度地保存阴阳术数的本质。《周易》经过董仲舒的"天人感应""三纲五常"改造、宋明理学的道德神学体系化后,已不具备历法的阴阳术数本质,而是演变为纯粹的农耕帝王政治哲学著作。

(二)天文历法是中国古代帝王的核心统治术

中国远古贤人观测天文星象,主要目的是观象授时。在以农牧渔为主要活动的古代,按照当时的生产力水平,天文历法是最为核心的生产力要素。谁掌握了观象授时,谁就能领导氏族部落填饱肚子,变得强盛,也就能自然获得统治权。近代中国农村依然是这样:掌握观象授时(看日子)的人,一般都是部族祭祀活动的主持人。

在汉武帝颁布《太初历》之前，各诸侯已有自己的历法。《列子·汤问》云："夸父不量力，欲追日影，逐之于隅谷之际。渴欲得饮，赴饮河、渭。河渭不足，将走北饮大泽。未至，道渴而死。"夸父是共工的曾孙，"夸父逐日"其实也是夸父修订历法的历史记录，其制定历法的能力不足、方法不正确，导致了失败，故"不自量力"。随着生产力水平的进一步提高，单纯地仰观天文、观象授时，已不能满足生产力发展的需要。俯察地理并划治地界，就成为更先进的知识。《史记·夏本纪》描述大禹："陆行乘车，水行乘船，泥行乘橇，山行乘檋。左准绳，右规矩，载四时，以开九州，通九道，陂九泽，度九山。令益予众庶稻，可种卑湿。命后稷予众庶难得之食。食少，调有余相给，以均诸侯。禹乃行相地宜所有以贡，及山川之便利。"大禹不仅勘察地理，协调疏导各部落的利益关系，并以江河大山为基点给大地划界。大禹更进一步地统筹各地的农业生产，以及天下农产品的协调供给，这些都是其"王天下"的根基。

由于天文历法是核心的技术和生产力要素，而且直接涉及天学，掌握了天文历法的人就宣称"可通天"，还能够获得巨大的利益。随着帝王统治系统的发展，掌握观象授时、俯察地理技能的贤人们已不能再自然地成为首领，只能是帝王权力机构中的专职人员，并被王权机构进行严密的管理。苏州大学法学院方潇在《"天机不可泄漏"：古代中国对天学的官方垄断和法律控制》中云："由于天学为通天之学，事关王权确立和保有，故历代统治者不仅把对天学的垄断作为国家的重要大事来抓，而且还制定了严厉的法律，禁止个人私藏天文器物和私习天文，禁止个人私为相关天文之事，并对天学人员的失职行为进行处罚……自首不适用于私习天文者，是因为私习者已经习学而成，掌握了知识，成为大脑信息库中难以抹去的组成部分，这样即使自首又有何用？而那些习学未成者与收藏者，由于并未掌握通天知识，故可自首无妨。"

民间不能合理公开学习历法，民间一些"得道之士"在传承天文历法时，就会用词怪异，这是中国古代最为繁荣的隐语文化，也可以称为黑话。例如，龙头、龙角、青龙移辰、龙抬头等。龙头的指向方位旋转，应象于四方八维九宫，是故龙生九子，对应地理之划分九州。又如，北斗在北方，称为太一、天一，北方对应五行属水，故天一生水；斗杓因为旋转而指向四方，可以用作历法的基准，所以"水"生万物；六畜北方为猪，所以用猪代称北斗。又如，"世"古文写作"卋"，《说文解字》云："三十年为一世。"

后来被引申成为过去（前世）、现在（现世）、未来（来世）。又如，《文渊阁四库全书·周易乾凿度》（汉代郑玄注）云："阳变七之九，阴变八之六，亦合于十五，则象变之数若。阳动而进，变七之九象其气之息也。阴动而退，变八之六象其气之消也。"对照《说文解字》对数字的注解："六，《易》之数，阴变于六，正于八。""七，阳之正也。""八，别也。象分别相背之形。""九，阳之变也。象其屈曲究尽之形。"阳动，代表阳气进；之，代表变易；变七之九，是变七为九，象征阳气之生长，此为息；阴动，代表阳气退，变八为六，象征阳气之消退，此为消。所以六十四卦的阳爻称为九，阴爻称为六，分别代表阳气的生长、阳气的消退。七损，指阳爻损变为六，为阴爻；八益，指阴爻被填补变为九，为阳爻。七损八益指八卦系统的规律变卦，是内在开始变，爻变则卦即变。乱七八糟，指整个卦的阳爻、阴爻变化乱糟糟，没有次序和规则。

　　天文历法的原理并不复杂，如何对天学核心技术进行保密，并保护既得利益者（王）的权益，已经被古代中国帝权机构列为意识形态问题。帝权机构将核心技术神秘化、鬼神化，再将"天人合一"转化的"君臣纲纪"忠君思想，奉为帝王社会的最高道德规范。天机不可泄露，泄露了天机必遭天谴，天谴的"天"，并非神明、鬼怪，而是"天子"之"天"，特指古代帝权宗族社会系统。正是帝权机构实行以独占天下为目的、灭绝民间习历的政策，民间不能公开学习、传承和研究术数（数学）。尽管中国古代诞生了众多科技成果，但这些成果被帝王阶层独占和严厉控制，甚至妖魔化、恐惧化，更谈不上传承、深入研究和进一步创新。

　　中国古代天文学最精华的"观象授时，俯察地理"，逐步被民间巫术替代。易之《我是个算命先生》是一套专门讲述民国时期，一群"阿宝"打着《周易》旗号进行诈骗的系列小说，描述了"阿宝"为了行骗，不惜灭绝人性："看的是面相，算的是八字，捕捉的是问卦人脸上不断闪烁的欲望：贪婪、虚荣、妒忌、恐惧、傲慢——人的命运，确实写在脸上……算命的最高境界是心理揣摩术，揣摩术炉火纯青了，就不愁搞不到银子……稍微懂点算命术的就能一直骗到老，基础差点的可以打一枪换一个地方。"以欺骗为目的学习阴阳术数的状态，导致民众对传统文化避之唯恐不及，甚至无知地践踏着民族的文化灵魂。

（三）辩证法或迷信，仅在一念之间

　　对事物进行仔细的调查分析，确定事物的阴阳术数属性，应用阴阳术数的属性来思考问题，再按阴阳术数属性的相互关系去解决问题，是辩证法。如果不做仔细的调查分析，而是应用巫卜确定事物的阴阳术数属性，再以巫卜的结果，按阴阳术数属性的相互关系去解决问题，是迷信。例如，邵康节《梅花易数》记载，在路途上听到牛的叫声，都可以纳入巫卜系统，进行占卜。迷信是一种投机行为，把自己的命运交给具有随机属性的巫卜，其结果可能成功，也可能失败。迷信之所以有市场，原因无非有两个方面：一者，实施这种投机行为，如果失败了，其代价是巨大的，甚至是失去生命，死人不会说话，亦无所谓传承；对于成功者，《礼记·大学》"小人闲居为不善，无所不至，见君子而后厌然，掩其不善，而著其善"，则广为宣传其成功的一面，隐去在成功过程中所经历的失败或很不光彩的那一面。现代逻辑学有一个"幸存者偏差"的概念，指只能看到经过某种筛选而产生的结果，而没有意识到筛选的过程，所以忽略了被筛选掉的关键信息，这是一种常见的逻辑错误。二者，辩证地应用阴阳术数的属性去调查问题、思考问题、解决问题，便已经获得了成功，但是"天机不可泄漏"，致使这类"聪明"人在传承之时，除非"入室弟子"，才会点破其中的关键，或只传嫡系子孙，不传外人。这就使不明其中关键原理的人们产生了"神秘感"：对于"未知的、既可能产生巨大正向又可能产生巨大负向"价值的自然力量或社会力量，将会产生神秘心理，并且有区别地服从或逃避它的驱使，同时关切和紧张地注视着它所产生的后果，这是产生迷信的神经心理学根源。

使用阴阳术数作为基本算法的中医学，是否对疾病的阴阳术数属性进行仔细调查分析和鉴别诊断、诊断，是辩证应用中医学的基本底线。即"辨病脉证"是基本底线，"并治"仅是建立在这个基本底线之上的应对措施。若没有这个基本底线，则是"短期未知决诊，九候曾无仿佛，明堂阙庭，尽不见察，省病问疾，务在口给，相对斯须，便处汤药"，这不是辩证法，而是迷信。每学期均有部分医学生，刚学到一些方剂学和药理学知识，对疾病诊断、鉴别诊断和发病规律还没有形成系统认识，便心急火燎地要"早临床"，抄录老师所谓的"秘方"，对老师如何采集病史、查体、诊断和鉴别诊断，则一知半解，甚至置若罔闻，这也是一种"迷信"。

读南怀瑾《易经杂说》笔记："古人研究《易经》有一个毛病，大家都不肯明白说清楚，也许和我们现代的人一样，研究了很久，明白了以后，觉得自己苦了好几年，不愿意让别人一下子就会，把所了解的当成秘诀，不告诉人，每个人留一手，留到后来，就糟了。或者故意新创一个名称，换一个花样，使人不懂，跟着他转，说不定白转多少年下去，也没有结果……可是我常常说我对《易经》仅只玩玩，不愿深入，我怕深入了成为邵康节。他五十九岁就死了，而且一年到头都生病，风一吹就垮，夏季外出，车子外面还要张挂布幔，还要戴帽子，一年四季要天气好才敢出门，因为用脑过度了（笔者注：把日常所有随机事件的每个细节，诸如牛的叫声、风吹来的方向，都要取象占卜，明显是时刻让自己处于精神过于紧张的状态，当然不长寿）……所以我说充其量学到邵康节那样，能未卜先知，又如何呢？所以我不干，大家要注意，真通《易》的不需要这样干……《易经》要学通，智慧头脑要爽朗，如不爽朗被困进去，就变成蜗牛了。"《周易·系辞上》云："一阴一阳之谓道。继之者善也，成之者性也。仁者见之谓之仁，知者见之谓之知，百姓日用而不知，故君子之道鲜矣。"

《过秦论》的作者，汉代名士贾谊，也常处于这种草木皆兵的精神状态。《汉书·贾谊传》云："单阏之岁，四月孟夏，庚子日斜，服集余舍，止于坐隅，貌甚闲暇。异物来萃，私怪其故，发书占之，谶言其度，曰'野鸟入室，主人将去'。问于子服：'余去何之，吉乎告我，凶言其灾，淹速之度，语余其期。'"一只随机野鸟飞入室内，就能使贾谊精神紧张，赶紧占卜，测其吉凶，这种被随机外物支配、精神脆弱的秉性，很难长寿。《庄子·山木》云："物物而不物于物，则胡可得而累耶，此神农、黄帝之法则也。"《荀子·修身》云："夫是之谓治气养心之术也，志意修则骄富贵，道义重则轻王公，内省则外物轻矣，传曰'君子役物，小人役于物'，此之谓也。"学《周易》的精髓，在于认识自然，与自然和谐相处，并追求自身的发展，达到志意修而悠然自得、傲视富贵，不被外物、名利所支配的身心健康境界。

摘录易之《我是个算命先生》系列小说的两段话，以期共勉。

《我是个算命先生·我是个大师1》云："《易经》从头到尾都在讲解做人的道理，自始至终强调的都是个人自身的修为，顺乎天道、反省自身，提高自己的德和行，才能达到趋吉避凶的目的，换句话说就是，能改变你命运的人只有你自己，这是《易经》的一条根本法则。而算命恰恰打破了这条法则，他让人们把希望寄托在外物上，寄托在算命先生身上，寄托在画符念咒风水起名等旁门左道上，使众生丧失了自己的心性、失去了自我，这是灵魂的窃取，你说这个罪过有多大？"

《我是个算命先生·我是个大师2》云："古往今来，搞算命的都没好下场，喜欢找人算命的人也没有好下场，因为他们把人的命算来算去，等同儿戏，且不说算得准与不准，单是游离在罪恶边缘的贪心与利益就足以使双方迷失自我。一个想挣钱，一个想消灾，双方都忘了做人的根本在于自己，一切吉凶祸福都是人心所造，不问自身问鬼神，不修自我修香火，那些蝇营狗苟的你问我答，那些利欲熏心的吹捧奉承，无不透露着人性的贪婪与脆弱，他们绞尽脑汁，他们穷极猥琐，他们依附在命运的链条上无比可怜。"

第三章

地之阴阳术数系统之
五运和六气

现代气象和海洋学有一个概念叫"气候振荡"，指全球或区域气候中任何重复的周期性振荡。中国古代贤人通过长期的观测，发现和归纳了星象视运动规律和长周期（＞10年）、十年、年际等时间尺度的气候周期性振荡规律的应象关联，并通过这些规律对将来的气候变化进行预测，这就是地之阴阳术数系统（地球的缓冲系统），也称五运六气术数系统。

第一节　五运六气系统是气候长周期性振荡规律

中国古代四大祥瑞：龙马负图、玄龟衔符、麒麟至郊、凤鸟来朝。每年一次300万只食草动物聚集在非洲塞伦盖蒂平原的一角，生活几个月后，便开始迁徙；每年有5亿多条成年鲑鱼，洄游进入加拿大不列颠哥伦比亚省西海岸的一条条江河溪流，越过小瀑布和小堤坝，洄游到它们所出生的地方产卵繁殖。中国古代土地肥沃，生态物种丰富，自然生态环境大系统很少遭到破坏，存在这种大规模的麒麟至郊、大鱼洄游现象。根据古人对麒麟外形和性格的描述，或特指迁徙的麋鹿群或各种鹿群，或泛指有迁徙习性的食草动物群落。《诗经·商颂·玄鸟》云："天命玄鸟，降而生商。"《楚辞·离骚》王逸注："玄鸟，燕也。"燕子春分而至，秋分而返，年年如此，非常有规律，这就是凤鸟来朝。在中国以家燕和金腰燕比较常见，从人类爱美习性的角度来讲，凤鸟很有可能是金腰燕。玄龟衔符、龙马负图的内核本质（详看冯时《中国天文考古学·天数发微》）是恒星年历法，是太极的如环无端、周而复始。

中国古代帝王应用占卜的终极目的，是风调雨顺、国泰民安。祥瑞再大，也大不过风调雨顺、国泰民安。麒麟至郊，象征土地肥沃，物种丰饶；凤鸟来朝，象征春回大地，农耕五谷、农牧六畜和子子孙孙的繁衍生息；玄龟衔符，是《周易》的核心，是人文政治规则，象征国泰民安；龙马负图，不仅是恒星年历法，更象征着以上三种祥瑞的周而复始、如环无端、万世太平。四大祥瑞，本质上是一种天、地、人、万物和谐可持续发展的良好愿景。

中国古贤人观测的对象是天象，而研究天象的核心目标，却是自然万物的生长规律，并总归于天地人和谐，风调雨顺，国泰民安。任何形式的阴阳术数，都必须服从这个核心目标。太平洋十年涛动，是现代气象和海洋学一种时间尺度为十年的周期性气候振荡，是通过研究鲑鱼繁殖规律而发现的。虽然阴阳术数和现代科学的方法论不一样，但是这两者的核心目标是一致的。

一、天体相对运动引起长周期气候振荡

中华民族是一个善于寻找和发现规律的民族，善于在变幻莫测的地表气候变化中发现重复的周期性振荡规律，并与星象规律应象关联在一起。中国古代贤人没有微积分方程工具，但可以用阴阳术数作为语言，来描述长期观测到的周期性振荡规律，并直接指导生产和生活。

（一）"参伍以变，错综其数"的术数运算

对西太平洋地区影响比较大的气候振荡，主要是"太平洋十年涛动（PDO）"和"厄尔尼诺-南方涛动（ENSO）"。太平洋十年涛动是一种较长周期的气候振荡现象，每15～30年发生一个周期的气候冷暖变换。厄尔尼诺-南方涛动是一种较短周期的气候振荡现象，大约每5年发生一个周期的气候冷暖变换。这些周期性气候振荡的机制仍在研究中，目前比较通行的看法，是由地球自转的长周期变化引起。当地球自转减速时，"刹车效应"使赤道带大气和海水获得一个向东惯性力，赤道洋流和信风减弱，西太平洋暖水向东流动，东太平洋冷水上翻受阻，因暖水堆积而发生西太平洋异常偏冷而东太平洋异常偏暖；当地球自转加速时，则情况正好相反，西太平洋异常偏暖而东太平洋异常偏冷。"厄尔尼诺-南方涛动"和"太平洋十年涛动"的形成机制大致相同，只是时间尺度周期的长短而已。当长、短周期的冷相位或暖相位发生叠加共振，会使该相位的气候更加强烈。

中国科学院上海天文台郑大伟、虞南华《地球自转及其和地球物理现象的联系》根据已有的研究，做表分析，具体见表3-1。

表3-1　地球自转速率的主要变化及其物理原因

时间尺度	主要的物理机制
长期缓慢变化	潮汐摩擦引起的地球自转长期减速
长周期变化（＞10年）	太阳、月亮和行星的运动；冰川期后地壳的反弹
十年尺度波动	地球内部核幔间的耦合效应
年际变化	赤道带海洋、大气的相互作用；厄尔尼诺-南方涛动现象
两年准周期变化	大气平流层的准两年振荡作用
季节性变化	大气的季节性作用，太阳、月亮的半年潮汐效应
短周期变化（＜半年）	大气的高频振荡、月亮的短周期潮汐波动效应
高频变化	海洋潮汐与固体地球的相互作用

表3-1的物理机制中，与"仰观天文"有关的，是长周期变化（＞10

年）的"太阳、月亮和行星的运动"。

太阳、月亮和行星的相对运动形成共振，最强烈也是最理想的起点，是易数的"叁伍之变，错综其数"最小公倍数运算，现代天文学概念称为"上元积年"。《周易·系辞上》云："参伍以变，错综其数。通其变，遂成天地之文；极其数，遂定天下之象。"参伍以变，也称叁伍以变，指太极运三辰五星于上，斗杓周旋一周的轨迹称为太极。《康熙字典》云："辰……又三辰，日月星也……《疏》日照昼，月照夜，星运行于天，昏明递匝，民得取其时节，故三者皆为辰也。"叁，指太阳、月亮、北斗的视运动规律；伍，是以太岁为代表的木、火、土、金、水五星的视运动规律。叁伍之变的术数，是追求精算"太阳回归年冬至日＋新朔月＋斗杓正北指＋五星连珠"等天文要素出现在同一时刻（连成一条直线），且可以取整数（最小公倍数）作为历法的起算点，也是长周期尺度气候振荡的叠加共振最强烈、最理想的起算点。

《周髀算经》云："阴阳之数，日月之法，十九岁为一章。四章为一蔀，七十六岁。二十蔀为一遂，遂千五百二十岁。三遂为一首，首四千五百六十岁。七首为一极，极三万一千九百二十岁。生数皆终，万物复始。天以更元，作纪历。"这是"叁伍以变，错综其数"最小公倍数运算结果的最早记载，这个数据直到《后汉书·律历下》仍然保持。从西汉《三统历》始，至元代郭守敬《授时历》之前，历代均将"叁伍之变，错综其数"最小公倍数运算纳入官方历法，命名为"上元"。曲安京《中国历法与数学》云："上元是一种理想的历元……这是一个非常奇异的天象，实际上可以说是不存在的。"

《后汉书·律历下》详细记载了"叁伍之变，错综其数"的算术原理："日周于天，一寒一暑，四时备成，万物毕改，摄提迁次，青龙移辰，谓之岁。岁首至也，月首朔也，至朔同日谓之章，同在日首谓之蔀，蔀终六旬谓之纪，岁朔又复谓之元。"青龙移辰，是北斗每恒星年的周旋一周，或东方青龙宿每恒星年的周旋一周，指一个太极环周，即一个恒星年。19×365.25636（恒星年周期）≈ 6939.871，254×27.322（恒星月周期）≈ 6939.788，235×29.530588（朔望月周期）≈ 6939.688，至朔同日谓之章，1 章 =19 岁是日月运转周期最小公倍数的最近似整数值。

《后汉书·律历下》云："历数之生也，乃立仪、表，以校日景，景长则日远，天度之端也。日发其端，周而为岁，然其景不复；四周千四百六十一日，而景复初，是则日行之终，以周除日，得三百六十五四分度之一，为岁之日数。日日行一度，亦为天度。"以冬至点为起始参照点，以 1 岁 =365.25 天，1 周天为 365.25 度，4 岁（4 周天）为 1461 天（1461 度），刚好是整数，日行的起点刚好与 4 岁前同在一个位置上。同在日首谓之蔀，蔀是"章 +4 岁而景复初"的最小公倍数，1 蔀 =19×4=76 岁。

《后汉书·律历下》云："月四时推移，故置十二中以定月位。有朔而无中者为闰月。中之始曰节，与中为二十四气……月分成闰，闰七而尽，其岁十九，名之曰章。章首分尽，四之俱终，名之曰蔀。以一岁日乘之，为蔀之日数也。以甲子命之，二十而复其初，是以二十蔀为纪。纪岁青龙未终，三终岁后复青龙为元。"以"有朔而无中者为闰月"为法则计算，235 — 19×12=7，得出 19 岁置 7 闰。254 — 235=19 月周（恒星月），刚好在每历法年，恒星月周期比朔望月周期的数值多出一个周期。直到祖冲之《大明历》采用更精确的 600 年置 221 个闰月，才彻底弃 19 岁 7 闰法。《周髀算经》的"遂"和《后汉书》的"纪"，指"蔀 +60 个干支纪日"的最小公倍数，由于 76 岁 ×365.25÷60=462.65，不是整数，需要 0.65×20=13 才是整数，20 蔀 ×76 岁 =1520 岁为 1 遂。首、元，指遂、纪之岁数（回归年数）再增加十二个太岁纪岁周期的最小公倍数 19×4×20×3=4560 岁。"七首为一极"是"首"再增加"北斗指向方位在北正"的最小公倍数，7 首 =31920 岁，这也是《后汉四分历》采用的上元积年数。

虽然 1 极 =31920 岁，与北极星点大约以 25781.8 年的岁差周期（约 5.65 个首）误差约 6100 余年，但与"生数皆终，万物复始，天以更元，作纪历"的内涵是一致的。曲安京《中国历法与数学·上元积年算法的理论分析》云："随着中国古代数学的发展，从《四分历》的积年数皆不过数万，到历代的历法积年数不断加大，到《大衍历》增至 9000 多万年，再到金代《重修大明历》的积年数达到了 3.8 亿多年。"魏晋以来的精算实践证明，上元积年是不可能存在的点。元代郭守敬废除了上元，在官方彻底终止了对"叁伍之变，错综其数"的精算追求，仅按精确数学的逻辑修订历法，截取近世任意一年为历元。可以认为，这就是传统易数文化的断层点。

（二）务实的五运六气术数要素

五运六气，简称运气，是中国古代以自然万物的生长规律为核心，系统描述气候长周期性振荡的地之阴阳术数系统，使用由太岁纪岁为基础发展而来的干支纪岁作为术数规则。

五运六气的天文常数仅为"太阳回归年十二中气点 + 新朔月点 + 太岁晨

出东方点"，术数计算很务实地只采用了太阳、月亮、木星这三个天体，加上观测者的位置（地球）共四个元素，岁星、岁阴、太阳的相互交会错杂，形成了相对简约的"参伍以变，错综其数"术数相合错杂关系。《素问·六元正纪大论》云："夫六气者，行有次，止有位，故常以正月朔日平旦视之，睹其位而知其所在矣。运有余其至先，运不及其至后，此天之道，气之常也。运非有余非不足，是谓正岁，其至当其时也。"明确在正月朔日平旦视之，"正岁，其至当其时"指正岁正月正时，即寅岁寅月新朔初一寅时，观察岁星、岁阴、太阳的相对位置，以"岁阴左行在寅，岁星右转居丑，正月，与斗、牵牛晨出东方"作为起始基准点，岁星先至对应有余，为太过；岁星后至，对应不及。不论先至、后至，均是大自然的常态。

太阳视运动的南北回归周期时间点，每年均是恒常不变的，每一年季节轮转到达的时间点都是准时且固定，但是地域季节本身的气候、气温和来临的时间点，存在"或早或迟，或强或弱"的中长周期变化规律。《素问·六微旨大论》将星象与气候规律进行了应象关联："帝曰：其有至而至，有至而不至，有至而太过，何也？"根据表1-3"正（寅）月初一岁星所在"的实际星象，在寅岁寅月初一寅时，太岁晨出东方于牛宿，此为"至（正岁正月正时）而至（太岁于正时晨出东方）者"；卯、辰、巳、午、未等5岁的寅月初一寅时，太岁位于地平线下而不能被观测到，此为至（正岁正月正时）而未至（太岁未能在正时晨出东方）；申、酉、戌、亥、子、丑等6岁的寅月初一寅时，太岁位于地平线上，此为未至（未到正岁正月正时）而至（已高高挂在地平线上）。

综上，五运六气的重点要素：①根据"烧开水原理"，五运六气纪元的真正起始点，在理想甲子岁的正月（丙寅月），是气候振荡长周期变化（＞10年、六十甲子周期）的最佳起始点。这是太阳、月亮、太岁会合周期运动导致地球自转加减速，而形成的各周期气候变化叠加共振。最佳的叠加共振点，在太阳、月亮、太岁连成一条直线（木星冲日＋日食或月食）的冬至甲子月后，再延迟两个月的理想甲子岁丙寅月朔日（正月初一元旦）寅时，观察到太岁"正月，与斗、牵牛晨出东方"，太岁与月亮在二十八星宿背景上，形成90°夹角左右区间的时刻。②以纪元"甲子岁丙寅月"为基准常数（正岁），《素问·六微旨大论》云："岐伯曰：至而至者和；至而不至，来气不及也；未至而至，来气有余也。帝曰：至而不至，未至而至，如何？岐伯曰：应则顺，否则逆，逆则变生，变则病。"以此来计算和判断季节气候来临的或早或迟，或强或弱，或太过或不及的长周期变化，此为太岁纪岁与气候长周期变化规律关联的最原始形式。③《金匮要略·脏腑经络先后病脉证》云："以未得甲子，天因温和，此为末至而至也；以得甲子，而天未温和，此为至而不至也；以得甲子，而天大寒不解，此为至而不去也；以得甲子，而天温如盛夏五六月时，此为至而太过也。"这是根据"天地阴阳者，不以数推，以象之谓也"原则，以甲子月（中气冬至所在的月）为基准常数，以天气出现"温和、未温和、大寒不解、如盛夏"的气象，来判断地球环境系统的季节气候、气温来临的或早或迟，或强或弱的中长周期变化规律。所以，五运六气的理论内核是以太阳、月亮、木星、地球四个天体运动的相互位置规律，与地球环境系统季节气候中长周期变化规律的应象关联。

（三）吹散《太始天元册》术数的迷雾

《素问》五运六气术数系统的推算规则，与历代史书不见记载的神秘历书《太始天元册》相关，现试分析一下《太始天元册》的关联内容。

1.《太始天元册》的两个小细节　①《太始天元册》的名称。相似的历法名称有"太初历"，《列子·天瑞》云："昔者圣人因阴阳以统天地。夫有形者生于无形，则天地安从生？故曰：有太易，有太初，有太始，有太素。太易者，未见气也；太初者，气之始也；太始者，形之始也；太素者，质之始也。气形质具而未相离，故曰浑沦。浑沦者，言万物相浑沦而未相离也……一者，形变之始也，清轻者上为天，浊重者下为地，冲和气者为人；故天地含精，万物化生。"仅从字面理解，天地之始，先有气，后成形，先有太初，才有太始。《素问》指"质之始何如"，即解决太易如何演变为太初，再到太始，而后到太素的过程问题。②《太始天元册》的术数内核是中国农历的干支纪岁。干支纪岁虽萌芽于西汉，始行于王莽，但是正式由朝廷下令在全国推行，是东汉章帝元和二年（85年）颁行的《四分历》（《后汉书·律历中》）："《四分历》仲纪之元，起于孝文皇帝后元三年，岁在庚辰。上四十五岁，岁在乙未，则汉兴元年也。又上二百七十五岁，岁在庚申，则孔子获麟。二百七十六万岁，寻之上行，复得庚申。岁岁相承，从下寻上，其执不误。此《四分历》元明文图谶所著也。"

2. 四周千四百六十一日，而景复初　《素问·六微旨大论》云："愿闻其步何如？岐伯曰：所谓步者，六十度而有奇。故二十四步积盈百刻而成日也。"周天 1 日 =1度 =24 小时 = 漏水 100 刻，1 刻 =$24 \times 60 \div 100$=14.4 分钟。1 岁 365 度 25 刻，分成 6 步，$365.25 \div 6$=60.875，得每步 60 度又 87 刻半，故曰六十度而有奇。每岁多出余数 25 刻，则每积 24 步（$24 \div 6$=4 岁）积盈

100 刻 =1 度，得整数 1 日。《素问·六节藏象论》王冰注："始春，谓立春之日也。春为四时之长，故候气皆归于立春前之日也……凡气之至，皆谓在（立）春前十五日，乃候之初也。"四时之始、干支纪岁的起始点，均是在立春日。地之气始于丑日大寒，在立春前十五日；人之气始于寅日雨水，在立春后十五日。《素问·六微旨大论》王冰注："初之气，起于立春前十五日，余二、三、四、五、终气次至，而分治六十日余八十七刻半……风之分也，即春分前六十日而有奇也，自斗建丑正至卯之中，初之气也。"立春前十五日、春分前六十日，均是指大寒日。"初之气、二之气、三之气、四之气、五之气、终之气"是地之阴阳术数系统之气，起始点在上一年度的丑日大寒丑时第 1 刻。

《素问·六微旨大论》云："甲子之岁，初之气，天数始于水下一刻，终于八十七刻半；二之气，始于八十七刻六分，终于七十五刻；三之气，始于七十六刻，终于六十二刻半；四之气，始于六十二刻六分，终于五十刻；五之气，始于五十一刻；终于三十七刻半；六之气，始于三十七刻六分，终于二十五刻。所谓初六，天之数也。"甲子岁是干支纪岁的第一年，"初之气"起于上一年度癸亥岁丑日大寒第 1 天丑时，始于水下一刻，指丑时第 1 刻（01：00），终于大寒首日后第 60 天的第 87.5 刻，87.5 × 14.4=1260 分钟 =21 小时，加初刻 01：00，故终于第 60 天的 21：59。二之气，始于大寒首日后第 60 天的 22：00，60.875+60.875=121.75，故终于第 121 天的第 75 刻。三之气始于 121.75，加 60.875 等于 182.625，故终于 62.5 刻。以此类推，四之气始于 182.625，加 60.875 等于 243.5，故终于 50 刻，五之气始于 243.5，加 60.875 等于 304.375，故终于 37.5 刻。六之气始于 304.375，加 60.875 等于 365.25，故终于 25 刻。所以，甲子岁的六之气，终于上一年丑日大寒首日后的第 365 天的 25 刻，25 刻为 6 小时，1+6=7，故终于本年度甲子岁大寒日 06：59。这是第一个六步周期，曰初六。

依次类推："乙丑岁，初之气，天数始于二十六刻，终于一十二刻半……六之气，始于六十二刻六分，终于五十刻。所谓六二，天之数也。"乙丑岁的初之气，始于上一年度甲子岁丑日大寒日的第 26 刻，为辰时初刻 7：00，365.25+60.875=426.125，终于第 12 刻半……六之气 669.625+60.875=730.5，终于 50 刻，50 × 14.4=720 分钟 =12 小时，也是终于本年度大寒日的 12：59。这是第二个六步周期，曰六二。

依次类推："丙寅岁，初之气，天数始于五十一刻，终于三十七刻半……六之气，始于八十七刻六分，终于七十五刻。所谓六三，天之数也。"丙寅岁的初之气，始于上一年度乙丑岁丑日大寒日的第51刻，为未时初刻13：00，730.5+60.875=791.375，终于第37刻半……六之气1034.875+60.875=1095.75，终于75刻，75×14.4=1080分钟=18小时，终于本年度大寒日的18：59。这是第三个六步周期，曰六三。

依次类推："丁卯岁，初之气，天数始于七十六刻，终于六十二刻半……六之气，始于一十二刻六分，终于下水百刻。所谓六四，天之数也。次戊辰岁，初之气，复始于一刻，常如是无已，周而复始。"丁卯岁的初之气，始于上一年度丙寅岁丑日大寒日的第76刻，为戌时初刻19：00，1095.75+60.875=1156.625，终于第62刻半……六之气1400.125+60.875=1461，这是整数，故曰终于水下百刻。这是第四个六步周期，曰六四。丁卯岁的终之气终于1461度，而365.25×4=1461，故戊辰岁初之气，又能够始于"水下一刻"，常如是无已，每四年周而复始。

《素问·六微旨大论》总结："日行一周，天气始于一刻；日行再周，天气始于二十六刻；日行三周，天气始于五十一刻；日行四周，天气始于七十六刻；日行五周，天气复始于一刻。所谓一纪也。是故寅午戌岁气会同，卯未亥岁气会同，辰申子岁气会同，巳酉丑岁气会同，终而复始。"初之气、二之气、三之气、四之气、五之气、六之气，属于六气季节的主气，每气主四个节气。每四年一轮回，周而复始，"初岁"祭祀天地的时间，并不是"正月旦，王者岁首"元旦的半夜00：00，而是以干支纪岁的顺序，辰申子岁在上一年度丑日大寒首日的01：00，巳酉丑岁在上一年度丑日大寒首日的07：00，寅午戌岁在上一年度丑日大寒首日的13：00，卯未亥岁在上一年度丑日大寒首日的19：00。所以寅午戌岁气会同，卯未亥岁气会同，辰申子岁气会同，巳酉丑岁气会同，终而复始。

这个历法术数和《后汉书·律历下》描述的"四周千四百六十一日，而景复初，是则日行之终"一模一样。取代《后汉四分历》的魏明帝《景初历》（237年），一个历法年的数据进一步精确为365又1843分之455日（365.24688日）；《三统历》是《汉书·律历志》的历法蓝本，是刘歆在《太初历》基础上，法理方面引入董仲舒的三统说，术数方面承袭了邓平的八十一分法，一个历法年是365.25016日。明确《太初历》《三统历》《景初历》均不是《太始天元册》的底本。

3. 奎壁角轸，则天地之门户也 《汉书·律历志上》云："三代既没，五伯之末史官丧纪，畴人子弟分散，或在夷狄，故其所记，有《黄帝》《颛顼》《夏》《殷》《周》及《鲁历》。"这是已失传的先秦"古六历"，据《开元占经》第 105 卷的记录，"古六历"皆属于一年 365.25 日的"四分历"，也是十九年置七闰。《太始天元册》是否有可能是"古六历"其中一种，或被遗漏的第七种古"四分历"？

《素问·五运行大论》云："岐伯曰：昭乎哉问也！臣览《太始天元册》文，丹天之气经于牛女戊分，黅天之气经于心尾己分，苍天之气经于危室柳鬼，素天之气经于亢氐昴毕，玄天之气经于张翼娄胃。所谓戊己分者，奎壁角轸，则天地之门户也。夫候之所始，道之所生，不可不通也。"分，指春分和秋分，《素问·至真要大论》云："帝曰：分至何如？岐伯曰：气至之谓至，气分之谓分，至则气同，分则气异，所谓天地之正纪也。"段玉裁《说文解字注》云："丣，古文酉，从丣……卯为春门，万物已出；丣为秋门，万物已入。"卯、丣二字均是开门的象形。春门（分）、秋门（分）太阳光刚好直射在赤道，全球的昼和夜是相等的，春分后万物生长，白昼逐渐延长，黑夜逐渐缩短，为天之门户；秋分后万物收降，白昼逐渐缩短，黑夜逐渐延长，为地之门户。

二十八宿的名称，是在星宿方位以斗杓或太岁顺时针周旋视运动（右转）指示季节的次序进行标注，按照东、南、西、北顺时针排序，五行十干和二十八宿的四象对应为：甲乙配属木，对应四象的青龙（甲对应心尾，乙对应亢氐）；丙丁配属火，对应四象的朱雀（丙对应张翼，丁对应柳鬼）；庚辛配属金，对应四象的白虎（庚对应昴毕，辛对应娄胃）；壬癸配属水，对应四象的玄武（壬对应危室，癸对应牛女）。戊己属土，主天地自然气机的转化，故以戊己分别配属春分、秋分而为天地之门户。仍然按照顺时针次序，以"戊"对应青龙、朱雀之间的角轸，以"己"对应白虎、玄武之间的奎壁。但是，地球是逆时针绕太阳公转，回归年二十四节气"日所在"对应二十八宿的位置次序，也是按照逆时针（左旋）排列。《后汉书·律历下》根据东汉章帝时期（85 年）的实测，记载"春分，日所在：奎十四度十分""秋分，日所在：角四度三十分"，故"己"对应奎壁配属春分为天门，"戊"对应角轸配属秋分为地户。

因为岁差，二十四节气点"日所在"每约 70.58 年在星宿方位上顺时针漂移 1 天度（周天 365.25 天度）。《太始天元册》以西北维"奎壁"对应春分，以东南维"角轸"对应秋分，可以得到以下判断：①若以春分"日所在"位于奎宿的末端边界（奎十六度）计算，距东汉章帝时期（85年）的"春分，日所在：奎十四度十分"逆时针方位约 1.9 天度区间，$1.9 \times 70.58 \approx 134.10$ 年，85 − 134= 前 49 年，提示《太始天元册》诞生的最早年代，不能提早于前49年左右。这是汉宣帝刘询在位的末期，汉宣帝是刘贺（海昏侯）被废黜后接任的西汉第十位皇帝。②若以春分"日所在"位于壁宿的起始端边界计算，距东汉章帝时期（85年）的"春分，日所在：奎十四度十分"顺时针方位约23天度，23×70.58≈1623.34年，1623－85=1538年，这是1538年左右的明代嘉靖年间，提示《太始天元册》的天象，最迟至明代嘉靖年间仍然有效。③《汉书·律历志下》记载"日所在"位置是"中娄四度，春分""中角十度，秋分"，距东汉章帝时期（85年）的"春分，日所在：奎十四度十分""秋分，日所在：角四度三十分"逆时针方位平均约5.8天度区间，5.8×70.58≈409.36年，85－409＝前324年，这是前324年左右的张仪、苏秦纵横战国时期，提示《汉书·律历志下》记载"日所在"星象的实际年代在战国时期。④《汉书·律历下》记录的是以西汉《太初历》和《三统历》（施行于前7年至85年）为蓝本的历法。计算汉武帝时期（前104年）实际的春分点，在娄一度退二十分。根据《史记·天官书》和《汉书·天文志》引述战国石申夫《天文》（西汉以后被尊为《石氏星经》）的零星记载，《汉书·律历下》很可能是抄袭了《石氏星经》的星象记录，提示《太始天元册》的诞生晚于《太初历》和《三统历》。⑤《后汉书·律历下》云："春分，日所在：奎十四度十分……秋分，日所在：角四度三十分。"这是《后汉四分历》的天象记录，施行于东汉章帝元和二年（85年），至三国魏明帝景初元年（237年）施行《景初历》为止。西晋时期，春分点继续顺时针向东漂移，《晋书·志》云："春分日在奎十四少强，秋分日在角五少弱，此黄赤二道之交中也。"《晋书》之后的历代正史，尚未见到"日所在"的记录。可以明确的是，《太始天元册》的星象天度，起源于《后汉四分历》。

以此法推算，《周髀算经》记载"故日夏至在东井极内衡，日冬至在牵牛极外衡也"，根据《后汉书·律历下》《汉书·律历下》的夏至日、冬至日的日所在，可以推导《周髀算经》诞生的时期，在前772年至前464年之间，刚好是东周的春秋时期，估计是"古六历"算法部分的内容。

4. 历史上唯一的精确计算和复古理想的相互妥协 《后汉书·律历中》云："太史待诏董萌上言历不正，事下三公、太常知历者杂议……使左中郎将贾逵问治历者卫承、李崇、太尉属梁鲔、司徒掾严勔、太子舍人徐震、钜鹿公乘苏统及祈、梵等十人。"虽然中国古代的天文历法受到统治阶级官方严格的法律控制，禁止和打击私人染指，但是东汉的"知历者""治历者"两类人群除外。知历者是三公、太常等士族人群，追求上古（主要是春秋战国时期）史籍记载的理想星象规律；治历者是官方天文台的专职人员，也是官方律历的观测计算和撰写者，追求严格的观测和严密的运算数据。从《后汉书》记载的天文历法数据显示，治历者孜孜不倦地追求星象运行的精确数据，但是又不能解决上古史籍记载的理想化星象规律问题。在中国古代，这是事关图谶（神学）吉凶的大事，《后汉书·律历中》有一大段关于治历者和知历者相互弹劾的记载，朝廷的态度是"和稀泥"，对两方均不治罪。

曲安京《中国历法与数学》云："《元史历志》称：'……诏太子谕德李谦为《历议》，发明新历顺天求合之微，考证前代人为附会之失，诚可以贻之永久，自古及今，其推验之精，盖未有出于此者也。'新历，系郭守敬之《授时历》，李谦应召作《授时历议》，一者验明《授时历》废除积年日法之后'顺天求合'的进步所在，同时'考证前代人为附会之失'，如此率直文字，绝无仅有。"治历者既要精确计算天文星象，又要"人为附会""为合验天"，直到元代郭守敬《授时历》废除上元积年，这一问题才彻底解决。治历者的"为合验天"被知历者非议，知历者的理想算法也不会被治历者接纳和记录到官方历法上。士族中的隐士知历者为了修道修仙，研习和记录天文历法的名词或书籍，就会另起名称。

西汉《太初历》和《三统历》均规定 1 年为 365.25016 日，一朔望月为 29 又 81 分之 43 日，称为八十一分律历，优点是方便设置闰月。但是《太初历》的历法年（回归年）长度，误差比"古六历"还大。在《太初历》应用 180 多年后，历法年积累的误差不能忍受，复古相对精确的"古四分历"，成为知历者、治历者的共识。《后汉书·律历中》云："章帝知其谬错，以问史官，虽知不合，而不能易。故召治历编䜣、李梵等综校其状。二月甲寅，遂下诏曰……史官用《太初》邓平术，有余分一，在三百年之域，行度转差，浸以谬错。璇玑不正，文象不稽。冬至之日日在斗二十一度，而（太初）历以为牵牛中星……今改行《四分》，以遵于尧，以顺孔圣奉天之文。冀百君子越有民，同心敬授，億获咸熙，以明予祖之遗功。于是《四分》施行。"虽然《后汉四分历》是新历，但是将《太初历》规定的 1 年为 365.25016 日，恢复为"古六历"的 365.25 日。太始的本义，指回归本来的开始。《后汉四分历》在追求现实星象运行精确数据的同时，又实现了"恢复古四分历"之实。这是中国天文历法史上一次"精确计算的治历者"和"人为附会复古理想的知历者"在官方正式历法上的妥协。

有了《太始天元册》起源于《后汉四分历》这个历史唯物主义的立论，《素问》的"五运六气"就容易理解了。《素问·王冰序》云："《素问》即其经之九卷也，兼《灵枢》九卷，乃其数焉。虽复年移代革，而授学犹存，惧非其人，而时有所隐，故第七一卷，师氏藏之，今之奉行，惟八卷尔……时于先生郭子斋堂，受得先师张公秘本，文字昭晰，义理环周，一以参详，群疑冰释……兼旧藏之卷，合八十一篇二十四卷，勒成一部。"运气七篇，并非《素问》原篇，而是王冰受得先师张公秘本后编入的。运气七篇参照的《太始天元册》，应该是"知历者"以《后汉四分历》为基础的私制"运气占卜"秘本。

钱超尘《内经语言研究》云："《内经》成书时间很长，它既非成于一人一时，亦非成于一地……再从《内经》所用的历法观察，纯系西汉太初历及太初以后历法，这更是《内经》成于汉代的有力证据。因此，《内经》的词汇，也不是一个时代的产物。汉代是新词汇大量产生的关键时期。新词汇的大量涌现，也表现在《内经》里。我们从《马王堆医书》《史记·仓公传》所记载的病证名与《内经》所记载的病证名称的对比上分析，就足以看出汉代专业词汇增加得多么迅速。从新词汇的大量涌现上，也可看出汉代医学的发展与提高。"东汉章帝曾下诏对《史记》进行了大规模删改，《史记·天官书》记载的岁阴位置，对应《后汉书·律历下》二十四节气"日所在"的位置是一致的，提示《史记·天官书》很有可能被订正记录了最新观测的天文数据。可以认为，"运气七篇"的成文时间在《后汉四分历》施行的 85～237 年之间或之后，与张仲景的《伤寒论》是同时期著作，很可能就是仲景引用的《阴阳大论》，或魏晋时代以《阴阳大论》为底本进行的修缮本。

二、五运系统之五运回薄，衰盛不同，损益相从

五运系统，包含岁运、主运、客运。纪岁的岁运（大运），是年际尺度（六十甲子月为五岁）的周期气候振荡。主运、客运，均属于季节尺度的周期气候变化，并以六十甲子月为周期产生一次叠加共振。

（一）主运之三气之纪，愿闻其候

虽然《十日历》一直被湮没在大山中，但《素问·五常政大论》以五运之主运的形式，完美地保存着"木、火、土、金、水"五个季节的气象内涵，这是五运之主运的气候特征："太虚寥廓，五运回薄，衰盛不同，损益相从。"《素问》《伤寒论》的"薄""搏""搏"通假，抟是搏的简体字。《说

文解字》"搏（抟），圜也"；《康熙字典》"手圜之也，捝聚也"。抟，集聚之义。五运回薄，指五运轮回。

1. 五运季节的平态、太过和不及 《素问·五常政大论》云："愿闻平气，何如而名，何如而纪也……木曰敷和，火曰升明，土曰备化，金曰审平，水曰静顺。帝曰：其不及奈何？岐伯曰：木曰委和，火曰伏明，土曰卑监，金曰从革，水曰涸流。帝曰：太过何谓？岐伯曰：木曰发生，火曰赫曦，土曰敦阜，金曰坚成，水曰流衍。"主运，分为平气、不及、太过三个势态。平气的纪五季分别命名为敷和、升明、备化、审平、静顺；不及的纪五季分别命名为委和、伏明、卑监、从革、涸流；太过的纪五季分别命名为发生、赫曦、敦阜、坚成、流衍。《素问·天元纪大论》云："形有盛衰，谓五行之治，各有太过不及也。"五运轮回的表达方式，是形有盛有衰，各有太过不及，是五运之气的即时呈现，对照"敷和、升明、备化、审平、静顺"动态循环的常态，得出或太过，或不及，或平气的即时形态。

平气之纪的实质，是十日历五个季节动态平衡的形态描述，是风调雨顺："①敷和之纪……其化生荣，其类草木，其政发散，其候温和，其令风。②升明之纪……其化蕃茂，其类火，其政明曜，其候炎暑，其令热。③备化之纪……其化丰满，其类土，其政安静，其候溽蒸，其令湿。④审平之纪……其化坚敛，其类金，其政劲肃，其候清切（笔者注：清切，凄凉哀切），其令燥。⑤静顺之纪……其化凝坚，其类水，其政流演，其候凝肃，其令寒。"五个季节的气候能够按照"温和→炎暑→溽蒸→清切→凝肃"的次序循环而行，不强不弱，不早不迟；万物能够按照"生荣→蕃茂→丰满→坚敛→凝坚"正常的生长化收藏，该在生荣的时候正常生荣，该在蕃茂的时候正常蕃茂，该在灌浆化实丰满的时候正常化实，该在坚敛果实的时候正常成熟收割，该在凝坚收藏的时候正常收藏谷物不腐烂，故曰"故生而勿杀，长而勿罚，化而勿制，收而勿害，藏而勿抑，是谓平气"。

不及之纪的实质，是十日历五个季节"不及"的形态描述，是五行相克的病态被侮："①委和之纪，是谓胜生……凉雨时降，风云并兴，草木晚荣，苍干凋落。②伏明之纪，是谓胜长……暑令乃薄……生而不长，成实而稚，遇化已老。③卑监之纪，是谓减化……风寒并兴，草木荣美，秀而不实，成而粃也。④从革之纪，是谓折收，收气乃后，生气乃扬……火政乃宣，庶类以蕃。⑤涸流之纪，是谓反阳，藏令不举……蛰虫不藏……草木条茂，荣秀满盛。"指在本该是五季万物止（成熟）的季节，由于该季节本身的气候特性不足，万物得不到该季促进成熟的气候催化，而不能止。①木季的气候本应温和、生荣，但在委和之纪，时凉雨时降，草木晚荣，苍干凋落。②火季的气候本应炎暑、蕃茂，但在伏明之纪，暑令乃薄，万物生而不长，或过早结幼稚果实，到该化果的时节，幼稚的果实过早稠落，并不能够灌浆长大。③土季的气候本应溽蒸、丰满，但在卑监之纪，风寒并兴，草木荣美，万物只是长得草叶蕃茂，并不能够正常地结果灌浆化实，秕是中空或不饱满的谷粒。④金季的气候本应清切、坚敛，但在从革之纪，火政乃宣，庶类以蕃，万物该到坚敛果实的时候，仍然是蕃茂生长，郁郁葱葱，果实青涩而不能成熟。注意："从革"是金季的不及形态。⑤水季的气候本应凝肃、凝坚，但在涸流之纪，藏令不举，入冬失败，蛰虫不藏，草木条茂，荣秀满盛。岐伯将五运不及的反常气候特性，总结为"乘危而行，不速而至，暴虐无德，灾反及之，微者复微，甚者复甚"。

太过之纪的实质，是十日历五个季节"太过"的形态描述，是五行相克的病态相乘："①发生之纪，是谓启陈，土疏泄，苍气达，阳和布化，阴气乃随……其德鸣豗（笔者注：豗，风过微裂隙而鸣）启坼，其变振拉摧拔……不务其德，则收气复，秋气劲切，甚则肃杀，清气大至，草木凋零。②赫曦之纪，是谓蕃茂，阴气内化，阳气外荣，炎暑施化，物得以昌……其德暄暑郁蒸，其变炎烈沸腾……暴烈其政，藏气乃复，时见凝惨，甚则雨水霜雹切寒。③敦阜之纪，是谓广化……烟埃朦郁，见于厚土，大雨时行，湿气乃用，燥政乃辟……其德柔润重淖，其变震惊飘骤崩溃……大风迅至。④坚成之纪，谓收引，天气洁，地气明，阳气随，阴治化……其德雾露萧飏（笔者注：飏，秋风），其变肃杀凋零……政暴变，则名木不荣，柔脆焦首，长气斯救，大火流，炎烁且至，蔓将槁。⑤流衍之纪，是谓封藏，寒司物化，天地严凝……其德凝惨寒雾，其变冰雪霜雹……政过则化气大举，而埃昏气交，大雨时降。"指在本该是五季万物"止"的各季，由于该季节本身的气候特性太强，万物在该季被极端的气候变化不正常地"止"。每个季节都有可能出现两种极端气候变化。①木季的气候本应温和、生荣，但在发生之纪，一是其德鸣豗启坼，其变振拉摧拔，形容大风气候，风吹过有裂缝的物体呜呜作响，树木连根拔起；二是发生倒春寒，冷风大至，草木凋零。②火季的气候本应炎暑、蕃茂，但在赫曦之纪，一是其德暄暑郁蒸，其变炎烈沸腾，是夏季蒸发湿度大，气流上升，地表气压较低，云层较厚，地表辐射被云层反射回来，地表热量不能散发，使人感到湿黏闷热难受；二是暴烈其政，藏气乃复，时见凝惨，甚则雨水霜雹切寒，形容火季炎热，大地被炙烤滚烫，形成强对流天气，积雨云中的雨滴在降落过程中，被强大的上升气流送到云层上部低温区，会被冻结成微小的冰粒，冰粒随强对流气候的"向下稍融↔向上再次冻结"反复上下变大，形成冰雹，虽雨水霜雹切寒，但本质是火季过于炎热，导致强对流天气所引发。③土季的气候本应溽蒸、丰满，万物得到充足的日晒，通过光合作用灌浆结实；泥土要干湿相间，才能保持根茎的活力，促进结实。但在敦阜之纪，一是烟埃朦郁，见于厚土，大雨时行。万物在灌浆期没有得到充足的日晒，光合作用少，造成谷粒畸形或形成空壳；其德柔润重淖，其变震惊飘骤崩溃，形容到处是泥沼、烂泥，作物烂根、倒伏；或在果实快成熟时，忽然间暴雨。果肉忽然获得较多水分，果皮与果肉增大不平衡，发生裂果。二是大风迅至，后面肯定有阙文，结合农业生产规律，在抽穗和灌浆期大风大雨，或者是花粉流失，影响授粉而结实率降低；或者是倒伏落地发芽、断根腐烂减产。④金季的气候本应清切、坚敛，但在坚成之纪，一是收气繁布，其德雾露萧飋，其变肃杀凋零，形容秋季霜降过早，北方气流逐渐强势而带来凉风，对不耐寒的作物后期生长产生负面影响，尚未完全成熟的谷物或果实枯黄、掉落。二是政暴变，则名木不荣，柔脆焦首，长气斯救，大火流，炎烁且至，蔓将槁，形容太过干燥，这是另一个极端。《素问》的"名谷"为木谷麻、火谷麦、土谷稷、金谷稻、水谷豆，还有名果、名实、名畜、名色。可以认为"名木"是"名谷、名果、名实"的统称。此为天干物燥，草木枯干，容易引起大火。⑤水季的气候本应凝肃、凝坚，但在流衍之纪，是谓封藏，寒司物化，天地严凝。由于藏令太过，一是其德凝惨寒雾，其变冰雪霜雹，这是千里冰封，万里雪飘。二是政过则化气大举，而埃昏气交，大雨时降，这是冷雨敲窗，天地灰蒙。岐伯将五运太过的反常气候特性，总结为"不恒其德，则所胜来复，政恒其理，则所胜同化，此之谓也"。

每岁太阳视运动的南北回归周期时间点，均是恒常不变的，不论是平气之纪，或是不及之纪，或是太过之纪，每一年度五季轮转到达的时间点都是准时的，只不过由于五运轮回导致季节的气候特性，或是平和，或是不足，或太过而已。平和、不足、太过，均是五运轮回的气之常也。

2. 五运气候与五大行星运动无关 《素问·气交变大论》黄帝问"夫气之动乱，触遇而作，发无常会，卒然灾合，何以期之"的日常临时气象变化，岐伯先从中国的地域特点，归纳总结"五方气象"的常态特征："夫气之动变，固不常在，而德化政令灾变，不同其候也……东方生风……南方生热……中央生湿……西方生燥……北方生寒……是以察其动也，有德有化，有政有令，有变有灾，而物由之，而人应之也。"黄帝追问"夫德化政令，灾眚变易，非常而有也，卒然而动，其亦为之变乎"应该怎么预报，岐伯说："承天而行之，故无妄动，无不应也。卒然而动者，气之交变也，其不应焉。故曰，应常不应卒，此之谓也。"五星跟随周天有规律地运动，不可能出现异常（卒然）妄动。某个季节或某个地域突然的天气变动，只是临时性（一过性）的天气现象，是天（气之象）地（理之形）上下相交（气之交变也）所起的"随遇为变"，与周天星象运行无关，也不是季候的周期大变化。这种临时性天气过后，春季还是春季，秋季还是秋季，四季并没有逆转，故"其不应焉""应常不应卒，此之谓也"。

黄帝问"其行之徐疾逆顺何如"，五星是如何错综复杂地运动的？岐伯答："以道留久，逆守而小，是谓省下；以道而去，去而速来，曲而过之，是谓省遗过也；久留而环，或离或附，是谓议灾与其德也。"这是由于地球与行星公转速度不同，五大行星在黄道带上的"接近↔远离"视运动轨迹，有顺行、逆行、留，有留、逆、环，有带回旋圈或折线的复杂曲线（曲而过之）视运动形态。中央电视台《科学世界·斗转星移》第6集"行星的旅行"，演示了火星曲而过之的视运动原理动画。古代的鬼神咒符，经常画有火星迂回曲线（带有多个迂回小圆圈的曲线），代表阳火宝盖，象征抵挡和镇压阴邪。《说文解字》云："省，视也。"段玉裁注："省者，察也。"所以，"是谓省下，是谓省遗过也，是谓议灾与其德也"，指通过观五星的运动变化，预判气候的震荡周期规律。"应近则小，应远则大"，对应上段"承天而行之，故无妄动，无不应也。卒然而动者，气之交变也，其不应焉"。气之交变（应近）是临时性天气（小），五星周天运动（应远）是季候的周期大变化（大）。"芒"指星星的光芒，"是以象之见也，高而远则小，下而近则大"指从观察星星光芒的视觉，判断五星的远近。这是岐伯以"应常不应卒"来回避日常临时气象变化的预测话题，继续沿用由五星视运动来判断"应近则小，应远则大"这种"上元"叠加共振的技术路线，提出粗糙"芒而大，倍常之一，其化甚；大常之二，其眚即也；小常之一，其化减；小常之二，是谓临视……是以象之见也，高而远则小，下而近则大，故大则喜怒迩，小则祸福远"的术数算法。

五星与季候、人候的具体相应关系，在《素问》只有"金匮真言论""气交变大论""六元正纪大论"这三个篇章出现过。五星的相应名称为：岁星（木星）、荧惑星（火星）、镇星（土星）、太白星（金星）、辰星（水星）。《素问·金匮真言论》云："东方青色……上为岁星……南方赤色……上为荧惑星……中央黄色……上为镇星……西方白色……上为太白星……北方黑色……上为辰星。"《素问·气交变大论》云:"岁木太过……上应岁星……上应太白星……岁水不及……上应镇星……上应镇星、辰星……上应镇星、荧惑……上应岁星。"《素问·六元正纪大论》云:"凡此太阳司天之政……上应辰星、镇星……凡此厥阴司天之政……上应岁星、荧惑。"这三个篇章描述的是五星与季候、人候的相应关系,而关联的本质却是五行相行相克关系,在阴阳术数中的表现是五行太阳历法,只与太阳周天视运动相关,与五星视运动完全无关。从现代气象学的角度解析,中华大地"东南西北中"五方地域的气候类型,主要关联要素是西高东低,地势呈阶梯状分布,导致海陆热力存在差异,以及太阳周天视运动形成的四季变化。"参伍以变"全部参与运算的上元是不存在的,《素问》中除了很直接地描述"上应××星"以外,没有出现五星术数的推演内容。

《素问·六节藏象论》云:"帝曰:何谓所胜?岐伯曰:春胜长夏,长夏胜冬,冬胜夏,夏胜秋,秋胜春,所谓得五行时之胜,各以气命其脏。帝曰:何以知其胜?岐伯曰:求其至也,皆归始春,未至而至,此谓太过,则薄所不胜,而乘所胜也……至而不至,此谓不及,则所胜妄行,而所生受病,所不胜薄之也……所谓求其至者,气至之时也。谨候其时,气可与期。"表明了季候、人候的相应关系,实质上也体现在五行太阳历的相生、相克、所胜、所不胜的关系上,并没有与五星产生联系。《素问·气交变大论》云:"岁运太过,则运星北越,运气相得,则各行以道。故岁运太过,畏星失色而兼其母;不及,则色兼其所不胜。"明显也是五行胜负关系,所谓的"运星",也只是抽象地"为合验天"而已,实际的五行星不可能这样运行。再比对一下,可以看出这大段文字和《素问·金匮真言论》《素问·气交变大论》《素问·六元正纪大论》所论述的"上应……星",存在大量的错简、漏简现象。

(二)岁客之运,地理之应六节气位

立正朔,是选择含有寅月中气雨水的朔望月为正月(一月),子月必须在上一年的十一月,六十甲子的起始月甲子月,在甲子岁的上一年癸亥岁十一月。

1. 十干化运六节气位的原理 这里需要明确阴阳术数的层级:第二阶地之阴阳术数→第三阶天气之象(六气)和地理之形(五运)→地理之形(五运)分出第四阶主运和岁客之运→岁客之运分出第五阶"地理之应六节气位"。六十甲子纪月为五年一周期,甲己岁、乙庚岁、丙辛岁、丁壬岁、戊

癸岁的干支纪月相同，此为"地以五为制""终地纪者，五岁为一周""应天之气，动而不息，故五岁而右迁"的含义。《素问·六微旨大论》云："愿闻地理之应六节气位何如？岐伯曰：显明之右，君火之位也；君火之右，退行一步，相火治之；复行一步，土气治之；复行一步，金气治之；复行一步，水气治之；复行一步，木气治之；复行一步，君火治之。相火之下，水气承之；水位之下，土气承之；土位之下，风气承之；风位之下，金气承之；金位之下，火气承之；君火之下，阴精承之。"这段话的主语并不是第三阶天气之象（六气）系统的十二支，而是第五阶地理之应六节气位的十二支。六十甲子月表，见表3-2。

表3-2 六十甲子月表

月 ＼ 岁	甲己岁	乙庚岁	丙辛岁	丁壬岁	戊癸岁
一月寅	丙寅	戊寅	庚寅	壬寅	甲寅
二月卯	丁卯	己卯	辛卯	癸卯	乙卯
三月辰	戊辰	庚辰	壬辰	甲辰	丙辰
四月巳	己巳	辛巳	癸巳	乙巳	丁巳
五月午	庚午	壬午	甲午	丙午	戊午
六月未	辛未	癸未	乙未	丁未	己未
七月申	壬申	甲申	丙申	戊申	庚申
八月酉	癸酉	乙酉	丁酉	己酉	辛酉
九月戌	甲戌	丙戌	戊戌	庚戌	壬戌
十月亥	乙亥	丁亥	己亥	辛亥	癸亥
十一月子	丙子	戊子	庚子	壬子	甲子
十二月丑	丁丑	己丑	辛丑	癸丑	乙丑

根据表3-2，从理想甲子岁的正月（丙寅月）起算，甲己岁的三月为戊辰月，四月为己巳月，十干为戊和己配属土，且三月和四月是春分日后接连的两个月，九月和十月是秋分日后接连的两个月，根据"烧开水原理"，通过"所谓戊己分者，奎壁角轸，则天地之门户也"密钥进行密码转换，地理之应六节气位以三月和四月为天门，以九月和十月为地户。甲己岁的月份天干和五行对应，得到干支纪月的"地理之应六节气位"转换：一月丙二月丁配属火气，三月戊四月己配属土气，五月庚六月辛配属金气，七月壬八月癸配属水气，九月甲十月乙配属木气，十一月丙十二月丁为配属火气。刚好产生两个火气，此为第五阶地理之应六节气位"木火土金水火"。古人写字从右到左，右是后退之意。显明，指万物皆显，气清景明，是一月丙二月丁

为相火。君火之位在显明之右，是十一月丙十二月丁为君火之位。甲己岁的天门三月戊、四月己为土气治之，地户九月甲十月乙为风气主之，故"土位之下，风气承之"；乙庚岁的天门三月庚、四月辛为金气主之，地户九月丙、十月丁为相火主之，故"金位之下，火气承之"。同理，丙辛岁"水位之下，土气承之"，丁壬岁"风位之下，金气承之"，戊癸岁"相火之下，水气承之"，这就是五运六气的岁运之天门和地户对应关系。

注意，"君火之下，阴精承之"提示地之阴阳术数系统的气机是有根基的，这个根基是土地。地球环境系统的云雨雾可以看得见，但都是无形的；虽然无形，但有土地作为根基。土地是地之阴阳术数系统之气机的根本。阴精经过上一年度十一月、十二月之君火和天之阴阳术数系统一阳生，地之阴阳术数系统二阳生的催动后，到一月丙二月丁之相火"万物皆显，气清景明"，这是地之阴阳术数之"君火以明，相火以位"。君火之下，阴精承之；君火之右，退行一步，相火治之，提示君火是游离在相火、土气、金气、水气、木气的循环之外的，是上一年度第五阶地理应六节气位的"地气之形"，含义相当于后天八卦的艮卦万物之所成终，而所成始也。

2. 十干化岁运的术数密码转换 由于戊对应东南维的角轸（秋分）为地户，己对应西北维的奎壁（春分）为天门。通过"所谓戊己分者，奎壁角轸，则天地之门户也"密钥，进行密码转换：①甲己岁的天门为土位，所以纪岁的甲己配第三阶地理之形（五运）属土，即甲己岁的十干化运属土。在月份的天干和二十八宿的四象对应上，甲对应心尾，己对应奎壁，故曰"黅天之气，经于心尾己分"，这是岐伯给出的另一把密钥，即抽象的含义，却以应象的方式表述出来。抽象是本质，应象（星象）是表象。②乙庚岁的天门为金位，所以纪岁的乙庚配第三阶地理之形（五运）属金，即乙庚岁的十干化运属金。乙对应亢氐，庚对应昴毕，故"素天之气，经于亢氐昴毕"。③丙辛岁的天门为水位，所以纪岁的丙辛配第三阶地理之形（五运）属水，即丙辛岁的十干化运属水，丙对应张翼，辛对应娄胃，故"玄天之气，经于张翼娄胃"。④丁壬岁的天门为木位，所以纪岁的丁壬配第三阶地理之形（五运）属木，即丁壬岁的十干化运属木，丁对应柳鬼，壬对应危室，故"苍天之气，经于危室柳鬼"。⑤戊癸岁的天门为火位，所以纪岁的戊癸配第三阶地理之形（五运）属火，即戊癸岁的十干化运属火，戊对应角轸，癸对应牛女，故"丹天之气，经于牛女戊分"。

这就是《素问·天元纪大论》的"甲己之岁，土运统之；乙庚之岁，金运统之；丙辛之岁，水运统之；丁壬之岁，木运统之；戊癸之岁，火运统之"。此为阴阳术数系统第三阶地理之形（五运）的岁运，属于年际尺度（六十甲子月为五岁）的周期性气候变化。岁运统管全年五运之气，因岁运居天地之中，气交之分，随天气、地气的运动而先行升降，也称中运。岁运通纪一岁，又称大运。由于干支纪岁的转换节点在立春（春节），民间俗称"春节行大运"。甲丙戊庚壬等阳干年，主岁运旺盛有余，称为岁运太过；乙丁己辛癸等阴干年，主岁运衰少不足，称为岁运不及。得出结论：甲岁土运太过，乙岁金运不及；丙岁水运太过，丁岁木运不及；戊岁火运太过，己岁土运不及；庚岁金运太过，辛岁水运不及；壬岁木运太过，癸岁火运不及。

岁运太过的气候特征，《素问·气交变大论》云："岁木太过，风气流行……云物飞动，草木不宁，甚而摇落。岁火太过，炎暑流行……长气独明……火燔焫，水泉涸，物焦槁。岁土太过，雨湿流行……泉涌河衍，涸泽生鱼，风雨大至，土崩溃，鳞见于陆。岁金太过，燥气流行……收气峻，生气下，草木敛，苍干凋陨。岁水太过，寒气流行……寒气早至……大雨至，埃雾朦郁……则雨冰雪霜不时降，湿气变物。"若岁运太过，则本运气候在全年度流行，如风气流行、炎暑流行、雨湿流行、燥气流行、寒气流行。

岁运不及的气候特征，《素问·气交变大论》云："岁木不及，燥乃大行，生气失应，草木晚荣，肃杀而甚，则刚木辟著，柔萎苍干。岁火不及，寒乃大行，长政不用，物荣而下，凝惨而甚，则阳气不化，乃折荣美。岁土不及，风乃大行，化气不令，草木茂荣，飘扬而甚，秀而不实。岁金不及，炎火乃行，生气乃用，长气专胜，庶物以茂，燥烁以行。岁水不及，湿乃大行，长气反用，其化乃速，暑雨数至。"若岁运不及，则本运被五行克制的气候在全年度大行，如岁木不及，被岁金所克制，则燥乃大行；岁火不及，被岁水克制，则寒乃大行；岁土不及，则被岁木克制，风乃大行；岁金不及，被岁火克制，则炎火乃行；岁水不及，被岁土克制，则湿乃大行。

3. 客运更治的十年周期气候往复　虽然岁运统管全年五运之气，但全年度不可能时刻都是该气候类型，而是必须通过季节气候来体现，此为客运。客运与主运一样，均属于季节尺度的周期变化。但客运却以当年的岁运为初运，以五行太少相生次序，分为五步，十年为一个周期，年年不同，如客之往来。《素问·气交变大论》有对客运太过、不及的描述："木不及，春有鸣蜩律畅之化，则秋有雾露清凉之政；春有惨凄残贼之胜，则夏有炎暑燔烁之复。火不及，夏有炳明光显之化，则冬有严肃霜寒之政；夏有惨凄凝冽之胜，则不时有埃昏大雨之复。土不及，四维有埃云润泽之化，则春有鸣蜩启拆之政；四维发振拉飘腾之变，则秋有肃杀霖霪之复。金不及，夏有光显郁蒸之令，则冬有严凝整肃之应；夏有炎烁燔燎之变，则秋有冰雹霜雪之复。水不及，四维有湍润埃云之化，则不时有和风生发之应；四维发埃昏骤注之变，则不时有飘荡振拉之复。"对照《素问·五常政大论》对主运的平气、太过和不及的描述，可明显看出《素问·气交变大论》对岁运太过、不及气候类型的记录存在脱文和错简：只有岁运不及的季节气候，脱简岁运太过的季节气候；每岁运不及，脱简五客运的气候描述，木不及只有春秋夏，土不及只有春秋四维，金不及只有夏冬秋，火不及只有夏冬，水不及只有四维，很难总结其中的规律。

好在《素问·六元正纪大论》中也有一大篇幅，看似是论述岁气，其实是在讲客运："先立其年以明其气，金木水火土运行之数，寒暑燥湿风火临御之化，则天道可见，民气可调，阴阳卷舒，近而无惑，数之可数者，请遂言之。"参照表3-2的格式，可将《素问·六元正纪大论》中的太阳之政、阳明之政、少阳之政、太阴之政、少阴之政、厥阴之政等表述归纳如下，具体见表3-3。

表3-3 六十甲子岁运、客运表

岁	甲岁	乙岁	丙岁	丁岁	戊岁	己岁	庚岁	辛岁	壬岁	癸岁
甲子排序	甲子	乙丑	丙寅	丁卯	戊辰	己巳	庚午	辛未	壬申	癸酉
	甲戌	乙亥	丙子	丁丑	戊寅	己卯	庚辰	辛巳	壬午	癸未
	甲申	乙酉	丙戌	丁亥	戊子	己丑	庚寅	辛卯	壬辰	癸巳
	甲午	乙未	丙申	丁酉	戊戌	己亥	庚子	辛丑	壬寅	癸卯
	甲辰	乙巳	丙午	丁未	戊申	己酉	庚戌	辛亥	壬子	癸丑
	甲寅	乙卯	丙辰	丁巳	戊午	己未	庚申	辛酉	壬戌	癸亥
岁运	太宫	少商	太羽	少角	太徵	少宫	太商	少羽	太角	少徵
客运排序	太宫	少商	太羽终	少角初正	太徵	少宫	太商	少羽终	太角初正	少徵
	少商	太羽终	太角初	太徵	少宫	太商	少羽终	少角初	少徵	太宫
	太羽终	太角初	少徵	少宫	太商	少羽终	少角初	太徵	太宫	少商
	太角初	少徵	太宫	太商	少羽终	少角初	太徵	太宫	少商	太羽终
	少徵	太宫	少商	少羽终	少角初	太徵	少宫	太商	太羽终	太角初

各岁的角、徵、宫、商、羽，并不是按十二支的六气属性分类排列，而是以十干的属性分类进行排列的。《汉书·律历志上》云："声者，宫、商、角、徵、羽也……商之为言章也，物成孰可章度也；角，触也，物触地而出，戴芒角也；宫，中也，居中央，畅四方，唱始施生，为四声纲也；徵，祉也，物盛大而繁祉也；羽，宇也，物聚臧宇覆之也。夫声者，中于宫，触于角，祉于徵，章于商，宇于羽，故四声为宫纪也。协之五行，则角为

木……商为金……徵为火……羽为水……宫为土。"奇数甲丙戊庚壬为阳，五运为太过，故五音曰"太"；偶数乙丁己辛癸为阴，五运为不及，故五音曰"少"。例如，甲子岁的岁运为土运太过，则客运的初运为太宫，其实也是土运太过；初运的土运太过，相生金运不及，所以二运为金运不及，也称为少商；金运不及，相生水运太过，所以三运为水运太过，也称为太羽。以此类推，就能得出六十甲子岁运、客运表。

丁年和壬年的主运和客运相同，或主运和客运相互叠加，此为五运的客主加临，是季节性周期气候变化和年际周期的同类性质气候变化叠加共振，使该类性质的气候现象更加强烈。试把《素问·六元正纪大论》的这几大段文字，按照六气之五音规律合并漏简、错简，可以得到以下结果。

甲应太宫，其运阴雨，其化柔润重泽，其变震惊飘骤。

丙应太羽，其运寒肃，其化凝惨溧冽，其变冰雪霜雹。

戊应太徵，其运暑热，其化暄暑郁燠，其变炎烈沸腾。

庚应太商，其运凉劲，其化雾露萧飋，其变肃杀凋零。

壬应太角，其运风鼓，其化鸣紊启坼，其变振拉摧拔。

乙应少商，阳明同正商，太阴同□□，厥阴同正角，其运凉热寒。

丁应少角，阳明同正商，太阴同正宫，厥阴同正角，其运风清热。

己应少宫，阳明同□□，太阴同正宫，厥阴同正角，其运雨风清（凉）。

辛应少羽，阳明同少宫，太阴同正宫，厥阴同□□，其运寒雨风。

癸应少徵，阳明同正商，太阴同□□，厥阴同□□，其运热寒雨。

结合岁运的描述文字进行预测，如甲年的岁运是"岁土太过，雨湿流行……变生得位，藏气伏，化气独治之，泉涌河衍，涸泽生鱼，风雨大至，土崩溃，鳞见于陆"；客运的初运为太宫，"其运阴雨，其化柔润重泽，其变震惊飘骤"。①对比主运的敷和之纪、委和之纪、发生之纪内容，可以知道甲年木季的气候特点，是发生之纪的多发时节，应该注意防范大风阴雨天气，以及预防风邪、湿邪相关疾病的发生。②甲年火季，岁运同样是岁土太过，客运的二运为少商，"阳明同正商，太阴同□□，厥阴同正角，其运凉热寒"，对比主运的升明之纪、伏明之纪、赫曦之纪内容，可以知道甲年火季的气候特点，将是伏明之纪多发时节，"暑令乃薄"作物得到持续日照的时间不够，忽冷忽热，忽晴忽雨，温差变动大，生而不长，成实而稚，遇化已老，应该同时注意抗旱、防涝和防虫，以及相应地侧重于预防寒邪、热邪、湿邪等相关疾病发作。以此类推，可以得到岁运太过、岁运不及的五季气候变化特点，以十年为一个周期，循环往复。

三、六气系统之寒湿相遘，燥热相临，风火相值

六气系统包含岁气、主气、客气。纪岁的岁气（司天之气）是以十年（一纪三十甲子岁、三十甲午岁）为一个周期的年际尺度振荡。主气、客气均属于季节尺度的周期变化，以年际尺度（六岁）为周期，产生一次叠加共振。

（一）八卦衍化六步主气的逻辑含义

《周易·系辞上》云："是故夫象，圣人有以见天下之赜，而拟诸其形容，像其物宜，是故谓之象。圣人有以见天下之动，而观其会通，以行其典礼，系辞焉以断其吉凶，是故谓之爻。"象，指星辰轨迹、天气地形、万物生长化收藏等事物的征象；数，指卦爻的会通运算。后天八卦的布卦序列不能对应先天八卦"天地定位，山泽通气，水火相射，雷风相搏"的卦辞，儒生们不理解，所以简单地衍了两个"不"字进行解释。汉晋的道家也存在疑惑，却通过对天地气候的长期观察，归纳发明了一套描述"天气之象三阴三阳"气候震荡规律的术数系统。

《素问·经脉别论》云："少阳独至者，一阳之过也。太阴脏搏者……三阴也……二阴独啸，少阴厥也……一阴至，厥阴之治也……太阳脏何象？岐伯曰：象三阳而浮也……少阳脏何象？岐伯曰：象一阳也……二阴搏至，肾沉不浮也。"不同于先天八卦的主爻在一爻（一索）的卦为长、主爻在二爻（再索）的卦为中、主爻在三爻（三索）的卦为少，岐伯、鬼臾区按照爻位表示三阴三阳的天地阳气"象量"形态呈现：一索巽卦（风）对应一阴（厥阴），再索离卦（火）对应二阴（少阴），三索兑卦（泽）对应三阴（太阴）；一索震卦（雷）对应一阳（少阳），再索坎卦（水）对应二阳（阳明），三索艮卦（山）对应三阳（太阳）。布卦天气之象三阴三阳术数时，以一阴（属木的风卦）为起始→二阴（属火的离卦）→三阴（属土的泽卦）→一阳（属火的雷卦）→二阳（属金的水卦）→三阳（属水的山卦）→再回到一阴（属木的风卦），周而复始。将六卦围成一个圆圈后，可以看到一阳对应一阴、二阳对应二阴、三阳对应三阴，得到另一种"山泽通气，水火相射，雷风相搏"对应的布卦图形。

这样布数六卦存在三个问题：①天气之象三阴三阳术数对应"寒暑燥湿风火"，一阴是属木的风卦，二阴是属火的离卦，三阴是属土的泽卦，一

阳是属火的雷卦，二阳是属金的水卦，三阳是属水的山卦。相对于五行，在"三阴土、二阳金"之间，多了一个为"一阳雷火"。②先天八卦在除去天地二卦之后，次序是"风、水、山；雷、火、泽"，天气之象三阴三阳术数的次序是"风、火、泽，雷、水、山"，二者并不一致。③二阳属金，竟然对应水卦（坎）；三阳属水，竟然对应山卦（艮）。故《素问·阴阳离合论》云："余闻天为阳，地为阴，日为阳，月为阴，大小月三百六十日成一岁，人亦应之。今三阴三阳，不应阴阳，其故何也？"《素问·五运行大论》也问："不合阴阳，其故何也？"岐伯回答："天地阴阳者，不以数推，以象之谓也。"这里需要明确阴阳术数的层级，是第二阶地之阴阳术数系统→第三阶天气之象（六气）、地理之形（五运），即"天（气之象）地（理之形）阴阳者，不以数推，以象之谓也"。

1. 开阖枢和元亨利贞的日、月之象原理 《周易·系辞上》云："是故法象莫大乎天地，变通莫大乎四时。悬象著明莫大乎日月。"《素问·六节藏象论》云："天度者，所以制日月之行也；气数者，所以纪化生之用也。天为阳，地为阴。日为阳，月为阴。"明确"日月"是天（气之象）地（理之形）阴阳"以象之谓"的基本参照物。

《素问·阴阳离合论》云："阴阳者，数之可十，推之可百，数之可千，推之可万，万之大，不可胜数，然其要一也。天覆地载，万物方生，未出地者，命曰阴处，名曰阴中之阴；则出地者，命曰阴中之阳。阳予之下，阴为之主，故生因春，长因夏，收因秋，藏因冬，失常则天地四塞……太阳……名曰阴中之阳……阳明……名曰阴中之绝阳……少阳……名曰阴中之少阳。是故三阳之离合也，太阳为开，阳明为阖，少阳为枢……太阴……名曰阴中之阴……少阴……名曰阴中之少阴……厥阴……名曰阴之绝阴。是故三阴之离合也，太阴为开，厥阴为阖，少阴为枢。"这是从天象的角度分阶阴阳。离合，是中国古天文学的特定名词。合，指在地面上仰望天空，观察到两个天体在天空上的位置彼此很靠近的形态；离，指两个天体在天空上的位置彼此很远离的形态。《素问·八正神明论》云："月始生，则血气始精，卫气始行；月郭满，则血气实，肌肉坚；月郭空，则肌肉减，经络虚，卫气去，形独居。是以因天时而调血气也。"看不见月亮的月郭空，指晦月（黑月）的形态，是合；看到月亮的月始生、月郭满，指弦月（新月）、望月（满月）的形态，是离。《周易·系辞上》云："是故阖户谓之坤，辟户谓之乾，一阖一辟谓之变，往来不穷谓之通。"阖，谓闭藏万物，若室之闭阖其户，指闭、合；辟，谓天地开辟，指离、开。满月是离开到最大的形态，离过后又到

87

合，所以满月过后是残月、晦月。

关于开，《康熙字典》云："开，《说文》张也……《易·乾卦疏》亨通也。会合万物，令使开通而为亨也。"金景芳、吕绍纲《周易全解·乾》云："乾，元亨利贞……《论语》记孔子说的'天何言哉？四时行焉，百物生焉，天何言哉！'恰是此义。春夏秋冬不曰'春夏秋冬'，而曰'元亨利贞'，因为若曰'春夏秋冬'就把'健'的特点说死了，而'元亨利贞'既可以指自然界的春夏秋冬，也可以指人事上的问题，比如人的仁义礼智四德……它可以因时制宜地适应一切具有乾健意义的人、事、物。如果说'元亨利贞'指春夏秋冬而言，那么元就是春，一岁的开始，万物生发；亨就是夏，万物成长；利就是秋，万物成熟；贞就是冬，万物收藏。"从天象的角度，"开"为晦朔合离的离，表现为日头（天体太阳的方言，避免与三阳的"太阳"混淆）当空，或望月（满月）的形态，并不是动词"打开"。未出地者，命曰阴处，名曰阴中之（大）阴（太阴），对应夜晚月郭满、月光普照大地的形态，天地阳气"象量"在夜晚最大，为三阴；则出地者，命曰阴中之（大）阳（太阳），对应白天日头当空、阳光普照的形态，天地阳气"象量"在白天最大，为三阳。"开"指代未出地者，或"则出地者"的天地阳气"象量"为"亨、利"的形态呈现（静态描述），故太阳、太阴的象（形态）皆呈现为开。

关于阖，金景芳、吕绍纲《周易全解·坤》云："坤，元亨利牝马之贞……坤卦卦辞也讲'元亨利贞'，但是'贞'字前加上'牝马'这样一个定语，对'贞'字加以限制，意谓坤卦之'贞'与乾卦之'贞'不同……于是'元亨利贞'不是均衡的四德了……而且重点显然在'利牝马之贞'，不在'元亨'。"从天象的角度，"阖"为晦朔合离的晦、合，表现为日头西下，或残月、晦月的形态，并不是动词"关闭"。未出地者，命曰阴处，名曰阴（中）之绝阴（厥阴），对应夜晚月郭空（残月、晦月）月黑风高的形态，天地阳气"象量"在夜晚最小，为一阴；则出地者，命曰阴中之（绝）阳（阳明），对应白天日头西下的形态，天地阳气"象量"乘日头当空的余威，呈现出稍弱于日头当空，而强于日头东升，为二阳。"阖"指代未出地者，或"则出地者"的天地阳气"象量"为"贞"的形态呈现（静态描述），故阳明、厥阴的象（形态）皆为阖。

关于枢，《康熙字典》云："枢，《说文》户枢也。"《周易·系辞上》云："言行，君子之枢机。枢机之发，荣辱之主也。"《后汉书·律历下》云："岁首至也，月首朔也……月有晦朔，星有合见，月有弦望，星有留逆，其归一也，步术生焉。"《说文解字》云："朔，月一日始苏也。"枢机，原意指弩机钩弦的部件。从天象的角度，月亮的形态变化，犹如正在逐渐拉开弓弦，扣上枢机形成满月（开），再射出弓箭则弓弦变为阖（残月、晦月）。"枢"为晦朔合离的朔，表现为日头东升，或新月的形态，并不是名词"让门扇开关的户枢"。未出地者，命曰阴处，名曰阴中之少阴，对应夜晚月始生（上弦月、新月）皎洁新月的形态，天地阳气"象量"在夜晚弱于满月，而强于黑月，为二阴；则出地者，命曰阴中之少阳，对应白天日头东升的形态，天地阳气"象量"在白天最小，为一阳。"枢"指代未出地者，或"则出地者"的天地阳气"象量"为"元"的形态呈现（静态描述），故少阳、少阴的象（形态）皆为枢。

2. 移光定位，正立而待之 "天气之象三阴三阳"以日、月作为参照物来确定，日头"当空、西下、东升"经历的时间为一天，月亮"月郭满、月郭空、月始生"经历的时间为一月，时间的节点明显不能对应。需要基于不同的角度，对"天气之象三阴三阳"进行概念的抽象和衍化。

《素问·八正神明论》云："是以天寒无刺，天温无疑。月生无泻，月满无补，月郭空无治，是谓得时而调之。因天之序，盛虚之时，移光定位，正立而待之。"以星宿名描述日、月、太岁的位置，或以"日月"作为天（气之象）地（理之形）阴阳术数系统的基本参照物，为应象。将日、月、太岁抽离二十八星宿之象，或将日月抽离天（气之象）地（理之形），而以十二支或三阴三阳进行命名，为抽象。移光，指由"应象"变易为"抽象"。"面南而命其位，正立而待之"是相对"面北而命其位，言其见也"而言的。"移光定位，面南而命其位，正立而待之"，是对三阴三阳的阴阳气"各有多少"和"时空方位"进行抽象定义，以描述五主运或六主气的节气循环规律。《康熙字典》云："待……《增韵》遇也，《论语》以季孟之闲待之。""正立待之"指"所谓求其至者，气至之时也，谨候其时，气可与期"。

以阳仪的阳爻数量，代表阳气量（太阳的阳气量大、少阳的阳气量少）；以阴仪的阴爻数量，代表阴气量（太阴的阴气量大、少阴的阴气量少），是先天八卦的应象结果。若从天气阳气"象量"的角度看，"阴气量"是一个伪概念，"阴气量小"的本质是天地阳气"象量大"，"阴气量大"的本质是天地阳气"象量小"。参考古文"妻子"＝"妻＋子"的语法，若"太"特指天地阳气"象量"的大者，"少"特指天地阳气"象量"的少者，则得出：①"太阳"是"太＋阳"，"阳"指"则出地者"，"太阳"指天地阳气"象量"在"则出地者"的大者。②"太阴"是"太＋阴"，"阴"指"未出地者","太阴"指天地阳气"象量"在"未出地者"的大者。夜晚的天地阳气本应处于收敛、缩减的形态，本应为黑暗的形态，但从天象上看，由于月圆而亮，月光越亮，表示阳气量就越大，因此古人称月亮为太阴，是指夜晚阳气量的最大者，而非夜晚阴气量大。③以此类推，"少阴"指天地阳气"象量"在"未出地者"的少者；"少阳"天地阳气"象量"在"则出地者"的少者。

结合"开阖枢"的日、月之象原理，通过移光定位的抽象定义，得六气的天地阳气"象量"形态由大到小排序，在"未出地者"为"太阴（三阴）为开＞少阴（二阴）为枢＞厥阴（一阴）为阖"，在"则出地者"为"太阳（三阳）为开＞阳明（二阳）为阖＞少阳（一阳）为枢"。这样就可以将八卦系统的主爻所在位置，抽象衍化为六气"象量"形态的大小：一索巽卦（风）抽象为一阴（厥阴），二索离卦（火）抽象为二阴（少阴），三索兑卦（泽）抽象为三阴（太阴）；一索震卦（雷）抽象为一阳（少阳），二索坎卦（水）抽象为二阳（阳明），三索艮卦（山）抽象为三阳（太阳）。

3. 天气之象三阴三阳，不应阴阳，其故何也　这里需要明确阴阳术数的层级：第二阶地之阴阳术数系统→第三阶天气之象（六气）和地理之形（五运）→天气之象分第四阶主气和岁客之气→主气分第五阶"天气之象三阴三阳"。主气分第五阶的六主气，是周期性气候振荡的季节性变化。甲子岁是干支纪岁的第一年，地之气始于丑，"初之气"始于上一年丑日大寒第一天丑时第一刻，每气含有四个节气，两个干支月。

初之气含：大寒，立春、雨水、惊蛰，在丑、寅月；

二之气含：春分、清明、谷雨、立夏，在卯、辰月；

三之气含：小满、芒种、夏至、小暑，在巳、午月；

四之气含：大暑、立秋、处暑、白露，在未、申月；

五之气含：秋分、寒露、霜降、立冬，在酉、戌月；

终之气含：小雪、大雪、冬至、小寒，在亥、子月；

终之气为之终，亦为之始。

《素问·六元正纪大论》云："帝曰：愿闻其用也。岐伯曰：夫六气之用，各归不胜而为化。故太阴雨化，施于太阳；太阳寒化，施于少阴；少阴热化，施于阳明；阳明燥化，施于厥阴；厥阴风化，施于太阴。各命其所在以徵之也。"这是从五行相克角度描述六主气的相克关系。

厥阴风化（风对应木）施于（木克土）太阴雨化（湿对应土）；

少阴热化（热对应火）施于（火克金）阳明燥化（燥对应金）；

太阴雨化（湿对应土）施于（土克水）太阳寒化（寒对应水）；

阳明燥化（燥对应金）施于（金克木）厥阴风化（风对应木）；

太阳寒化（寒对应水）施于（水克火）少阴热化（热对应火）。

虽然六主气对应五行缺少了少阳，但可以明显看出："初之气→终之气"是根据八卦主爻所在位置的卦象五行，对应三阴三阳：一索厥阴为木，二索少阴为火，三索太阴为土，二索阳明为金，三索太阳为水。

《素问·六元正纪大论》描述六步主时之气："厥阴所至为生，为风摇；少阴所至为荣，为形见；太阴所至为化，为云雨；少阳所至为长，为蕃鲜；阳明所至为收，为雾露；太阳所至为藏，为周密。气化之常也……厥阴所至为生化，少阴所至为荣化，太阴所至为濡化，少阳所至为茂化，阳明所至为坚化，太阳所至为藏化。布政之常也。"结合《素问·五常政大论》对"主运→三气之纪"的"德、气、性、用、化、类、政、候、令"等描述，很明显：

厥阴对应初之气，属木为生，为生化，为风摇。

少阴对应二之气，属火为荣，为荣化，为形见。

太阴对应三之气，属土为化，为濡化，为云雨。

少阳对应四之气，属火为长，为茂化，为蕃鲜。

阳明对应五之气，属金为收，为坚化，为雾露。

太阳对应终之气，属水为藏，为藏化，为周密。

六主气取象比类的结果，在土、金之间多了"为蕃鲜"的"一索少阳为火"，明显不合五行相生相克的术数原理。《周易·说卦》云："震为雷……其于稼也，为反生，其究为健，为蕃鲜。"蕃鲜指繁多、茂盛的新鲜果实（谷物）。从气机生长收藏的角度：二之气"为形见"的"火"，是庄稼之生长茂盛的样子，是气机向外的正向生长；四之气"为蕃鲜"的"火"，是作物的果实开始蓄浆，壮大和凝固、成熟，是气机向内收敛的形态，气机收敛则果实生长是反向生长，故曰"反生"。因此，从万物生长规律的角度来看：①初之气厥阴为风摇，是作物萌动，发芽准备长出地面或才露尖尖角的时节。②二之气少阴为形见，是作物枝叶滋长蔓延，叶长而宛曲垂尾的时节。③三之气太阴为云雨，是作物向内蓄积结（果）实，果实开始具有滋味的时节。④四之气少阳为蕃鲜，是作物果实开始蓄浆，壮大和凝固、成熟采摘的时节。⑤五之气阳明为雾露，是作物枝叶开始发黄、枯萎、飘落的时节。⑥终之气太阳为周密，是作物的种子正潜藏在土地中，被滋养并逐渐萌动，属于准备破壳的时节。

　　《素问·六微旨大论》云："帝曰：愿闻天道六六之节盛衰何也？岐伯曰：上下有位，左右有纪。故少阳之右，阳明治之；阳明之右，太阳治之；太阳之右，厥阴治之；厥阴之右，少阴治之；少阴之右，太阴治之；太阴之右，少阳治之。此所谓气之标，盖南面而待之也。故曰：因天之序，盛衰之时，移光定位，正立而待之，此之谓也。"按照天气之象六主气"厥阴→少阴→太阴→少阳→阳明→太阳"季节循环的序列，不论见到什么，其左右肯定是"少阳之右，阳明治之……太阴之右，少阳治之"。

　　4. 天气之象的动态趋势和地理之形的静态呈现 《素问·六微旨大论》云："何谓气交？岐伯曰：上下之位，气交之中，人之居也……何谓初中？岐伯曰：初凡三十度而有奇，中气同法……初者地气也，中者天气也……升已而降，降者谓天；降已而升，升者谓地。天气下降，气流于地，地气上升，气腾于天，故高下相召，升降相因，而变作矣。"对照《后汉书·律历下》"月四时推移，故置十二中以定月位，有朔而无中者为闰月，中之始曰节，与中为二十四气"，二十四节气分到十二个月，节气在前，名为初，类比地气；中气在后，名为中，类比天气。每初、中合为365.25÷12=30.4375天，故曰三十度而有奇。气交，是天气、地气高下相召，而形成天地万物生长化收藏的变化，含义与《素问·天元纪大论》"神在天为风，在地为木；在天为热，在地为火；在天为湿，在地为土；在天为燥，在地为金；在天为寒，在地为水……动静相召，上下相临，阴阳相错，而变由生也"一致。天（气之）象（六气）三阴三阳"寒暑燥湿风火"有多有少，是"生长化收藏"循环周期变化，指气机的动态趋势；地理之应六节气位"木火土金水火"有盛有衰，相对于地（理之）形（五形）的形态特征，可以判断出是太过，或是不及，指相对的静态。天（气之）象（六气）三阴三阳、地理之应六节气位，必须是"动静相召，上下相临，阴阳相错"，才能够"变由生也"。

　　《素问·六微旨大论》云："寒湿相遘，燥热相临，风火相值，其有间乎？岐伯曰：气有胜复，胜复之作，有德有化，有用有变，变则邪气居之。"从"气的运动"动态角度，在提取天气之象三阴三阳术数时，先天八卦表示天、地（或上、下）位置的"天地定位"静态部分，不参与气机运动，只取表示气机运动的"山泽通气，水火相射，雷风相搏"动态部分，对三阴三阳的概念进行延伸。①衍化"雷风相搏"为"风火相值"。这是一阴（一索巽卦风）对应一阳（一索震卦雷）。初之气风摇，以厥阴类比气机初升阶段的五行"木"，是大寒、雨水气候的日丽风和，为"风"。对应四之气蕃鲜，以少阳类比气机转化反生阶段的五行"火"，是立秋前后的大暑、处暑气候的火热"秋老虎"，为"火"。②衍化"水火相射"为"燥热相临"，这是二阴（再索离卦火）对应二阳（再索坎卦水）。二之气形见，以少阴类比气机爬升阶段的五行"火"，是春分、谷雨气候的逐渐炎热，为"热"。对应五之气雾露，以阳明类比气机初降的五行"金"，是秋分、霜降气候的凉风至，根据对气候环境"以象之谓"的实际观察，虽然到处都是坎卦"水"，但均是处于地表液态雾露霜的水汽凝结形态（地理之形），天气之象三阴三阳的湿度低，很干燥，为"燥"。③衍化"山泽通气"为"寒湿相遘"。这是三阴（三索兑卦泽）对应三阳（三索艮卦山）。三之气云雨，以太阴类比气机转化阶段的五行"土"，是小满、夏至气候的强对流雨，为"湿"。对应终之气周密，以太阳类比气机为归藏的五行"水"，是小雪、冬至气候的寒冷和高山（艮卦山）常年的积雪，高山阻挡了气流的平向流动，迫使天气之象（三阴三阳）快速上升到达高海拔的低温区，形成"是谓封藏，寒司物化，天地严凝"的气候形态，为"寒"。此为水卦（坎）衍化为二阳燥金、山卦（艮）衍化为三阳寒水的卦气逻辑，故曰"天（气之象）地（理之形）阴阳者，不以数推，以象之谓也"。

　　"寒湿相遘，燥热相临，风火相值"概念的确立，将先天八卦从分至启闭八节的静态呈现（节气），变为"天（气之）象（六气）三阴三阳寒暑燥湿风火"的动态趋势（气流）。天（气之）象的六主气（三阴三阳），在天气的角度可以确定：初之气厥阴为风，二之气少阴为热，三之气太阴为湿，四之气少阳为火，五之气阳明为燥，终之气太阳为寒。故《素问·六元正纪大论》云："余司其事，则而行之，不合其数何也？岐伯曰：气用有多少，化治有盛衰，衰盛多少，同其化也。帝曰：愿闻同化何如？岐伯曰：风温春化同，热曛昏火夏化同，胜与复同，燥清烟露秋化同，云雨昏暝埃长夏化同，寒气霜雪冰冬化同，此天地五运六气之化，更用盛衰之常也。"

　　与此类似，还有地（理之）形（五形）角度的形态特征（静态呈现），《素问·五运行大论》云："帝曰：地之为下否乎？岐伯曰：地为人之下，太虚之中者也。帝曰：冯乎？岐伯曰：大气举之也。燥以干之，暑以蒸之，风以动之，湿以润之，寒以坚之，火以温之。故风寒在下，燥热在上，湿气在中，火游行其间，寒暑六入，故令虚而生化也。故燥胜则地干，暑胜则地热，风胜则地动，湿胜则地泥，寒胜则地裂，火胜则地固矣。"这是"天气之象三阴三阳"在"地理之应六节气位"角度上的静态呈现（形态），原则是"言天者求之本，言地者求之位"，"燥胜则地干，暑胜则地热，风胜则地动，湿胜则地泥，寒胜则地裂，火胜则地固"属"寒暑燥湿风火"的本质形态呈现。与天气之象"寒暑燥湿风火"用的文字一样，但是气机属性并不一样。

既然有天气之象六气三阴三阳的动态（之本）、地理之形的静态（之位），就可以进行"言天者求之本，言地者求之位，言人者求之气交"取象比类，《素问·五运行大论》云："寒暑燥湿风火，在人合之奈何？其于万物何以生化？岐伯曰：东方生风……南方生热……中央生湿……西方生燥……北方生寒。"这就是"言人者求之气交"五行藏象的取象比类基础。

（二）岁客之气，天气之象三阴三阳

气候振荡长周期变化（＞10年）的最佳起始点，是太阳、月亮、岁星（参伍之变）各周期气候变化的叠加共振。东汉章帝元和二年（85年）之后，干支纪岁仅仅是记录年代的数字序号，要还原阴阳术数的各周期气候变化叠加共振，需要返回"太岁行晨"原来的模样，才能找到答案。

1. 上见司天、下见在泉的天文星象 太岁纪岁适用年代在前1600～1700年。《史记》《太初历》《后汉四分历》的施行年代在前104～237年，这是太岁纪岁"太阳回归年十二中气点＋新朔月点＋太岁晨出东方点"形成特定夹角的最为规律时段。取含有汉武帝太初元年（前104年）"岁在丁丑"的十二支岁为例，查 Stellarium 0.20.1 星象实例，可以得到太岁晨出东方和西方失次的二十八宿关系表，具体见表3-4。

表3-4　太岁晨出东方和西方失次的二十八宿关系表

月　＼　岁	寅	卯	辰	巳	午	未	申	酉	戌	亥	子	丑
寅（正）月	牛						牛					
卯（二）月		危						危				
辰（三）月			壁						壁			
巳（四）月				娄						娄		
午（五）月					昴						昴	
未（六）月						参						参
申（七）月	柳鬼						鬼					
酉（八）月		张						张				
戌（九）月			轸						轸			
亥（十）月				亢						亢		
子（十一）月					房						房	
丑（十二）月						箕						箕

按照表3-4的内容，寅岁寅月朔日，太岁晨出东方地平，此时的黄道圈

和东地平线交点上的天空背景星宿为"斗牛";黄道圈和西地平线交点上的星宿为"柳"（实际上是"鬼"），相对应申月位。

卯岁卯月朔日，太岁晨出东方为女虚危；黄西地平为张，对应酉月位。

辰岁辰月朔日，太岁晨出东方为室壁；黄西地平为轸，对应戌月位。

巳岁巳月朔日，太岁晨出东方为娄奎；黄西地平为亢，对应亥月位。

午岁午月朔日，太岁晨出东方为胃昴毕；黄西地平为房，对应子月位。

未岁未月朔日，太岁晨出东方为觜参；黄西地平为箕，对应丑月位。

申岁申月朔日，太岁晨出东方为鬼井；黄西地平为牛，对应寅月位。

酉岁酉月朔日，太岁晨出东方为柳星张；黄西地平为危，对应卯月位。

戌岁戌月朔日，太岁晨出东方为翼轸；黄西地平为壁，对应辰月位。

亥岁亥月朔日，太岁晨出东方为角亢；黄西地平为娄，对应巳月位。

子岁子月朔日，太岁晨出东方为氐心房；黄西地平为昴，对应午月位。

丑岁丑月朔日，太岁晨出东方为尾箕；黄西地平为参，对应未月位。

此为《素问·天元纪大论》"天以六为节，地以五为制。周天气者，六期为一备；终地纪者，五岁为一周"的"天以六为节"和"周天气者，六期为一备"，指寅申岁、卯酉岁、辰戌岁、巳亥岁、子午岁、丑未岁的卯酉线二十八宿背景天象的互相对应。"终地纪者，五岁为一周"指一个六十甲子月周期刚好五岁，起于甲子岁，终于癸巳岁，历经六期五六相合凡三十岁、七百二十气为一纪。再从甲午岁起算，终于癸亥岁，历经三十岁再为一纪。六十是十干和十二支的最小公倍数，一个完整的六十甲子纪岁周期，需要两纪共六十岁、一千四百四十气而为一周。同样得"太岁晨出东方"时的子线为"岁阴所在上（北）中天"，午线为"下（南）中天所在"的二十八宿子午线关系表，具体见表3-5。

表3-5　岁阴（上中天）、下中天位置的二十八宿子午线关系表

月＼岁	寅	卯	辰	巳	午	未	申	酉	戌	亥	子	丑
寅月	娄						娄					
卯月		昴						昴				
辰月			参						参			
巳月				鬼						鬼		
午月					张						张	
未月						轸						轸
申月	亢						亢					
酉月		房						房				

月＼岁	寅	卯	辰	巳	午	未	申	酉	戌	亥	子	丑
戌月				箕					箕			
亥月					牛					牛		
子月						危					危	
丑月							壁					壁

从表 3-5 可以看出，十二支岁上半年（寅月→未月）出现太岁晨出东方的时刻，岁阴的位置从娄宿，逆时针次序变换至轸宿，此为"奎壁角轸，则天地之门户也"之"春分→秋分"的天之门户区间；十二支岁下半年（申→丑月）出现太岁晨出东方的时刻，岁阴的位置从亢宿，逆时针次序变换至壁宿，此为"奎壁角轸，则天地之门户也"之"秋分→春分"的地之门户区间。

2. 上见司天、下见在泉的岁客六气抽象 《素问·六元正纪大论》云："帝曰：天地之数，终始奈何？岐伯曰：悉乎哉问也。是明道也。数之始，起于上而终于下，岁半之前，天气主之；岁半之后，地气主之；上下交互，气交主之。岁纪华矣。故曰：位明。气月可知乎？所谓气也……命其位而方月可知也。"位明、气月可知乎、命其位而方月可知也，均指"非闰月朔日，太岁晨出东方"时刻的岁阴（月亮）所在方位，是岁客六气的主要观测天象。

若从十二支岁上半年（寅月→未月）进入"天之门户"的娄宿起算，"天门"从"则出地者，命曰阴中之阳"之"少阳……名曰阴中之少阳"开始，按岁客六气的序列进行布数，则奎娄宿为始、翼轸宿为终：奎娄抽象为少阳（一阳），胃昴毕抽象为阳明（二阳），觜参抽象为太阳（三阳），井鬼抽象为厥阴（一阴），柳星张抽象为少阴（二阴），翼轸抽象为太阴（三阴）。

若从十二支岁下半年（申→丑月）进入"地之门户"的亢宿起算，"地户"从"未出地者，命曰阴处，名曰阴中之阴"之"厥阴……名曰阴（中）之绝阴"开始，按岁客六气的序列进行布数，则角亢宿为始，室壁宿为终：角亢抽象为厥阴（一阴），氐心房抽象为少阴（二阴），尾箕抽象为太阴（三阴），斗牛抽象为少阳（一阳），女虚危抽象为阳明（二阳），室壁抽象为太阳（三阳）。

由于太岁晨出东方时，岁阴位于太岁逆时针 90° 左右的上中天（北中天）。例如，寅申之岁，寅月（正月）朔日平旦视之，岁阴位于"上中天（北中天）"的星象背景是奎娄，抽象为少阳（一阳），此为上见少阳司天；此时"下中天（南中天）"的星象背景是角亢，抽象为厥阴（一阴），此为"少阳在上，则厥阴在下"的厥阴在泉。故曰："寅申之岁，上见少阳，厥阴在泉。"

以此类推，就可以得出《素问·五运行大论》所云："帝曰：何谓下？岐伯曰：厥阴在上，则少阳在下……少阴在上，则阳明在下……太阴在上，则太阳在下……少阳在上，则厥阴在下……阳明在上，则少阴在下……太阳在上，则太阴在下。"以及《素问·天元纪大论》所云："子午之岁，上见少阴；丑未之岁，上见太阴；寅申之岁，上见少阳；卯酉之岁，上见阳明；辰戌之岁，上见太阳；巳亥之岁，上见厥阴。少阴所谓标也，厥阴所谓终也……所谓本也，是谓六元"。"少阴所谓标也"指"子午之岁上见少阴"是末端，"厥阴所谓终也"指"巳亥之岁上见厥阴"是终端，提示这是一个循环，有末无始，有始无末，周而往复。《说文解字》云："元，始也。"《康熙字典》云："九家易曰：元者，气之始也。"由于岁客六气的六步相生次序，故称为"六元"，指岁客六气的数之始，对应"少阴所谓标也，厥阴所谓终也"，也是六气循环的周而往复之意。此为岁客之气"上见司天，下见在泉"的应象取数。

3. 所谓"朱熹河图、洛书"的实质复原 冯时《中国天文考古学·天数发微》云："在古彝文中，与'河图'相似的图名为'五生十成图'，与'洛书'相似的图则名为'十生五成图'……它们不仅显示了两幅图形实际是互异的两个布数结果，而且有着共同的渊源。所谓的'河图'，其实只是体现生成数体系的五位图，而（所谓的）'洛书'则是体现天地数体系的九宫图，其实质则是反映古人不同天数观的'五十图数'。"具体见图3-1。

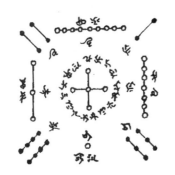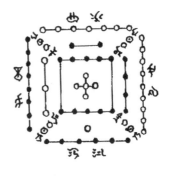

图 3-1　古彝文文献"十生五成图（左）"和"五生十成图（右）"

十生五成图（九宫图、所谓的"朱熹洛书"）以《周易·系辞上》"天一，地二，天三，地四，天五，地六，天七，地八，天九，地十，天数五，地数五，五位相得而各有合。天数二十有五，地数三十，凡天地之数五十有五"为数，以"天一生水居正北，每四乃还于中宫"为原则，则得四正为：北正一，东正三，中正五，西正七，南正九，若要每条直线相加均等，则必是二四为肩，六八为足：东北维八，东南维四，西南维二，西北维六。从东正开始的逆时针圆数序为3、8、1、6、7、2、9、4。

五生十成图（所谓的"朱熹河图"）以《周易郑康成注》"天一生水于北，地二生火于南，天三生木于东，地四生金于西，天五生土于中……地六成水于北与天一并，天七成火于南与地二并，地八成木于东与天三并，天九成金于西与地四并，地十成土于中与天五并也"为数，以"天一生水居正北"为原则，则得地六成水于北与天一并，外圈逆时针错开到西北维为六；地八成木于东与天三并，外圈逆时针错开到东北维为八，则得西北维为六，北正一，东北维八，东正三。同理，外圈逆时针错开可得：东南维七，南正二，西南维九，西正四。从东正开始的逆时针圆数序为3、8、1、6、4、9、2、7。

可以看出，从东正三→西北维六的逆时针数序，"朱熹洛书"和"朱熹河图"都是3、8、1、6；从西正→东南维的数序，"朱熹洛书"的7、2、9、4和"朱熹河图"的4、9、2、7数序一样，只是数序的方向相反而已。因此，所谓的"朱熹河图"只是"朱熹洛书"从"西正→东南维"的位置，转换了数序方向的另一种表现形式而已。可以明确的是，冯时《中国天文考古学·天数发微》"宋人发展的所谓'河图''洛书'原本应该同属洛书"的结论，是正确的。朱熹《周易本义》所谓的"河图"和"洛书"，原本就是真正洛书的两种表现形式，十生五成图（所谓的"朱熹洛书"）实质为天地数系统的"八方九宫圆图"；五生十成图（所谓的"朱熹河图"）是八方九宫圆图在"西正→东南维"位置转换数序的另一种表现形式，实质为天（之门户）地（之门户）生成数相并的三阴三阳术数"五位九宫方图"。

结合岁阴（月亮）在二十八宿方位抽象岁客六气的规律，地之门户的"亢宿（东南维偏向东正位）抽象厥阴→室壁宿（西北维）抽象太阳"顺应了真正洛书"东正三→西北维六"的数序方向，而天之门户"娄宿（西北维偏向西正）抽象少阳→翼轸（东南维）抽象太阴"顺应了真正洛书"西正→东南维"的另一种数序方向。可以明确，岁客之气"三阴三阳"与"五位九宫方图"的数序方向相同。因此，真正洛书的两种表现形式，"八方九宫圆图"是对先天八卦、后天八卦，或天气之象六主气"正立而待之"的"分至启闭八节"进行的抽象布数，所以布数形式是单圈圆图；"五位九宫方图"

是根据"所谓戊己分者，奎壁角轸，则天地之门户也"对岁客之气"上见司天，下见在泉"进行的抽象布数，所以布数形式是上下两层的双圈方图。

4. 上见司天、下见在泉、间气的循周往复 参照表3-3"六十甲子岁运、客运表"的形式，根据《素问·六元正纪大论》："帝曰：太阳之政奈何？岐伯曰：辰戌之纪也……阳明之政奈何？岐伯曰：卯酉之纪也……少阳之政奈何？岐伯曰：寅申之纪也……太阴之政奈何？岐伯曰：丑未之纪也……少阴之政奈何？岐伯曰：子午之纪也……厥阴之政奈何？岐伯曰：巳亥之纪也。"可得下表，具体见表3-6。

表3-6 岁气、客气（司天、在泉、间气）列表

十干岁 排序	丙 壬 戊 甲 庚	丁 癸 己 乙 辛	戊 甲 己 丙 壬	己 乙 辛 丁 癸	甲 庚 丙 壬 戊	乙 辛 丁 癸 己
十二支岁	寅申	卯酉	辰戌	巳亥	子午	丑未
岁气（司天）	少阳	阳明	太阳	厥阴	少阴	太阴
六气（司天）	相火	燥气	寒气	风气	热气	湿气
初之气－丑寅－间气	少阴	太阴	少阳	阳明	太阳	厥阴
二之气－卯辰－间气	太阴	少阳	阳明	太阳	厥阴	少阴
三之气－巳午－同司天	少阳	阳明	太阳	厥阴	少阴	太阴
四之气－未申－间气	阳明	太阳	厥阴	少阴	太阴	少阳
五之气－酉戌－间气	太阳	厥阴	少阴	太阴	少阳	阳明
终之气－亥子－同在泉	厥阴	少阴	太阴	少阳	阳明	太阳

表3-6的原理是根据"上见司天、下见在泉"的天文星象进行移光定位抽象而得。《素问·五运行大论》云："所谓戊己分者，奎壁角轸，则天地之门户也……《论》言天地者，万物之上下；左右者，阴阳之道路，未知其所谓也。岐伯曰：所谓上下者，岁上下，见阴阳之所在也。左右者，诸上见厥阴，左少阴右太阳；见少阴，左太阴右厥阴；见太阴，左少阳右少阴；见少阳，左阳明右太阴；见阳明，左太阳右少阳；见太阳，左厥阴右阳明。所谓面北而命其位，言其见也。"指面向北中天（上中天）进行移光定位，含义是从上半年天之门户的少阳开始，抽象取岁气三阴三阳的数序，放在"五位九宫方图"内圈（设定从内向外取数：内圈为上，是天数；外圈为下，是地数），按逆时针（从右向左）排序"少阳→阳明→太阳→厥阴→少阴→太阴"，不论见到什么，其在内圈（上见）的左右一定是"诸上见厥阴，左少

阴，右太阳……见太阳，左厥阴，右阳明"。由于是从"则出地者"的天之门户起数，故以上半年之主"夏至"午月所处的三之气，同司天之气。

《素问·五运行大论》云："帝曰：何谓下？岐伯曰：厥阴在上则少阳在下，左阳明右太阴；少阴在上则阳明在下，左太阳右少阳；太阴在上则太阳在下，左厥阴右阳明；少阳在上则厥阴在下，左少阴右太阳；阳明在上则少阴在下，左太阴右厥阴；太阳在上则太阴在下，左少阳右少阴。所谓面南而命其位，言其见也。上下相遘，寒暑相临，气相得则和，不相得则病。"指面向南中天（下中天）进行移光定位，含义是从下半年地之门户的厥阴开始，抽象取岁气三阴三阳的数序，放在"五位九宫方图"外圈（为下，是地数），按逆时针（从右向左）排序"厥阴→少阴→太阴→少阳→阳明→太阳"。由于内圈起数于少阳，外圈起数于厥阴，则形成"少阳在上，则厥阴在下……太阴在上，则太阳在下"的形态，且不论在外圈（下见）见到什么，其左右肯定是"少阳在下，左阳明，右太阴……太阴在下，左少阳，右少阴"，此为"上见司天，下见在泉"天文星象的抽象数图。由于是从"未出地者"的地之门户起数，故以下半年之主"冬至"子月所处的终之气，同在泉之气。

《素问·至真要大论》云："帝曰：地化奈何？岐伯曰：司天同候，间气皆然。帝曰：间气何谓？岐伯曰：司左右者，是谓间气也。帝曰：何以异之？岐伯曰：主岁者纪岁，间气者纪步也。"间气是司天之气、在泉之气之外的初之气、二之气、四之气和五之气，客气的司天主管一岁，在泉管下半年，间气只管一步。因此，"司天之气"代表了岁气。

5. 六客气司天、在泉、间气的气候变化

根据《素问·六元正纪大论》，客气"凡此司天之政"气候类型简表见表 3-7。

表 3-7　客气"凡此司天之政"气候类型简表

分类	凡此太阳司天之政	凡此阳明司天之政	凡此少阳司天之政	凡此太阴司天之政	凡此少阴司天之政	凡此厥阴司天之政
初之气	气乃大温	水乃冰，寒雨化	风胜乃摇，寒乃去，候乃大温	寒乃去，春气正，风乃来	蛰复藏水乃冰，霜复降，风乃至	寒始肃，杀气方至
二之气	大凉反至	物乃生荣	火反郁，白埃四起，云趋雨府	大火正，物承化，民乃和	风乃行，春气以正，寒气时至	寒不去，霜乃降，寒雨数至

分类	凡此太阳司天之政	凡此阳明司天之政	凡此少阳司天之政	凡此太阴司天之政	凡此少阴司天之政	凡此厥阴司天之政
三之气	寒气行，雨乃降	凉乃行，燥热交合	炎暑至，雨乃涯	雨乃时降，寒乃随之	大火行，庶类蕃鲜	天政布，风乃时举
四之气	风湿交争，风化为雨	寒雨降	凉乃至，炎暑间化	寒风晓暮，蒸热相薄	大雨时行，寒热互至	溽暑湿热相薄
五之气	阳复化，草乃长	春令反行，草乃生荣	寒乃来，雨乃降	寒露下，霜乃早降	暑反至，阳乃化	燥湿更胜，寒气及体，风雨乃行
终之气	地气正，湿令行	候反温，蛰虫来见，流水不冰	风乃至，万物反生，雾雾以行	寒大举、湿大化、霜乃积、水坚冰	燥令行	蛰虫出现，流水不冰

《素问·五常政大论》云："少阳司天，火气下临……阳明司天，燥气下临……太阳司天，寒气下临……厥阴司天，风气下临……少阴司天，热气下临……太阴司天，湿气下临。"《素问·天元纪大论》云："厥阴之上，风气主之；少阴之上，热气主之；太阴之上，湿气主之；少阳之上、相火主之；阳明之上，燥气主之；太阳之上，寒气主之。"《素问·至真要大论》云："厥阴司天，其化以风；少阴司天，其化以热；太阴司天，其化以湿；少阳司天，其化以火；阳明司天，其化以燥；太阳司天，其化以寒。"注意，少阳对应了相火，少阴对应的却不是君火，而是热气。表3-6和表3-7联合运用，即可对十二支岁六气系统"寒湿相遘，燥热相临，风火相值"的气候特征进行预测。从表3-6可以看出，丑岁和未岁的六主气和六客气相同，或称为主气和客气相互叠加，此为六气的客主加临，是季节性周期的气候变化和年际周期的同类性质气候变化叠加共振，使该类性质的气候现象更加强烈。

除此之外，还可以对气候与疾病的发生规律进行预测，《素问·五运行大论》云："上下相遘，寒暑相临，气相得则和，不相得则病……间气何如？岐伯曰：随气所在，期于左右。帝曰：期之奈何？岐伯曰：从其气则和，违其气则病，不当其位者病，迭移其位者病，失守其位者危，尺寸反者死，阴阳交者死。先立其年，以知其气，左右应见，然后乃可以言死生之逆顺。"上，是内圈为上的天之门户起数，指代上半年，即司天；下，是外圈为下的地之门户起数，指代下半年，即在泉。上、下，分别化为岁气司天、在泉"风热湿火燥寒"之气。遘、临，都是相遇、交替往复之义。"上下相遘，寒暑相临""间气……随气所在，期于左右"，均是司天之气、在泉之气、间气"风热湿火燥寒"之气的上下气交、左右寒暑循环，则是气相得则和，与天气之象六主气的"寒湿相遘，燥热相临，风火相值"异曲同工。若是异常的不当其位、迭移其位，或违逆自然之顺气，则是病态。

四、天符岁会之太过不及，同天化同地化

运气化合，是五运和六气的同类或异类化合，是季节性周期的气候变化和年际周期的同类性质气候变化叠加共振，包含天符、岁会、同天符、同岁会、太乙天符。

（一）运气同化的五种类型

《素问·六元正纪大论》云："愿闻同化何如？岐伯曰：风温春化同，热曛昏火夏化同，胜与复同，燥清烟露秋化同，云雨昏暝埃长夏化同，寒气霜雪冰冬化同，此天地五运六气之化，更用盛衰之常也。"含义是五运和六气的同化：木同风化、火同热化、土同湿化、金同燥化、水同寒化。根据《素问》中出现的名词，运气同化共有五种类型：天符、岁会、同天符、同岁会、太乙天符。《素问·六元正纪大论》云："太过而同天化者三，不及而同天化者亦三，太过而同地化者三，不及而同地化者亦三，此凡二十四岁也。帝曰：愿闻其所谓也。岐伯曰：甲辰甲戌太宫下加太阴，壬寅壬申太角下加厥阴，庚子庚午太商下加阳明，如是者三……如是者三……如是者三……如是者三。"岐伯详细列举了二十四岁的太过、不及同天化和同地化者。

1. 同天符 是太过的岁运（阳干岁）和在泉之气同化。太过而同天化者三，例如，甲辰岁、甲戌岁，为土运太过＋太阴在泉；壬寅岁、壬申岁，为木运太过＋厥阴在泉；庚子岁、庚午岁，为金运太过＋阳明在泉，共有六岁。丙岁为水运太过，太阳在泉为丑未之岁；戊岁为火运太过，少阴在泉为卯酉之岁，少阳在泉为巳亥之岁。丙干不与丑未支相配，戊干不与卯酉支、巳亥支相配，丙岁、戊岁没有同天符。癸巳癸亥少徵下加少阳，辛丑辛未少羽下加太阳，癸卯癸酉少徵下加少阴，如是者三。

2. 同岁会 是不及的岁运和在泉之气同化。不及而同天化者亦三，例如，癸巳岁、癸亥岁，为火运不及＋少阳在泉；辛丑岁、辛未岁，为水运不及＋太阳在泉；癸卯岁、癸酉岁，为火运不及＋少阴在泉，共有六岁。乙岁为金运不及，阳明在泉为子午之岁；丁岁为木运不及，厥阴在泉为寅申之岁；己岁为土运不及，太阴在泉为辰戌之岁。乙干不与子午支相配，丁干不

与寅申支相配，己干不与辰戌支相配，乙岁、丁岁、己岁没有同岁会。戊子戊午太徵上临少阴，戊寅戊申太徵上临少阳，丙辰丙戌太羽上临太阳，如是者三。丁巳丁亥少角上临厥阴，乙卯乙酉少商上临阳明，己丑己未少宫上临太阴，如是者三。除此二十四岁，则不加不临。

3. 天符 是太过、不及的岁运和岁气同化。太过而同天化者三，不及而同天化者亦三，例如，戊子岁、戊午岁，为火运太过＋少阴司天；戊寅岁、戊申岁，为火运太过＋少阳司天；丙辰岁、丙戌岁，为水运太过＋太阳司天。丁巳岁、丁亥岁，为木运不及＋厥阴司天；乙卯岁、乙酉岁，为金运不及＋阳明司天；己丑岁、己未岁，为土运不及＋太阴司天。《素问·六微旨大论》云："帝曰：土运之岁，上见太阴；火运之岁，上见少阳、少阴；金运之岁，上见阳明；木运之岁，上见厥阴；水运之岁，上见太阳，奈何？岐伯曰：天之与会也。故《天元册》曰天符。"这是对天符的另一种描述，共有十二岁：甲岁为土运太过，太阴司天为丑未之岁；庚岁为金运太过，阳明司天为卯酉之岁，庚干不与卯酉支相配；辛岁为水运不及，太阳司天为辰戌之岁；壬岁为木运太过，厥阴司天为巳亥之岁；癸岁为火运不及，少阴司天为子午之岁，少阳司天为寅申之岁。甲干不与丑未支相配，辛干不与卯酉支相配，壬干不与巳亥支相配，癸干不与子午支、寅申支相配，甲岁、庚岁、辛岁、壬岁、癸岁没有天符。

同天符、同岁会、天符均没有重复。

4. 岁会 是岁运和岁支的五方正位同化，指岁运和岁支的五方正位"子、午、卯、酉、丑、辰、未、戌"同化。《素问·六微旨大论》云："帝曰：何谓当位？岐伯曰：木运临卯，火运临午，土运临四季，金运临酉，水运临子，所谓岁会，气之平也。"例如，（丁壬）木运临卯，为丁卯岁（壬干不与卯支相配，无岁对应）；（戊癸）火运临午，为戊午岁。《素问·六元正纪大论》的戊午岁，没有标注"岁会"，但标注了太一天符，太一天符包含岁会。癸干不与午支相配，无岁对应。（甲己）土运临四季（丑、辰、未、戌），为己丑岁、甲辰岁、己未岁、甲戌岁（同天符）。甲干不与丑未支相配，己干不与辰戌支相配，无岁对应。（乙庚）金运临酉，为乙酉岁。庚干不与酉支相配，无岁对应。（丙辛）水运临子，为丙子岁。辛干不与子支相配，无岁对应。以上岁会，共有八岁。除了八个岁会，六十甲子周期余下的五十二岁，均是非位的非岁会，此为《素问·六微旨大论》云："帝曰：非位何如？岐伯曰：岁不与会也。"

5. 太一天符之会 既是天符，又是岁会。天符岁会何如？岐伯曰：太一天符之会也。有戊午岁、己丑岁、己未岁、乙酉岁，共四岁。甲辰岁、甲戌岁，既是岁会又是同天符。只有丁卯岁、丙子岁，是单纯的岁会。五运与六气在六十甲子周期里，十二岁天符＋六岁同天符＋六岁同岁会＋两个单纯的岁会，共有二十六个岁的运气同化。

（二）运气同化关系和应对方法

1. 运气同化的关系和地位 《素问·六微旨大论》云："其贵贱何如？岐伯曰：天符为执法，岁位为行令，太一天符为贵人。"《史记·越王勾践世家》云："范蠡曰：君行令，臣行意。"《史记·滑稽传·淳于髡传》云："赐酒大王之前，执法在傍，御史在后，髡恐惧俯伏而饮，不过一斗径醉矣。"《晋书·志·天文上》云："魁中四星为贵人之牢，曰天理也。"由此可知：太一是极星，是贵人（基准），为恒星年历法，引申在第二阶地之阴阳术数系统，对应天气之象（六气）术数；天符是天的符命，是极星的指示（斗杓的指向），是执法，为方位指向的季节，引申在第二阶地之阴阳术数系统，对应地理之形（五运）术数；岁位是干支纪岁，指行令，是季节的落实，物生其应也；天地万物是贵人、执法和行令的管理对象，顺之者则生，逆之者则亡，适者生存。

《素问·六微旨大论》云："帝曰：邪之中也奈何？岐伯曰：中执法者，其病速而危；中行令者，其病徐而持；中贵人者，其病暴而死。帝曰：位之易也何如？岐伯曰：君位臣则顺，臣位君则逆。逆则其病近，其害速；顺则其病远，其害微。所谓二火也。"什么是邪？岐伯回答"非其位则邪，当其位则正"，地理之形（五运）术数不当其位，季节到来过早，或过迟，或过强，或过弱，其病速而危；物生之应（生物个体）不当其位之病（生物内环境改变）缓慢而持久；天气之象（六气）术数不当其位，历法季节异常，六月飞雪，冬日炎热，春节旱灾，秋季洪涝，故病暴而死。

2. 五运六气的气机太过和不及 《素问·六元正纪大论》云："五运之气，亦复岁乎？岐伯曰：郁极乃发，待时而作者也……五常之气，太过不及，其发异也……太过者暴，不及者徐，暴者为病甚，徐者为病持……太过者其数成，不及者其数生，土常以生也……六位之气，盈虚何如？岐伯曰：太少异也，太者之至徐而常，少者暴而亡。"五运之气，太过的特征均是提前突然而至，且持续时间短；不及的特征均是来得延后缓至，且持续时间长。六位之气，恰好相反，太过的特征均是提前缓缓而来，且持续时间长；不及的特征均是来得延后突然而至，且容易消失。这又是一把密钥：运气太过使用的是"成数"术数系统，运气不及使用的是"生数"系统。如何判断阴阳术数气机的至或不至？《素问·六元正纪大论》云："运太过则其至先，运不及则其至后，此候之常也。帝曰：当时而至者何也？岐伯曰：非太过非不及，则至当时，非是者眚也。帝曰：善。气有非时而化者何也？岐伯曰：太过者当其时，不及者归其己胜也。"

《素问·六元正纪大论》云："水发而雹雪，土发而飘骤，木发而毁折，金发而清明，火发而曛昧，何气使然？岐伯曰：气有多少，发有微甚，微者当其气，甚者兼其下，征其下气而见可知也。"五运六气的气机运行郁滞，郁积达到一定的程度，待时而作，则表现出一系列特征性的"灾害性气候症状"。具体的气候表现，《素问·六元正纪大论》云："土郁之发，岩谷震惊，雷殷气交，埃昏黄黑……金郁之发，天洁地明，风清气切，大凉乃举……水郁之发，阳气乃辟，阴气暴举，大寒乃至，川泽严凝……木郁之发，太虚埃昏，云物以扰，大风乃至，屋发折木……火郁之发，太虚曛翳，大明不彰，炎火行，大暑至……有怫之应而后报也，皆观其极而乃发也，木发无时，水随火也。谨候其时，病可与期，失时反岁，五气不行，生化收藏，政无恒也。"

关于治理方法，《素问·六元正纪大论》云："木郁达之，火郁发之，土郁夺之，金郁泄之，水郁折之，然调其气，过者折之，以其畏也，所谓泻之。"《康熙字典》云："达，滑也。""发，越也……宣发也……谓开出也。""夺，强取也……镌削禄阶亦曰夺。""泄，除去也。""折，体解节折而共饮食之，于是乎有折俎。"木郁的机制是生荣、发陈受滞，需助力生长，滑而畅达，推陈致新；火郁的机制是火热内滞，需宣发而越出；土郁的机制是主转化，上下交通壅滞，需强夺镌削，导滞消散；金郁的机制是收降被滞，需助力通降而泄之；水郁的机制是潜藏受滞，需破解气机的滞涩，助力潜藏。或达，或发，或夺，或泄，或折，均是一个意思，指通畅滞涩的气机，使生、长、化、收、藏的气机通畅无阻，如环无端。

第二节　与自然和谐相处，并追求自身的发展

《素问》运气七篇，是经过不同时代"至人"级别的古人，不断补充完善的著作集。虽然其对应的阴阳角度不同，但其要义是统一的，均是第二阶地之阴阳术数系统的下层分阶天气之象（六气）术数、地理之形（五运）术

数，以及万物（人）阴阳术数相互关联。"至人"在认识自然的过程中，尊重自然，与自然和谐相处，尽力追求自身的发展，淳德全道，故能"积精全神，游行天地之间，视听八达之外，此盖益其寿命而强者也，亦归于真人"。

一、看得见的无形，以象之谓也

《周易·系辞上》云："是故阖户谓之坤，辟户谓之乾，一阖一辟谓之变，往来不穷谓之通，见乃谓之象，形乃谓之器。"地球环境系统天气之象（六气）、地理之形（五运）的象变，指神无方而易无体，是看得见的无形之象，不是具有生命体特征的有形之器，仍然是"不以数推，以象之谓也"。

（一）天地交感，物种起源

《周易·系辞上》对生命体气机运动变化、天地之象的气机运动变化，在文字上进行了区别：见乃谓之象，形乃谓之器。形，特指具有生命特征的形态，狭义特指人体，也就是器。形乃谓之器，是人中之阴阳术数系统最重要的特征，是区别于天之阴阳术数系统和地之阴阳术数系统的标志。无形则不谓之器，既已显现、已看得见，那不就有形了吗？地球环境系统中，看得见的是云雾雨，虽已显现，但都无形。地之阴阳术数系统（地球环境系统）没有器，第三阶的天气之象（六气）、地理之形（五运），二者均可以看得见，但因无形，特征是"见乃谓之象"，故天（气）地（形）之阴阳运动变化称为"象变"。

1. 此天地之阴阳也，属于地之阴阳术数系统的下级分阶　什么是"神"？《周易·系辞上》云："《易》与天地准，故能弥纶天地之道……通乎昼夜之道而知，故神无（一作"万"）方而《易》无体……生生之谓易，成象之谓乾，效法之谓坤。极数知来之谓占，通变之谓事，阴阳不测之谓神。"这是《老子》"人法地，地法天，天法道，道法自然"的倒叙表达。极，指太极；数，指演算、推导；事，指所谓的人事。根据"道法自然"就可以推导、预测风调雨顺；从风调雨顺的逻辑，可以得出"国泰民安"；从国泰民安的逻辑，可以推算出"人事"，故"神"就是"道法自然"的"自然"。《周易·系辞上》云："制而用之谓之法，利用出入、民咸用之谓之神。"《说文解字》云："咸，皆也，悉也。"根据这个逻辑方法来推导和预测，民众皆用之并得到收获（利），故谓之神。

什么是"阴阳不测之谓神"？《素问·天元纪大论》云："黄帝问曰：天

有五行御五位，以生寒暑燥湿风；人有五脏化五气，以生喜怒思忧恐，《论》言五运相袭而皆治之，终期之日，周而复始，余已知之矣，愿闻其与三阴三阳之候奈何合之？"黄帝根据天、地、人之阴阳相应，询问"五行御五位→五运相袭→五脏化五气（脏腑理论）"如何与"三阴三阳"之候结合。注意：在地之阴阳术数系统这个位置，写的是五运相袭，而不是五位相袭、五行相袭。黄帝问的三阴三阳，相对于天之阴阳术数系统，是在地之阴阳术数系统的层次之下，第三阶分出的天气之象（六气）术数、地理之形（五运）术数，再第四阶分出天气之象的五气"风热湿燥寒"、地理之形的五形"木火土金水"。《素问》提到"天地"的文字，基本上是地之阴阳术数系统层次之下的"天（气之象）地（理之形）"。真正的第二阶天之阴阳术数系统，均是使用太虚寥廓、九星悬朗、七曜周旋等历法概念，被归于"极数知来之谓占，通变之谓事"的"数之可数"术数系统范畴，这是知历者和《太始天元册》所遵循的理想星象规律，故均能数之可数。鬼臾区回答："夫五运阴阳者，天地之道也，万物之纲纪，变化之父母，生杀之本始，神明之府也，可不通乎。"这里的主语是地之阴阳术数系统（地球环境系统）：夫五运阴阳者，天（气之象）地（理之形）之道也，是天（气之象）地（理之形）相互交感后的二生三，三生万物。二为什么可以生三，物种为什么可以起源？《素问》说这是天（气之象）地（理之形）交感的作用，是"自然"的作用，故"阴阳不测之谓神"。

2. 气的有形质或无形质，均是以象之谓的无形　《素问·天元纪大论》云："帝曰：上下相召奈何？鬼臾区曰：寒暑燥湿风火，天之阴阳也，三阴三阳上奉之。木火土金水火，地之阴阳也，生长化收藏下应之。天以阳生阴长，地以阳杀阴藏。天有阴阳，地亦有阴阳。故阳中有阴，阴中有阳。"天气之象的六气"寒暑燥湿风火"，对照"神"在天气之象的五气"风热湿燥寒"，没有了热，多了暑、火。《说文解字》云："奉，承也。"指五气"风热湿燥寒"已经取象比类为静态的五形"木火土金水"，五气"风热湿燥寒"为自身内部的循环，五形"木火土金水"也是自身内部的循环，二者没有相互交感，不足以化育生长万物。

必须是气与形的相互交感，才能化育生长万物。神的表现是《素问·天元纪大论》"神在天为风，在地为木；在天为热，在地为火；在天为湿，在地为土；在天为燥，在地为金；在天为寒，在地为水。故在天为气，在地成形，形气相感，而化生万物矣"。神，在地之阴阳术数系统的天气之象（六气）表现是六气"寒暑燥湿风火"，指六类天气（眼睛看不见的形态称为气，属于气的无形质）的气机趋势；在地理之应（五运）表现是六节气位"木火土金水火"，是六类地形的静态特征（眼睛看得见的形态称为形，属于气的有形质），也是五个季节中万物表现出"生、长、化、收、藏"五种气机的形态呈现。显明之右，君火之位，是上一年度第五阶地理应六节气位的"地气之形"，相当于艮卦的"万物之所成终，而所成始也"，弥补了五行历法"藏→长"之间没有转化过程的缺陷。注意："在地（理之应）则成形"并不是《周易·系辞上》"形乃谓之器"具有生命体征的形，而是以眼睛看得见为标准的六节气位之形"木火土金水火"。眼睛看得见称为（地）形，看不见称为（天）气，仍然是第二阶地之阴阳术数系统的"见乃谓之象"，并不是人中之阴阳术数系统的"形乃谓之器"。

天气之象的六气"寒暑燥湿风火"，是从天气之象的气机升降运动角度进行取象比类，除了气的自身内部循环以外，还具有上下相召的动态趋势，三阴（风火湿）三阳（暑燥寒）都属于天气之象，气机上升为天，故"三阳生三阴长"；六节气位三阴（木火土）三阳（金水火）都属于地理之应，气机下降为地，故"三阳杀三阴藏"。虽然都用寒暑燥湿风火、木火土金水火，在天（气之象）则为六气，在地（理之形）则成六节气位，指天（气之象）地（理之应）相互交感，而化育生长万物。

"神"化育生长万物的机制是"夫变化之为用也，在天为玄，在人为道，在地为化，化生五味，道生智，玄生神"，也是描述宏观形态下的物种起源。太阳视运动南北回归周期变化的过程，《老子》称之为"玄之又玄"。神的变化的根本，必须从属于阴阳术数系统基准（核心）层级的玄，故称"玄生神"。地球环境系统"天（气之象）地（理之形）之道"的周期性气候振荡规律，或早或迟，或强或弱，终归是以"玄之又玄"的变化为决定作用，故地之阴阳术数系统"在地为化，化生五味"也是神的变化。人法地，人中之阴阳术数系统通过频繁地与地球环境系统交换物质和能量（吃喝饮食和吸入清气、排泄二便和呼出浊气），使人体的气机运动维持稳定、宏观有序的形态和功能，故"道生智（智＝人）"。故"玄学"可做一个定义，指研究太阳回归视运动周期对地球气候、生态环境变化周期，以及人体内环境变化周期的影响和规律的科学。

（二）五六相合，上下相召

天（气之象）地（理之形）上下相召，是五运和六气运动的主要形式。《素问·阴阳应象大论》云："阴阳者，天地之道也，万物之纲纪，变化之父母，生杀之本始，神明之府也，治病必求于本。故积阳为天，积阴为地……故清阳为天，浊阴为地。地气上为云，天气下为雨，雨出地气，云出天气。"地之阴阳术数系统（地球环境系统）没有"器"，气机运动变化就只有"升"和"降"两种形态。

1. 神的气机运动方式 《素问·天元纪大论》云："何谓气有多少，形有盛衰？鬼臾区曰：阴阳之气各有多少，故曰三阴三阳也。形有盛衰，谓五行之治，各有太过不及也。故其始也，有余而往，不足随之，不足而往，有余从之，知迎知随，气可与期。"多少、盛衰，是天（气之象）地（理之形）运行的循环交替，多过后是少，少过后为多；盛过后是衰，衰过后为盛。天气之象（六气）的六气"寒暑燥湿风火"的多少交替变化，处在一个循环周期变化的动态平衡形态；地理之形（五运）的五形"木火土金水"的盛衰交替变化，比对五季呈现的常形，可以判断出是太过，或是不及；天（气之象）地（理之形）相召相交相感，则天（气之象）地（理之形）阴阳在日常的"气有多少，形有盛衰"，相比较于地球环境系统在"玄之又玄"大周期的常数，可以看出不及、太过；损益是阳爻、阴爻的相互转化，"损益彰矣"指八卦（分至启闭八节）年际顺序周期更替变化，就能彰显出来。

关于五运和六气上下感应、相互错综复杂的机制，《素问·天元纪大论》云："愿闻五运之主时也何如？鬼臾区曰：五气运行，各终期日，非独主时也……所以欲知天地之阴阳者，应天之气，动而不息，故五岁而右迁；应地之气，静而守位，故六期而环会。动静相召，上下相临，阴阳相错，而变由生也。"黄帝从天之阴阳术数的十日历五行角度，询问地理之形（五运）的五形"木火土金水"的运行。鬼臾区说，五运行的含义很大，不单纯是五行这么简单。意思是，不要把地之阴阳术数系统的下层级分阶，与天之阴阳术数的下层级分阶混淆。天气之象（六气）三阴三阳"寒暑燥湿风火"的循环交替，是"阴阳之气各有多少"以阴阳之气的动态升降运动为表现；地理之应（五运）六节气位"木火土金水火"的循环交替，是形有盛衰，各有太过不及，以五运之气的即时形态，对照生长化收藏的五季常态，得出或为太过，或为不及的表现。

2. 下者左行，上者右行 《素问·五运行大论》云："动静何如？岐伯曰：上者右行，下者左行，左右周天，余而复会也……夫变化之用，天垂象，地成形，七曜纬虚，五行丽地。地者，所以载生成之形类也。虚者，所以列应天之精气也。形精之动，犹根本之与枝叶也，仰观其象，虽远可知也。"上者是天气之象十二支，下者是地理之应十干（君火之位，不参与气机轮回），十干和十二支顺序组合，在下的十干就会走得快一点，所以"下者左行"；在上的十二支就会走得慢一点，所以"上者右行"。与十干组合每一环会余下两支，再次与十干组合，共组合六期而得六十甲子一周天，这就是"应地（理之应）之气，静而守位，故六期而环会"。岐伯批评鬼臾区"应地者静"的观点，认为"变化之用，天垂象，地成形"，不论是象，还是形，都在周而往复地运动，不存在绝对的静。

《素问·天元纪大论》云："上下周纪，其有数乎？鬼臾区曰：天以六为节，地以五为制。周天气者，六期为一备；终地纪者，五岁为一周。君火以明，相火以位。五六相合，而七百二十气为一纪，凡三十岁；千四百四十气，凡六十岁而为一周，不及太过，斯皆见矣。"帝问鬼臾区，天（气之象）地（理之应）之阴阳，是通过什么术数规则，才能够动静相召、上下相临、阴阳相错。鬼臾区回答，以干支纪岁的方法计算，十干主地（理之应）之阴阳的五运；十二支主天（气之象）之阴阳的六气。"周天气者，六期为一备"同"六期而环会"；"终地纪者，五岁为一周"，指表3-2"六十甲子月表"，故曰"五岁为一周，君火以明，相火以位"。每岁十二干支月，以十二中气、十二节气，每六十甲子岁周期 $60 \times 12 = 720$，有七百二十个中气、七百二十个节气，共一千四百四十气。显然黄帝对这个农历干支纪岁法十分赞赏："请著之玉版，藏之金匮，署曰《天元纪》。"《素问·五运行大论》鬼臾区又问："土主甲己……子午之上，少阴主之……不合阴阳，其故何也？"这本来就是鬼臾区在《素问·天元纪大论》中说出来的，至于干支纪岁术数为什么这样配属，原来鬼臾区只会背书，并不知道其中的原理！

（三）天不足西北，地不满东南

《素问·五常政大论》描述中国的地理地势和气候特征："天不足西北，左寒而右凉；地不满东南，右热而左温，其故何也？岐伯曰：阴阳之气，高下之理，太少之异也。东南方，阳也，阳者其精降于下，故右热而左温。西北方，阴也，阴者其精奉于上，故左寒而右凉。"契合了"共工怒触不周之山，天柱折，地维绝，致天倾西北、地不满东南"的传说。生活在这个地势和气候条件下的人们，需要适应这个地势气候条件，适者生存，不适则消亡。

1. 季风环流系统的东升西降　中国处于世界最大海洋太平洋的西方、世界最大大陆亚欧大陆的东方，从西部腹地平均海拔 4000 米以上的地势，呈西高东低的阶梯状下降到 1000 米以下，并向海洋大陆架自然延伸，造成了强烈的海陆热力差异，有明显的季风气候特征。水的比热容比陆地要大，夏季陆地温度升高比海洋快，地表的气压海洋比陆地高，风从海洋吹向陆地（由东向西），形成夏季风；冬季陆地热量流失的速度比海洋快，地表的气压陆地比海洋高，风从陆地吹向海洋，形成冬季风。

《素问·六元正纪大论》观察和描述了这种季风气候："四时之气，至有早晏，高下左右，其候何如？岐伯曰：行有逆顺，至有迟速，故太过者化先天，不及者化后天。帝曰：愿闻其行何谓也？岐伯曰：春气西行，夏气北行，秋气东行，冬气南行。故春气始于下，秋气始于上，夏气始于中，冬气始于标。春气始于左，秋气始于右，冬气始于后，夏气始于前。此四时正化之常。"方位坐标：左东、右西、前南、后北。中国的季风气候特点，必是春气自东而来（始于左）往西行，夏气自南而来（始于前）往北行，秋气自西而来（始于右）往东行，冬气自北而来（始于后）往南行。根据中国西高（上）、东低（下）的地势特点，天气从左而来（春气始于下）必是上升，天气从西而来（秋气始于上）必是下降。南北位于东西的中间，夏气始于中的"中"指中间；段玉裁《说文解字注》云："标在取上，故引申之义曰标举。"冬气始于标的"标"是上，取"中上"之义，符合北方蒙古高原的地势特点。《素问·五常政大论》云："是以地有高下，气有温凉，高者气寒，下者气热。"随着地势的增高，气会温降低，一般情况下，每增高 100 米，气温约下降 0.65℃，故《素问·六元正纪大论》曰："故至高之地，冬气常在，至下之地，春气常在，必谨察之。"

《素问·阴阳应象大论》云："故清阳为天，浊阴为地。地气上为云，天气下为雨。雨出地气，云出天气。"天气，特指海陆热力差异的高空气流；地气，特指海陆热力差异的地表气流。二者形成了季风环流。由于地球的自转（地转偏向力），在高气压系统内部、低气压系统内部和不同气压系统之间流动的空气在水平方向上发生偏向，在北半球向右偏（东南→西北），在南半球向左偏（东北→西南）。所以，天不足西北，左寒而右凉；地不满东南，右热而左温；东南方，阳也，阳者其精降于下，故右热而左温；西北方，阴也，阴者其精奉于上，故左寒而右凉。这些都是对中国地域季风环流特点的客观描述。

2. 积云对流的甚纪五分，微纪七分 《素问·六元正纪大论》描述了天气、地气的对流环流关系："天地之气，盈虚何如？岐伯曰：天气不足，地气随之；地气不足，天气从之，运居其中而常先也……故上胜则天气降而下，下胜则地气迁而上，胜多少而差其分。微者小差，甚者大差，甚则位易气交，易则大变生而病作矣。《大要》曰：甚纪五分，微纪七分，其差可见。"①微者小差，相当于积云对流系统，指大气受热不均造成密度水平差异而引起的小尺度局地热对流，是积云内的对流运动，是大气运动的一种局地现象。②甚者大差，相当于中尺度对流系统，是造成暴雨、冰雹、雷雨大风和龙卷等灾害性天气的重要系统，由对流单体、多单体风暴和超级单体风暴以各种形式组织而成。积云对流系统是由"云内上升气流"和"云外下沉气流"组成的。③在中低纬度，对流云附近和云块之间的晴空，有一块明显的干下沉气流区，在云的中上部，云外的下沉气流速度为云内主要上升气流速度的 20% ～ 50%，若以"上升气流 / 下沉气流"为 42.86%（3 ：7）计算，此为"微纪七分""胜止十之三也"。④中尺度环流系统，是一支由边界层开始，倾斜上升直到对流层顶的暖湿气流，另一支中控干冷空气的下沉气流，与云中饱和空气混合后，使云中雨滴蒸发冷却，而形成维持强风暴系统的下沉气流。中尺度环流系统的上升气流与下沉气流势均力敌，故"甚纪五分，胜气居其半也"。这是中国古人对气象学与气候学规律的朴素观察和阴阳术数语言描述。

在不同地域的人们，需要对地域气候因素进行综合考量，《素问·五常政大论》云："其于寿夭何如？岐伯曰：阴精所奉其人寿，阳精所降其人夭。帝曰：善。其病也，治之奈何？岐伯曰：西北之气散而寒之，东南之气收而温之，所谓同病异治也……一州之气，生化寿夭不同，其故何也？岐伯曰：高下之理，地势使然也……高者其气寿，下者其气夭……故治病者，必明天道地理，阴阳更胜，气之先后，人之寿夭，生化之期，乃可以知人之形气矣。"因时、地、人制宜的综合考量，是中医学系统诊治疾病的逻辑主线。

二、主动改变自我，主动适应天地自然环境

地球上的所有生物均要"适者生存"。中国传统文化的核心思想，绝对不是被动适应环境，也绝不同于"弱肉强食"的"物竞天择"，如《礼记·中庸》所云："辟如天地之无不持载，无不覆帱；辟如四时之错行，如日月之代明；万物并育而不相害，道并行而不相悖。小德川流，大德敦化，此天地之所以为大也。"这是主动改变自我，使自我在"小德川流，大德敦化"的天地自然环境中主动适应，主动同化。这也是中华民族繁衍生息和文明延续五千多年而没有中断的重要保障之一。

（一）春夏养阳，秋冬养阴，以从其根

古人主动改变自我的目的，是主动适应天地自然环境。《素问·四气调

神大论》云："春三月，此谓发陈，天地俱生，万物以荣，夜卧早起，广步于庭，被发缓形，以使志生……此春气之应，养生之道也……夏三月，此谓蕃秀，天地气交，万物华实，夜卧早起，无厌于日，使志勿怒，使华英成秀……此夏气之应，养长之道也……秋三月，此谓容平，天气以急，地气以明，早卧早起，与鸡俱兴，使志安宁，以缓秋刑，收敛神气……此秋气之应，养收之道也……冬三月，此谓闭藏，水冰地坼，勿扰乎阳，早卧晚起，必待日光，使志若伏若匿……此冬气之应，养藏之道也。"此段文字，不必注解，熟读熟记则理自明，心宽天地阔，意正身自修。

1. 人体的动态气机，犹如天上的太阳 《素问·生气通天论》云："阳气者，若天与日，失其所，则折寿而不彰，故天运当以日光明。"气候长周期性振荡规律仅是决定不同地域气候变化的或早或迟，或强或弱而已。季节变化的根本，永恒地归根、依从于太阳视运动的南北回归周期变化，这就是《素问·四气调神大论》所云："故阴阳四时者，万物之终始也，死生之本也，逆之则灾害生，从之则苛疾不起，是谓得道。"

《素问·四气调神大论》云："天气清净光明者也，藏德不止，故不下也。天明则日月不明，邪害空窍，阳气者闭塞，地气者冒明，云雾不精，则上应白露不下。交通不表，万物命故不施，不施则名木多死……逆春气则少阳不生……逆夏气则太阳不长……逆秋气则太阴不收……逆冬气则少阴不藏。"春生、夏长、秋收、冬藏，是四时的正序。木生、火长、土化、金收、水藏，是五行的正序。《康熙字典》云："德……《正韵》凡言德者，善美，正大，光明，纯懿之称也……又《韵会》四时旺气也。"德，指五行季节之旺气（清净光明之气），即《素问·五运行大论》所云："神在天为风，在地为木……其德为和……在天为热，在地为火……其德为显……在天为湿，在地为土……其德为濡……在天为燥，在地为金……其德为清……在天为寒，在地为水……其德为寒。"因此，"天气清净光明者也，藏德不止"指五行季节之旺气（清净光明之气）"和、显、濡、清、寒"随五行之正序循环往复，气机运行顺畅无阻，且其光明潜藏育蓄而不暴露，能量内敛而不外泄，故能生生不息，周循不止。《康熙字典》云："《尔雅·释诂》下，落也。《邢疏》下者，自上而落也。草曰零，木曰落。""故不下也"指清净光明之气不暴露外泄而零落。

若天气光明暴露外泄而显现为"天明"，此为五行季节之旺气的"虚阳外越"，导致天气（日月）本身不明，即五行季节之旺气的"里阳虚衰"，则邪害天气运行的空窍，天气"风、热、湿、燥、寒"气机正序运行闭塞，地气"木、火、土、金、水"气机正序亦会运行郁滞。冒明，蒙照（灯）而前也，指气机运行郁滞。此为《素问·阴阳离合论》所云："阳予之下，阴为之主，故生因春，长因夏，收因秋，藏因冬，失常则天地四塞。"《素问·至真要大论》又云：《脉要》曰：春不沉，夏不弦，冬不涩，秋不数，是谓四塞。"故曰"交通不表"，此为季节失序而天地之气不能交感。若季节失序，天地不能交通交感，名木（五谷、五果等季节标志草木）不能顺时生长收藏则凋零，故曰"名木多死"。竺可桢《天道与人文·天时对于战争之影响》云："是在为主帅者，细审彼我两方形势之不同，然后随机应变而处之。所谓可见而进，知难而退，军之善政也。顺天时则胜，逆天时则亡。"人法地，要义是主动顺应四时而养生、养长、养收、养藏，使自我的身、形、意、志，均自律为四气调神，此为生长为阳，收藏为阴，故曰"春夏养阳，秋冬养阴"。

　　《素问·六节藏象论》云："天以六六为节，地以九九制会，天有十日，日六竟而周甲，甲六复而终岁，三百六十日法也。"六六三十六天为一节，每年三百六十日，此为十日历。《素问·六节藏象论》云："五日谓之候，三候谓之气，六气谓之时，四时谓之岁，而各从其主治焉。五运相袭而皆治之，终期之日，周而复始，时立气布，如环无端，候亦同法。"这是十二日太阳历法，提示《素问·六节藏象论》保存着不同的时期历数，四时、五行历数交混通用。但是，无论《素问》各篇章的天地阴阳术数系统如何千变万化，不论如何的艰涩难懂，最终还是以"太阳视运动的南北回归周期变化形成的季节变化"这个阴阳最基础的含义为基准。《素问·阴阳应象大论》以阴阳基准（核心）层级含义对"天地万物""人体四肢百骸气血津液"进行"阴阳"的取象比类："天有四时五行，以生长收藏，以生寒暑燥湿风。人有五脏化五气，以生喜怒悲忧恐。故喜怒伤气，寒暑伤形……东方生风……南方生热……中央生湿……西方生燥……北方生寒……故治不法天之纪，不用地之理，则灾害至矣。"此为取象比类的过程，本质是抽象。抽象的目的，是产生数学模型并求解。

　　中国古代阴阳术数系统的方法，是先将天之阴阳术数系统应象到自然界的所有事物，进行取象比类，再抽象到"阴阳术数模型"下，而后根据《素问·六元正纪大论》"先立其年，以明其气，金木水火土运行之数，寒暑燥湿风火临御之化，则天道可见，民气可调，阴阳卷舒，近而无惑，数之可数者"的阴阳术数模型运算去解决问题。故《素问·五常政大论》曰："故气主有所制，岁立有所生，地气制己胜，天气制胜己，天制色，地制形，五类衰盛，各随其气之所宜也……不知年之所加，气之同异，不足以言生化。"《素问·六节藏象论》又云："不知年之所加，气之盛衰，虚实之所起，不可以为工矣。"

2. "数之可得"和"系统控制论" 现代《系统自组织》学科的耗散结构理论，研究的是一个远离平衡态的非线性开放系统，在通过不断地与外界交换物质和能量时，当系统内部某个参量的变化达到一定阈值时，通过涨落，系统可能发生突变（非平衡相变），由原来的混沌无序状态转变为一种在时间上、空间上或功能上的有序状态。阴阳术数系统注重的是在时间、空间或功能上有序状态的稳态维持（阴平阳秘），落实到人，是维持人的生命体与外界（地球环境系统）延迟同步的动态平衡（延迟同步平衡态的动态平衡）。耗散结构理论和阴阳术数系统的区别：前者是以开放系统为研究对象，着重阐明开放系统如何从无序走向有序的过程；后者也是以开放系统为研究对象，但核心目标，却是相对独立的开放系统（人的生命体）的生长规律，着重阐明相对独立的开放系统（人的生命体）如何从有序到维持有序的过程（如何持续保持与天地自然环境系统延迟同步动态平衡的过程）。

天地阴阳术数系统是完全开放的系统，没有相对独立的开放系统（人的生命体），气的运动无居所，整体有序（人类历史长河相对于无尽宇宙时空如尘埃，太阳视运动的南北回归周期变化恒定有序），局部混沌无序（地理、海洋和气流、气候变动不居）。古代贤人研究天地阴阳术数选择了"不以数推，以象之谓也"为路径，有两层含义：①排除天地阴阳术数局部混沌无序的干扰，但以太阳视运动的南北回归周期变化为核心（以象之谓也），最终把握生存环境的变化规律。不论地域环境如何千变万化，不论病毒细菌如何变异，终将与太阳的周期轨迹延迟同步。②气候振荡周期与太阳、月亮和五星的视运动周期密切相关，太阳、月亮和五星的视运动周期不存在最小公倍数，再精确的计算数据，经过一定时空，积累的误差都将不能忍受，天地阴阳术数系统"以象之谓"是最简洁的方法。故《素问·五运行大论》曰："天地之气，胜复之作，不形于诊也……先立其年，以知其气，左右应见，然后乃可以言死生之逆顺。"耗散结构理论和天地阴阳术数系统也有区别：前者着重阐明开放系统如何从无序走向有序的过程，进而为能够控制整个系统；后者是如何紧抓有序的星象视运动规律（玄之又玄，众妙之门），预测把握无序的自然生存环境，有规划、有次序地主动顺应自然，适者生存。

系统控制论，是研究机器或动物（包括人类）内部的控制与通信一般规律的学科，着重于研究过程中的数学关系。中医学是研究人体内部系统控制与信息传递规律的学科，着重于研究过程中的阴阳术数关系。不论是高等数学的方法，还是阴阳术数方法，共同点都是指向系统控制论，是研究动态系统在变的环境条件下，如何保持平衡状态或稳定状态的科学方法。人是一切阴阳术数（一切科学技术）最为核心的落脚点（坐标原点），所有的阴阳术数和现代科技，必须以人为核心。人有狭义的个人，有广义的大众，还有更广义的万物。研究阴阳术数系统的内部联系，是为了控制和维持"人中之阴阳术数系统"气机运动与天地自然气机的动态平衡。要控制气机运动与天地自然同步的整个过程，就必须数之可得："夫数之可数者，人中之阴阳也，然所合，数之可得者也……天地阴阳者，不以数推，以象之谓也。"以象之谓，指应象；数之可得，指抽象。抽象才能够建立阴阳术数模型并求解，进而解决实际问题。

（二）当位则为正、不当位则邪

认识自然的目的，是为了主动顺应自然。《素问·五运行大论》云："五气更立，各有所先，非其位则邪，当其位则正。帝曰：病生之变何如？岐伯曰：气相得则微，不相得则甚。帝曰：主岁何如？岐伯曰：气有余，则制己所胜而侮所不胜；其不及，则己所不胜侮而乘之，己所胜轻而侮之。侮反受邪，侮而受邪，寡于畏也。"对照《素问·六微旨大论》"其有至而至，有至而不至，有至而太过"和"寒湿相遘，燥热相临，风火相值"年度准时交替为常态的"当位"标准，则得出"当位则为正，不当位则邪"的判断。相得，为顺势，有利于疾病的痊愈；不相得，为不顺势。这是以五行的相乘、相侮对天地之气趋势进行判断，并主动提前适应天地之气的变化。

1. 人或万物的生死存亡，都取决于"当位则正，不当位则邪"《素问·五运行大论》云："气相得而病者，何也？岐伯曰：以下临上，不当位也。"当位、不当位是《周易》的术语：一三五爻属阳位，二四六多属阴位，以阳爻居阳位、阴爻居阴位，为当位；以阴居阳位或以阳居阴位，为不当位；以阴爻凌居阳爻之上，也是不当位。以通俗的描述，夏天薄衣，冬天厚衣，是当位；夏天厚衣，冬天薄衣，是不当位。以五运六气术数相生相克的描述，"岁会"为"当位"，"岁不与会"为"非位"，此为《素问·六微旨大论》云："亢则害，承乃制，制则生化，外列盛衰，害则败乱，生化大病。帝曰：盛衰何如？岐伯曰：非其位则邪，当其位则正，邪则变甚，正则微。"亢是变，承是常；害是病，制是和。生化，特指地之阴阳术数系统"地气上为云，天气下为雨，雨出地气，云出天气"的全过程，虽然是讲地之阴阳术数系统，但同样适用于天地人三部阴阳术数。《素问·六微旨大论》云："物生其应也，气脉其应也。"指地之阴阳术数以物生（人法地，地法天）来判断常或变，是后天八卦以"物生"推定历法的办法。地和，则万物生长壮老已顺其自然而繁茂；地病，则万物有老已而无生长壮，则凋零萧条；人中之阴阳术数以气脉（器和生化）判断至或不至。

《素问·六微旨大论》云："帝曰：迟速往复，风所由生，而化而变，故因盛衰之变耳。成败倚伏游乎中何也？岐伯曰：成败倚伏生乎动，动而不已，则变作矣。"用有迟有速、有盛有衰，万物适者生存（不病），不能适应者则消亡（病）。倚伏，指祸福的苗头；成败倚伏，生乎动，动而不已，指能够动态地适应地域气候的变化者，则能生存（不病）。不仅人会生病，天、地也都会生病。天生病，指期望（历法计算）中该出现的天象，或至而不至，或未至而至，或至而太过，这是历法之乱，在先秦时期是要"补天"甚至"变天"的。地生病，是气候和水土的异常之乱，也有环境的人为破坏。生态文明建设，是治疗地生病的一剂良方，需要全人类共同去推动和建设。

2. 追求自身发展的最高境界，是长生不死 《素问·六微旨大论》云："帝曰：有期乎？岐伯曰：不生不化，静之期也。帝曰：不生化乎？岐伯曰：出入废则神机化灭，升降息则气立孤危……故曰：无形无患。此之谓也。帝曰：善。有不生不化乎？岐伯曰：悉乎哉问也！与道合同，惟真人也。帝曰：善。"黄帝问，能不能长生不死？岐伯回答"不生不化，静之期也。"《说文解字注》云："静，审也……采色详审得其宜，谓之静……人心审度得宜，一言一事必求理义之必然。则虽繁劳之极而无纷乱，亦曰静。"无形无患，同《老子·第七章》"天长，地久，天地之所以能长且久者，以其不自生也，故能长生。是以圣人退其身而身先，外其身而身存，不以其无私舆？故能成其私"，这不是黄帝想要的答案，再问第三次，岐伯说只有"真人"才能做得到，帝说"好吧"。

《素问·上古天真论》将"人"分"真人、至人、圣人、贤人"四个层次。《老子》《庄子》《列子》常御风游行天地之间，视听八达之外，为至人。《般若波罗蜜多心经》（玄奘法师译）论"观自在菩萨，行深通达妙智慧到彼岸时，是诸法空相，不生不灭，不垢不净，不增不减"，是真人境界。《素问·六微旨大论》云："悉乎哉问也！与道合同，惟真人也。"这是仰望真人，常曰圣人。《西游记》的妖怪经过千年修炼，从无形变化成"形"，"形"特指人体，但最终目标却是炼化归于"无形"而为"神"为"仙"，终是为了完全不受天地象变的约束。所谓"神"的生存法则，和第二阶地之阴阳术数系统的气机运动变化一样，"法象天地，与道合同"是《周易·系辞上》"生生之谓易，成象之谓乾，效法之谓坤，极数知来之谓占，通变之谓事，阴阳不测之谓神"。地球的自然环境系统，就是一尊"与道合同"的"神"，淘汰了天地万物，又创造了天地万物，任由万物生生灭灭，化为尘埃后，再以另一种生命形式呈现"生长化收藏"，而地球的自然环境系统依旧是那个样子，生生化化，不生不化。

（三）五运六气的应用基调

《素问·六微旨大论》云："六气应五行之变何如？岐伯曰：位有终始，气有初中，上下不同，求之亦异也。帝曰：求之奈何？岐伯曰：天气始于甲，地气治于子，子甲相合，命曰岁立，谨候其时，气可与期。"十干化五运，有地理之应六节气位；十二支化六气，有六气应五行之变。位有终始，指六气之"初之气→终之气"；气有初中，指二十四节气之初（节）气、中气；上下不同，指司天之气、在泉之气。故求之亦异也，这是讲原理，用干支纪岁、纪月顺序推导，即可"气可与期"。

1. 或一言而终，或流散无穷　单纯地因人制宜，虽然是下工层次，但这是基础和底线。上工不是一蹴而就，必须有扎实的下工基础。天之阴阳术数系统的核心是太阳的回归视运动，所以很容易掌握因时制宜，在因人制宜的基础上，加入一个因时制宜，可以为中工。要成为上工，因地制宜就很关键，《素问》的五运六气理论，论述了万物适应和生存的环境范围，是掌握因时制宜、因地制宜的重要典籍。

例如，《素问·六元正纪大论》云："五运气行主岁之纪，其有常数乎？岐伯曰：臣请次之。甲子、甲午岁：上少阴火，中太宫土运，下阳明金；热化二，雨化五，燥化四，所谓正化日也。"大篇幅的阴阳术数内容，看似奥妙，本质是罗列六十甲子岁周期每岁的运气变化特征，一言即可概括：非其位（方位节气）则邪，当其位（方位节气）则正。所谓"热化二，雨化五，燥化四""风化八，火化二"，实质是使用"八方九宫圆图"之数来对应方位节气：东正春分为三，西正秋分为七，南正夏至为九，北正冬至为一；东北维立春为八，东南维立夏为四，西北维立冬为六，西南维立秋为二；招摇中央属土转化为五，感应全年季节。用方位对应后天八卦方位上四分四至节气的常态气候，对比当前干支岁的气候形态是"当位"还是"不当位"，就可以知道，这个时段的气候演化规律是"常"还是"变"，是"顺"还是

"逆"。若将《素问·六元正纪大论》的九宫数字直接替换为分至启闭八节。可得表如下，具体见表3-8。

表3-8 五运气行主岁之纪常数表

		寅申	卯酉	辰戌	巳亥	子午	丑未
	司天	少阳	阳明	太阳	厥阴	少阴	太阴
	在泉	厥阴	少阴	太阴	少阳	阳明	太阳
甲	上司天	火立秋		寒立冬		热立秋	
	中太宫	雨全季		湿全季		雨全季	
	下在泉	风立春		湿全季		燥立夏	
乙灾秋分	上司天		燥立夏		风立春		湿全季
	中少商		清立夏		清立夏		清立夏
	下在泉		热立秋		火立秋		寒立冬
丙	上司天	火立秋		寒立冬		热立秋	
	中太羽	寒立冬		寒立冬		寒立冬	
	下在泉	风春分		雨全季		清立夏	
丁灾春分	上司天		燥夏至		风春分		湿全季
	中少角		风春分		风春分		风春分
	下在泉		热秋分		火秋分		寒冬至
戊	上司天	火秋分		寒立冬		热秋分	
	中太徵	热秋分		热秋分		热秋分	
	下在泉	风春分		湿全季		清夏至	
己灾全季	上司天		清夏至		风春分		雨全季
	中少宫		湿全季		湿全季		雨全季
	下在泉		热秋分		火秋分		寒冬至
庚	上司天	火秋分		寒冬至		热秋分	
	中太商	清夏至		清夏至		清夏至	
	下在泉	风春分		雨全季		燥夏至	
辛灾冬至	上司天		清夏至		风春分		雨全季
	中少羽		寒冬至		寒冬至		寒冬至
	下在泉		热秋分		火秋分		寒冬至
壬	上司天	火立秋		寒立冬		热立秋	
	中太角	风立春		风立春		风立春	
	下在泉	风立春		雨全季		清立夏	
癸灾夏至	上司天		燥夏至		风春分		雨全季
	中少徵		热立秋		火立秋		热立秋
	下在泉		热立秋		火立秋		寒冬至

再如,《素问·六元正纪大论》云:"夫子言用寒远寒,用热远热,余未知其然也,愿闻何谓远?岐伯曰:热无犯热,寒无犯寒,从者和,逆者病,不可不敬畏而远之,所谓时与六位也……天气反时,则可依时,及胜其主则可犯,以平为期,而不可过,是谓邪气反胜者。故曰:无失天信,无逆气宜,无翼其胜,无赞其复,是谓至治。"这一大段,一言而终:谨候其时,气可与期,可知顺逆,顺时者生,逆时者亡,适者生存。

《素问·六元正纪大论》云:"凡此定期之纪,胜复正化,皆有常数,不可不察。故知其要者,一言而终,不知其要,流散无穷,此之谓也。"相同句式,还有《素问·气交变大论》云:"余闻得其人不教,是谓失道,传非其人,慢(漫)泄天宝。"有两层含义:①阴阳必须以太阳视运动的南北回归周期变化为基准(核心)层级,这是阴阳术数系统绝对固定的初始条件,为"万之大,不可胜数,然其要一也""故知其要者,一言而终"。若不区分阴阳的层级,或随机变动阴阳的初始条件或边界条件,就会被混沌的波浪思维控制,随波逐流,故曰"流散无穷"。②未曾学艺先学礼,未曾习术先习德;执着于中国传统文化的信念,点滴积累夯实基础理论,对中医实践保持自觉和自律,是谓得其人。

2. 五运六气的误差和地域校正　太平洋十年涛动、厄尔尼诺-南方涛动在20世纪后期才被现代科学所认知,仅有两个简单的冷相位、暖相位,且周期相对较长。人类用仪器对温度变化进行系统监测的历史不是很长,现存的观测数据资料不足以证实太平洋十年涛动理论。但是,太平洋十年涛动、厄尔尼诺-南方涛动是以现代科学的方法论进行观测,归纳和提出假设,然后才被学术界所接受。

五运六气系统以六十甲子循环为周期,有长周期尺度(六十甲子岁),十年尺度(一纪三十甲子、三十甲午岁),年际尺度(六十甲子月为五岁),季节尺度(一岁有六个六十甲子日循环,可计为五运,或六气),其变化可分为四个时间尺度。气候相位有"应天之气,动而不息,故五岁而右迁;应地之气,静而守位,故六期而环会"之五六叠加循环,较简单的冷暖相位更加丰富。但是五运六气的气候周期性振荡规律,自从《素问》定本以来,一直没有官方,或民间长期持续观察干支纪岁、星象和气象相应情况的记录,更谈不上是系统的研究和星象误差校正。《后汉四分历》颁行以后,干支纪岁也仅是记录年代的数字序号而已,不再与星象、气象挂钩。所以,单纯运用干支纪岁的数字推演长周期尺度、十年尺度、年际尺度、季节尺度等周期性气候振荡,会存在较大误差。唐代王冰重编、注释《素问》以来,后世医家也仅是严格地按照六十甲子周期循环，对五运六气进行推算和应用，导致五运六气成为中医学的边缘理论。

虽然五运六气系统根植于中华大地，全局有天气之象（六气）三阴三阳"寒暑燥湿风火"和地理之应（五运）六节气位"木火土金水火"的循环交替。就某个地域来说，如广西的冬天再怎么干燥，也干燥不过夏天的西北戈壁大漠；高原之雪域，在夏季大暑亦是白雪皑皑。所以，就中国的某一个地域来说，并不可能出现寒暑燥湿风火、木火土金水全类型气候交替的机械规律。再者，五运六气各子系统，本质上是地之阴阳术数系统，天（气）地（形）之阴阳运动变化称为"象变"。《素问·五运行大论》云："天地之气，何以候之？岐伯曰：天地之气，胜复之作，不形于诊也。《脉法》曰：天地之变，无以脉诊。此之谓也。"无形气候的特征是"见乃谓之象，不以数推，以象之谓也"，只要遵守"不以数推，以象之谓也"，灵活地运用五运六气系统，五运六气就可以全天候适用于全球各地。

人类生活在天地之间，六合之内，天（气之象）地（理之形）之间具备"气有多少，形有盛衰，上下相召"象变属性的地球缓冲环境，这是万物赖以生存的基本环境。《素问·天元纪大论》云："然天地者，万物之上下也；左右者，阴阳之道路也；水火者，阴阳之征兆也；金木者，生成之终始也。气有多少，形有盛衰，上下相召而损益彰矣。"这段话的主语是"万物"。万物生存在天（气之象）地（理之形）之间，以中原地区为坐标原点，面南背北，左东右西，根据中国西高、东低的地势特点，天气从左而来必是上升，天气从西而来必是下降。故万物之阴阳，或人中之阴阳必应之，气机也必是左升右降，故为万物阴阳的道路也；金木者，生长之终始也，使用最为顺应天时的稻谷为代表，始生于木，终收于金，描述五谷的终与始，万物均如此。所以，地球不同区域运用五运六气，需要进行校正：阴阳者，北半球与南半球的南北回归时间相反；左右者，右撇子为左升右降，左撇子为右升左降（或根据各大陆板块的地形地势而制宜）；天、地、水、火者，全球一致。

3. 谨守病机，各司其属，疏其血气，令其调达　通观《素问》：①只有对六气季节的主气详细时间节点描述，并没有主气之平气之纪、不及之纪、太过之纪的气候变化描述；六客气是依从于岁气的时间节点而存在，且有六客气的气候变化描述。②只有五主运之平气之纪、不及之纪、太过之纪的气候变化描述，并没有对五季之主运详细时间节点的描述；没有五客运的气候变化描述，客运虽依从于岁运的气候变化而变化，但却有客运的详细分布时间点。提示了以周期性气候振荡规律为基本内容的五运六气术数系统，其核心的内容是五主运、六客气。也就是说，最关键的还是季节太过或不及规律，所导致的地域环境和人体体质环境的延时同步和同化因素。是以当地的实际季节太过或不及的规律，按照《素问·至真要大论》"谨守病机，各司其属，有者求之，无者求之，盛者责之，虚者责之，必先五胜，疏其血气，令其调达，而致和平"原理，使用中医药调节体质内环境同步和同化，以平为期。

2003年SARS流行时，邓铁涛教授谈SARS致病原因和走势："按《黄帝内经》的五运六气学说，2003年是火运不及之年，司天之气，为太阴湿土；在泉之气，为太阳寒水。所以这一年的气候以湿寒为主导。SARS的病毒传播与气候有关，湿寒气候适合SARS的病毒的生存、繁殖。到了夏季，天气转暖，寒湿过去了，SARS就会逐渐消失。"注意，邓老推测运气的依据是岁运和客气，而提出"到了夏季，天气转暖，寒湿过去了，SARS就会逐渐消失"这个预测结果，用的依据却是五主运，说明邓老是活学活用运气理论，并不是机械教条。更要注意，邓老提出的是寒湿气候（环境）致病毒容易繁殖和传播，并非SARS患者感染病毒后的病机一定是寒湿。寒湿病毒侵袭人体后，正邪相持的结果并不一定是寒湿证型。实际上SARS患者感染病毒后，也会出现正邪激烈的应激反应，表现出来的病机结果是"温热邪毒"。所以，邓老的用药仍然是应用温病学派寒凉药物的技术路线，并取得了成功。这是根据患者的实际情况进行辨证论治，已经不再是单纯的运气理论了。

从2019年末开始的新型冠状病毒肺炎疫情，暴发在2019年大寒之后，可以记为干支纪岁庚子年的初之气。庚子年少阴君火司天，阳明燥金在泉，初之气为太阳寒水主气。天象校正以后，2020年应是寅岁少阳相火司天，厥阴风木在泉，初之气为少阴君火主气；从实际季候来看，为水运太过"其运寒肃"的丙年，可视为丙寅年。从"事后诸葛亮"的角度，寒湿、湿热、燥痰、冰伏等各种病机均可进入"套路"。所以，如果机械教条地使用运气，很难应对新型冠状病毒肺炎的湿毒郁肺、寒湿阻肺、疫毒闭肺、气营两燔、内闭外脱，以及各脏器损伤或衰竭等临床复杂情况。在2020年盛夏时节，全球各纬度的国外地区仍然持续新型冠状病毒肺炎疫情，国内也不时出现新发疫情，这是由于现代冷链体系、制冷设备设施的发达和普及，一些大功率制冷空调常年开放，地域环境已经不再原始自然，某些局部地域已脱离了地球气候周期性振荡规律的制约。运用五运六气，需要避免机械教条。

4."三因制宜"和"体质环境同化"的参考 由于五运六气"少阳、太阳、阳明、少阴、太阴、厥阴"这几个名称在《黄帝内经》中论述较为详细，是研究《伤寒论》六经的重要参考。但是，相同的三阴三阳名称，在不同的系统层级下，却是分别代表着完全不同的含义。阴阳术数系统是一个复杂的系统，由第二阶子系统的天之阴阳术数系统、地之阴阳术数系统、人中之阴阳术数系统构成。《伤寒论》三阴三阳系统，是第二阶子系统的人中之阴阳术数系统再细分出来的第五阶子系统；五运六气的三阴三阳系统，是第二阶子系统的地之阴阳术数系统再细分出来的第五阶子系统（阴阳→地之阴阳→六气→岁气和客气→三阴三阳）。《伤寒论》六气，相对于五运六气"岁气、客气"，是"堂兄弟"的关系，虽然在血缘上有着部分相似性，却不能直接用作"因人制宜"的临证理论指导。

在疫病防治中，五运六气只能作为病毒生存和增殖的地域环境因素，以及人体"体质环境同化"的参考，特别是"寒温交替、湿瘴弥漫"的气候环境和人体体质湿化等因素。由于气候长周期性振荡的叠加共振，某个年度冬春交接之时，会产生较为强烈的寒温交替、湿瘴弥漫的气候，加上当前一年强烈的寒冬气候，若某些人的阳气潜藏不及，或过劳而正气不足，加上病毒传染性和致病性的相对强大，就会大概率地产生疫病，这就是所谓的"环境传人"。当产生"人传人"现象时，已变成"公共疫情防控体系"的"社会管理学"范畴。

《素问·刺法论》云："余闻五疫之至，皆相染易，无问大小，病状相似，不施救疗，如何可得不相移易者？岐伯曰：不相染者，正气存内，邪不可干，避其毒气，天牝从来，复得其往，气出于脑，即不邪干。"在医学范畴直接运用五运六气理论的情形，主要体现在：①正气存内，邪不可干。根据当地气候特点和不同体质等情况，对体质易于寒湿化的趋势进行治未病干预；或在疾病发展过程中，借助气候和体质同化情况，顺势营造有利于疾病痊愈和不适合疫毒生存的人体内环境。②避其毒气，天牝从来，复得其往。明代张景岳《类经·论治类》云："鼻受天之气，故曰天牝……气自空虚而来，亦欲其自空虚而去，故曰避其毒气，天牝从来，复得其往也……气出于脑，谓嚏或张鼻泄之，则邪从鼻出，毒气可令散也。"指鼻是感染或传播"毒气"的主要通道，需要避之护之，现代的方法就是戴口罩，阻断受毒气感染或向外散播毒气的途径。

《素问·六微旨大论》云:"出入废则神机化灭,升降息则气立孤危。故非出入,则无以生长壮老已;非升降,则无以生长化收藏。是以升降出入,无器不有。故器者生化之宇,器散则分之,生化息矣。故无不出入,无不升降。"《周易·系辞下》云:"上古穴居而野处,后世圣人易之以宫室,上栋下宇,以待风雨,盖取诸大壮。""栋"表示房顶,宇表示支撑房顶的梁柱和墙壁。器和生化,是人类生命的两种基本形态。生化,指人体的生命活动,也称为气机,是六气标本中见升降出入的顺序转化;器,指支撑生化的梁柱和墙壁,狭义指人体,包括以五脏为核心的脏腑经络系统。

器是人中之阴阳术数系统区别于天地阴阳术数系统的主要标志。无器不有,只要是器,均有升降出入;只要没有器,也就没有升降出入。无升降出入的人体只是尸体,不能称之为器;无器,则生化无以升降出入,是魂飞魄散的不生不化,是宇宙的气体或尘埃。古今中外的邪教,常打着"去器得永生"的旗号,实质是消灭"升降出入",祸害民众的性命。医者的圣洁和荣誉,在于健康所系、性命相托。

第四章 人中之阴阳术数系统之器和生化

第一节　人中之阴阳术数系统的五阶四维

《素问·阴阳应象大论》云："天地者，万物之上下也；阴阳者，血气之男女也；左右者，阴阳之道路也；水火者，阴阳之征兆也；阴阳者，万物之能始也。故曰：阴在内，阳之守也；阳在外，阴之使也。"清代孙诒让解释"能"为"胎"的古音假借，意思也是"始"，"能始"意为"开始"。其实，这是"態（态）"的通假或古音假借，"能始"指"态始"。阴阳，是万物之态始。

一、器和生化之于水火者，阴阳之征兆也

按照阴阳术数系统分阶，器和生化是第三分阶的"阴在内，阳之守也；阳在外，阴之使也"。器为阴在内，是生化为阳在外的推动、温煦和守护（之守）而强健；生化为阳在外，是器为阴在内的能量资助和发送指令（之使）而升降出入。

（一）以形躯为体为器，以灵识为用为道

《周易·系辞上》云："是故形而上者谓之道，形而下者谓之器。化而裁之谓之变，推而行之谓之通，举而措之天下之民谓之事业。"解释这句话最具唯物主义色彩的，最早是唐代崔憬《周易探元》云："凡天地万物皆有形质，就形质之中，有体有用。体者，即形质也。用者，即形质上之妙用也。言有妙理之用以扶其体，则是道也。其体比用，若器之于物，则是体为形之下，谓之为器也。假令天地圆盖方轸为体为器，以万物资始资生为用为道。动物以形躯为体为器，以灵识为用为道。植物以枝干为器为体，以生性为道为用。"意思是，"体"是唯物的形质，"用"唯物形质所具有的作用。可惜，崔憬并没有详述"体""用"之间的相互联系。

在中国古代哲学系统中，有体用、本体等概念。①宋明理学将"体用"转为哲学体系，宋代张载《正蒙·神化》云："神，天德，化，天道。德其体，道其用，一于气而已。"宋代程颐《伊川易传序》云："至微者理也，至著者象也，体用一源，显微无间。"指无形之理，以有形之物来显示其意义和功能；有形之物，本源于无形之理。宋代朱熹《晦庵集·答何叔京》云：

"体用一源者，自理而观，则理为体，象为用；而理中有象，是一源也。"《晦庵集·答汪尚书》云："盖自理而言，则即体而用在其中，所谓一源也；自象而言，则即显而微不能外。"认为"理"是体用一源的根本，体在用中，用不离体；理在物中，而物不外于理。②宋明理学还有"本体"的概念。"本"是原来，"体"是恒常，"本体"就是本来而恒常。宋代张载《正蒙·太和》云："太虚无形，气之本体，其聚其散，变化之客形尔；至静无感，性之渊源，有识有知，物交之客感尔。客感客形与无感无形，惟尽性者一之。"无形可见的无形之气，是有形之气的本来状况。③明代王守仁《王文成全书·答舒国用》云："夫心之本体，即天理也；天理之昭明灵觉，所谓良知也。"《传习录·徐爱录》云："知是心之本体，心自然会知。"心之本体是心的本来状况，良知是心的本来状况，良知和心是万物一体的根源。宋明理学的体用一源、本体恒常，均是从道德行事、人性修为的角度，用理（道）学的哲学思想揭示"天理""人事"方面的含义，是心性之学。心，特指本心；性，特指本性；学，特指关乎人内在品德修养的学习，强调人的主观能动性与觉悟能力。宋明理学将具备辩证唯物主义特征的《周易》，转为客观唯心主义或主观唯心主义的理学，不再具备辩证唯物主义"阴在内，阳之守也；阳在外，阴之使也""以形躯为体为器，以灵识为用为道"的阴阳术数系统体用特征。

西方哲学所谓的"本体论"，原词汇是 ontology，含义是研究形成现象的根本实体，本质是研究客观存在，是与 epistemology（认识论）相对的哲学词汇。所以，ontology 应翻译为"存在论"，与宋明理学"本体论"的概念完全不同，更不具备阴阳术数系统的体用特征。

（二）生化为阳之标本中见

人中之阴阳术数系统的中医、地之阴阳术数系统的五运六气、天之阴阳术数系统的易数，同属系统的第二层分阶，有着相同的血缘，共同使用"太阳、少阳、太阴、少阴"等名词，是"医易同源"。但是，由于分阶的"初始条件"不一样，分阶越细，差异越大。若直接套用易数或五运六气术数模型推演中医学的理法方药，就像驴头对马嘴，虽然都是脊索动物门/哺乳纲/奇蹄目，但驴是驴、马是马，终究不同。

1.移光定位三阴三阳 八卦系统的四象，以阴阳爻逐层叠加表示阳气量或阴气量的大小，应象分至启闭八节，或十二辟卦应象十二中气，按少阳应春季阳气生、太阳应夏季阳气旺、少阴应秋季阴气生、太阴应冬季阴气旺的四象顺时交周。但八卦系统阴阳爻（象）变混沌（突变），如清代黄元御《伤寒悬解》提出"培植中气，扶阳抑阴"理论，阴气是阳气的对立面，背离了《素问·生气通天论》"阴者，藏精而起亟也；阳者，卫外而为固也"的主轴。五运六气系统去掉了伪概念"阴气"，消除了阴气和阳气的对抗，但不能解决两个问题：①三阴三阳只是按照"厥阴→少阴→太阴→少阳→阳明→太阳→厥阴"排成圆环的顺序转化，与人体气机升降出入的循环并不契合，产生了"六经传变顺序千年之争""伤寒厥阴篇千古疑案"等话题。②气机变化无居所，气化运行无源，常常以五行"木火土金水"直接套配六经，使六经降维度为脏腑八纲辨证论治体系的分支。

《素问·四气调神大论》云："逆春气，则少阳不生，肝气内变。逆夏气，则太阳不长，心气内洞。逆秋气，则太阴不收，肺气焦满。逆冬气，则少阴不藏，肾气独沉。"明确少阳应春气生、太阳应夏气长、太阴应秋气收、少阴应冬气藏，明显和八卦系统的四象排序不一致。这是在移光定位过程中，以"天地气机的运动形态和趋势"为初始条件，对天地阳气"象量"进行的系统分阶：①天地阳气在上半年生长为"阳"，从低位初始生荣的阳气"象量"在上半年为"少"，名曰"少＋阳"，应春气生；繁茂到高位的阳气"象量"在上半年为"太"，名曰"太＋阳"，应夏气长。②天地阳气在下半年收藏为"阴"，从高位初始收降的阳气"象量"在下半年为"太"，名曰"太＋阴"，应秋气收；收藏凝坚到低位的阳气"象量"在下半年为"少"，名曰"少＋阴"，应冬气。

参照图1-1的阴阳术数分阶层级：第二阶人中之阴阳分出的第三阶的器为阴，生化为阳。再参照五运六气的气机运动状态和趋势为初始条件，将第三阶生化为阳的气机升降运动状态和趋势，再分出第四阶的阳主升，第四阶的阴为主降，如同男性的上半身阳和下半身阴，均属于"男为阳"一样，四阶阳主升、四阶阴主降，均属"第三阶生化为阳"。①四阶阳主升的初始生荣，呈现三阶生化阳气量的形态为"少"，曰少阳。②四阶阳主升的繁茂，呈现三阶生化阳气量的形态为"大"，曰太阳。③四阶阴主降的初始收降，呈现三阶生化阳气量的形态为"大"，曰太阴。④四阶阴主降的凝坚潜藏，呈现三阶生化阳气量的形态为"少"，曰少阴。

《素问·至真要大论》云："帝曰：阳明何谓也？岐伯曰：两阳合明也。帝曰：厥阴何也？岐伯曰：两阴交尽也……帝曰：幽明何如？岐伯曰：两阴交尽故曰幽，两阳合明故曰明，幽明之配，寒暑之异也。"合，合口、闭也；明，大明终始也；交，上下交，而其志同也；尽，止也、终也；异，通

"易"，为变换、转化之义。阳明与厥阴的作用，是变换、转化。①四阶阳主升的气机趋势，转为四阶阴主降的过程形态，曰阳明。呈现三阶生化的阳气量形态，介于少阳和太阳之间。②四阶阴主降的气机趋势，转为四阶阳升的过程形态，曰厥阴。呈现三阶生化的阳气量形态，介于少阴和太阴之间。

2. 三阴三阳的积传次序 《素问·阴阳离合论》云："圣人南面而立，前曰广明，后曰太冲，太冲之地，名曰少阴，少阴之上，名曰太阳……中身而上，名曰广明。广明之下，名曰太阴。太阴之前，名曰阳明……厥阴之表，名曰少阳……外者为阳，内者为阴，然则中为阴，其冲在下，名曰太阴……太阴之后，名曰少阴……少阴之前，名曰厥阴……阴阳冲冲，积传为一周，气里形表而为相成也。"

圣人南面而立，指面向南中天进行移光定位，抽象取人中之阴阳的三阴三阳数序：南正为前，北正为后，东正为左，西正为右。《周易·说卦》云："圣人南面而听天下，向明而治，盖取诸此也。"后天八卦的广明是南正离位，太冲是北正坎位，"太冲之地，名曰少阴，少阴之上，名曰太阳"，是将应象八卦之爻，移光为抽象的三阴三阳，北正曰太冲之位，抽象曰少阴；南正曰广明之位，抽象曰太阳。博而勿沉，博而勿浮，指六经（气）轮回，积传一周，气里、形表而为相成。

四阶阳主升，不能无限上升（浮而不能降）；四阶阴主降，但是不能无限下降（沉而不能升），这样才能形成"六经（气）轮回"的势态。三阶生化为阳的气机沿着"北→东→南"为"四阶阳主升"，沿着"南→西→北"为"四阶阴主降"进行顺时针运动，"广明之下，名曰太阴，太阴之前，名曰阳明"，明显是"阳明、太阴"均在广明之下的西方，太阴之前的阳明是西南方位，太阴位于西北方位。东位匹配剩余的厥阴和少阳："太阴之后，名曰少阴。"定位少阴位于北正方位，反向逻辑则为"少阴之前，名曰太阴"。因此，原文"少阴之前，名曰厥阴"，应当表述为"少阴之右前，名曰太阴""少阴之左前，名曰厥阴"。按"外者为阳，内者为阴""厥阴之表，名曰少阳"推演，得东北方位为厥阴，东南方位为少阳。相对于八卦的八方定位，东正、西正没有相应的配对，提示气机的升降，只需"升已而降""降已而升"即可。

将此三阴三阳积传次序，列为两排：

三阳在上排序：⤵ 少阳→太阳→阳明 ⤴

三阴在下排序：⤴ 厥阴←少阴←太阴 ⤵

此为《素问·六微旨大论》所云："少阳之上，火气治之，中见厥阴；

阳明之上，燥气治之，中见太阴；太阳之上，寒气治之，中见少阴；厥阴之上，风气治之，中见少阳；少阴之上，热气治之，中见太阳；太阴之上，湿气治之，中见阳明。所谓本也，本之下，中之见也，见之下，气之标也，本标不同，气应异象。"段玉裁《说文解字注》云："中……从口丨，下上通也……云下上通者，谓中直，或引而上，或引而下，皆入其内也。"中之见，为"上下通之视"之义，或互为表里：右列阳明转升化降而太阴承接，阳明上下通之视太阴，曰阳明与太阴相表里；左列厥阴转降化升而少阳承接，少阳上下通之视厥阴，曰厥阴与少阳相表里；中列少阴在最里，太阳在最高，太阳上下通之视少阴，曰少阴与太阳相表里。

三阴三阳"厥阴→少阳→太阳→阳明→太阴→少阴"的循环次序，阳气量形态大小排序为太阳＞阳明＞少阳，太阴＞厥阴＞少阴，以及"少阴与太阳相表里""阳明与太阴相表里""少阳与厥阴相表里"的含义，与岁客天气之象三阴三阳"厥阴→少阳→太阳→少阴→阳明→太阳"的循环次序，以及"开阖枢""寒湿相遘，燥热相临，风火相值"等含义已完全不同，故《伤寒论》彻底弃用了"一阳、二阳、三阳、一阴、二阴、三阴"及"开、阖、枢"等五运六气系统名词。

3. 六气标本中见相生转化　《素问·至真要大论》云："六气标本，所从不同奈何？岐伯曰：气有从本者，有从标本者，有不从标本者也……少阳太阴从本，少阴太阳从本从标，阳明厥阴不从标本从乎中也。故从本者化生于本，从标本者有标本之化，从中者以中气为化也。"《说文解字》解释"本"为草木之根，"标"为草木末梢，"中"为引而上或引而下，引申为转化。

参照五行相生顺序转化图的模式，按三阴三阳积传次序，制得图4-1。

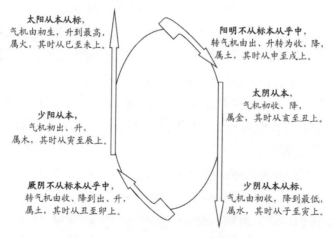

太阳从本从标，
气机由初生，升到最高，
属火，其时从巳至未上。

阳明不从标本从乎中，
转气机由出、升转为收、降，
属土，其时从申至戌上。

少阳从本，
气机初出、升，
属木，其时从寅至辰上。

太阴从本，
气机初收、降，
属金，其时从亥至丑上。

厥阴不从标本从乎中，
转气机由收、降到出、升，
属土，其时从丑至卯上。

少阴从本从标，
气机由初收，降到最低，
属水，其时从子至寅上。

图 4-1　六气标本中见相生转化图

少阳、太阴从本者，化生于本。①少阳是"四阶阳主升"的初始生荣形态，为始生之阳，故曰从本，厥阴转复阴而出阳后，由少阳承接（或厥阴转复三阴而出少阳），趋势向外、向上，主推陈致新，为春气养生之道，五行属木，阳气量呈现为天地俱生、万物以荣的形态。②太阴是"四阶阴主降"的初始收降形态，故曰从本，阳明敛阳化阴后，由太阴承接（或阳明敛三阳而入太阴），趋势向内、向下，主收敛，纳降后天水谷，为秋气养收之道，五行属金，阳气量呈现为天气以急、地气以明的形态。

少阴、太阳从标本者，有标本之化。①太阳是"四阶阳主升"，自少阳从本的初始生荣开始，直至繁茂的最高、最外、最上的全程形态，故曰从本从标，趋势向外、向上，主温煦、濡养和卫外，是巨阳，为夏气养长之道，五行属火，阳气量呈现为天地气交、万物华实的形态。②少阴是"四阶阴主降"，自太阴从本的初始收降开始，直至凝坚潜藏的最低、最内、最下的全程形态，故曰从本从标，趋势向内、向下，主收敛、纳降和潜藏育蓄元阴元阳，是元阴、元阳封藏之所，为冬气养藏之道，五行属水，阳气量呈现为水冰地坼、无扰乎阳的形态。

阳明、厥阴均是三阶生化为阳的气机升降"变换、转化"过程形态，故不从标本从乎中，以中气为化也。①阳明为两阳（少阳、太阳）合明，太阳到达繁茂的最高、最外、最上形态，盛极必衰，必须收敛潜降，由阳明承接太阳，不从标本从乎中也，闭合气机向上升的趋势，转化为下降，为转化收降之阳，为夏秋交接、灌浆结实、天气渐收，五行属土，阳气量呈现为万物皆致养焉的形态。②厥阴为两阴（太阴、少阴）交尽，少阴到达凝坚潜藏的最低、最内、最下形态，潜藏育蓄了"势能"基础，必须转复生荣，由厥阴承接少阴，不从标本从乎中也，交尽气机向下降的趋势，转化为上升，为转复生荣之阴，为冬春交接、积雪融化、地气渐升，五行属土，阳气量在少阴与少阳之间呈现惊雷之萌动、欲动而未动的形态。

三阳是生化气机在向外、向上积极发挥"生化动能"作用；三阴是生化气机在向内、向下收纳敛降后天水谷和清气，为生化气机下一轮的生荣，潜藏育蓄"生化势能"基础。"生化势能"基础巩固了，"生化动能"的作用才能更好地发挥；"生化动能"作用发挥好了，才可以保持"器和生化"在地球环境系统中的相对独立性（不完全开放系统），并在地球环境系统中"产出"可交换的物质和精神食粮，为培育"生化势能"提供物质和能量基础。故《素问·至真要大论》曰："知标与本，用之不殆，明知逆顺，正行无问……夫标本之道，要而博，小而大，可以言一而知百病之害，言标与本，易而勿损，察本与标，气可令调，明知胜复，为万民式，天之道毕矣……夫阴阳之气，清静则生化治，动则苛疾起，此之谓也。"

（三）器为阴之水液代谢顺序循行路径

器为第三阶之阴，指以膀胱气化蒸腾而变化生成荣气为核心的气血津液循环。以五脏为核心的脏腑经络系统，包括五脏六腑、奇恒之腑、十二经脉、十二经别、十五络脉、奇经八脉、十二经筋等，均是荣气、卫气、宗气的生成，以及生成后运行、存蓄和功能发挥的场所或路径。以膀胱气化蒸腾而变化生成荣气为核心的气血津液循环系统，属于脏腑经络的上一层阶系统。根据《素问·经脉别论》"饮入于胃，游溢精气，上输于脾，脾气散精，上归于肺，通调水道，下输膀胱，水精四布，五经并行，合于四时五脏阴阳，揆度以为常也"，画得图4-2。

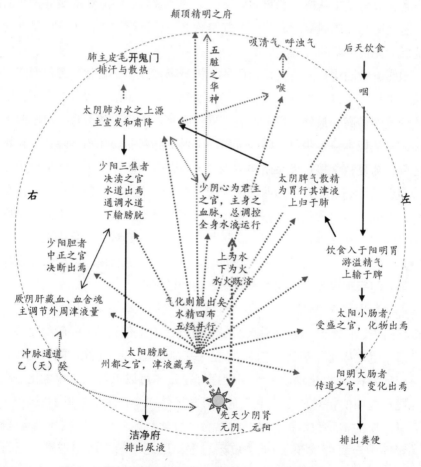

图 4-2　器之水液代谢循行路径顺序图

1. 摄入地球环境系统营养物质的两个场所　脾胃是全身水液代谢获取有形物质（水谷饮食）的源头。正常饮食入于胃以后，关于气机走向，有两条下游途径：①经过胃游溢的水谷精气，上输于脾，再经脾气散精，上归于肺，故曰脾主运化和升清。②胃游溢精气后，形成的水谷糟粕向下通降传导，经过小肠受盛化物，大肠传导变化为粪便，排出体外。故曰"脾胃者，仓廪之官，五味出焉"。

水饮摄入和排泄的解剖学主要路径：从口而入→胃→小肠绒毛→门静脉→肝小叶→上腔静脉→右心房→右心室→肺动脉→肺泡→肺静脉→左心房→左心室→主动脉→肾脏→输尿管→膀胱→尿道排出，明显看到"饮入于胃，游溢精气，上输于脾，脾气散精，上归于肺"完全对应"从口而入→胃→小肠绒毛→门静脉→肝小叶→上腔静脉→右心房→右心室→肺动脉→肺泡"，可以获得中西医的器官对应：中医学的胃，相当于（但不限于）解剖学的"胃→小肠绒毛→大肠"等一系列相关脏器的消化运输功能集合体，包括各种组织分泌出来的消化液和胆汁、胰液的消化作用；中医学的脾，相当于（但不限于）解剖学的"门静脉→肝小叶→上腔静脉→右心房→右心室"等一系列相关脏器的部分功能或延伸功能的集合体，是主消化、运化和统血的"藏象"。

肺为华盖，行呼吸而主气，是获取无形物质（自然界清气）的源头，气机走向可分为三个部分：①水之上源，肃降后天水谷精微和清气，经过三焦而下达膀胱。②肺主宣发以司鬼门之开阖。③宗气积于胸中，出于喉咙，以贯心脉，而行呼吸，故曰"肺者，相傅之官，治节出焉"。中医学的肺，相当于（但不限于）解剖学的"肺动脉→肺泡→肺静脉→左心房→左心室→主动脉"等一系列相关脏器的部分功能或延伸功能的集合体，故曰"肺朝百脉"。

2. 储存和调节多余食气的两个场所　脾气散精上归于肺之后，膀胱气化蒸腾而变化生成荣气之前，以"脉气流经、经气归于肺"为圆点，多余的食气有两条储存和调节路径，《素问·经脉别论》云："食气入胃，散精于肝，淫气于筋。食气入胃，浊气归心，淫精于脉。脉气流经，经气归于肺，肺朝百脉，输精于皮毛，毛脉合精，行气于腑。腑精神明，留于四脏，气归于权衡，权衡以平，气口成寸，以决死生。"《康熙字典》云："淫……《说文》浸淫，随理也。《徐曰》随其脉理而浸渍也。"①食气入胃，散精于肝。这是《素问·五脏生成》所云："人卧血归于肝，肝受血而能视，足受血而能步，掌受血而能握，指受血而能摄。"卧则血藏于肝，开阖冲脉流向生殖或肾藏精。②食气入胃，浊气归心。此为相对于"卧则血藏于肝"的"起则血注于心主之血脉"，浊气储存于脉中，随"脉气流经，经气归于肺"，再次回到"通调水道，下输膀胱"，经过气化蒸腾而变化生成荣气，荣气向上、向外（皮毛）水经四布，五经并行，故曰"肺朝百脉，输精于皮毛，毛脉合精，行气于腑，腑精神明"。没能气化蒸腾的多余浊气，继续随脉气流经，经气归于肺，如此反复循环。

多余食气行进路径的开阖，取决于胆与三焦主决断、主决渎的功能，或下输膀胱，或散精而藏血入肝和冲脉通路之开阖，或浊气归于心主血脉和肺朝百脉，重归膀胱气化蒸腾而变化生成荣气。解剖学的"心脏器"已被中医学的脾、肺使用，中医学的心并不是解剖学的"心脏"。《素问·调经论》云："五脏之道，皆出于经隧，以行血气，血气不和，百病乃变化而生，是故守经隧焉。"《素问·痿论》云："心主身之血脉。"《灵枢·本脏》云："经脉者，所以行血气而营阴阳，濡筋骨，利关节者也。"《素问·五脏生成》云："诸血者，皆属于心。"由此可知，心主血和血脉，经脉、经隧主行血气。中医学的心，相当于（但不限于）全身大小血管（特别是冠脉系统）、造血系统、全血（血细胞和血浆）。

3. 归根化物和气化蒸腾的两个场所　《庄子·大宗师》云："若人之形者，万化而未始有极也，其为乐可胜计邪……伟哉造化，又将奚以汝为？将奚以汝适？以汝为鼠肝乎？以汝为虫臂乎……故善吾生者，乃所以善吾死也。今大冶铸金，金踊跃曰：'我且必为镆铘。'大冶必以为不祥之金……今一以天地为大炉，以造化为大冶，恶乎往而不可哉！"这是道家的物化生命观：世间万物的生命体，均是以天地为大炉的一部分，人类或是万物任一生命体死亡后，又归根到天地大炉，再化物为其他类型的生命形式，或为鼠肝，或为虫臂，或为铸金，或为镆铘。万物均有灵，成为人之形者，是快乐的；成为其他类型的生命分子，也是快乐的，故万化而未始有极也。《汉书·杨胡朱梅云传》云："且夫死者，终生之化，而物之归者也。归者得至，化者得变，是物各反其真也……精神者天之有也，形骸者地之有也。精神离形，各归其真，故谓之鬼，鬼之为言归也。"土地，是所有形骸的归根化物之所（归者得至），形骸化物之后，又以其他的生命类型再获重生（化者得变），或为小草，或为参天大树，或为蝴蝶，或为飞天鲲鹏。精神离形则神机化灭，形体归根（地之有）而化物，精神升华（天之有）而永垂不朽（鬼之为言归也）。这是百分百的辩证唯物主义生命观。

费孝通《乡土中国·附录》云："实体和载体不同，实体有自己发展的规律，它可以在载体的新陈代谢中继续存在和发展。正如一个生物人是由无数细胞组成，个别细胞的生死，不决定整个人的寿命。个人的生命正是靠其机体细胞的不断更新而得以延续。"天地自然万物的生命体死亡后，归根到天地大炉，再化物为其他类型的生命形式，生态圈的各种生命体得以不断更新、生生不息。气的运动（气机）基本形式是"升降出入"。气的运动产生各种新陈代谢的变化，称为气化。天人相应，人的生命是靠气化而发生的气血津液与能量新陈代谢，才得以延续。天地自然环境系统的有形物质（外物），进入阳明胃家之后，被胃家受盛化物、游溢精气，气化为水谷精微的形态而上输于脾，彻底融入器之水液代谢循行路径，变化成人体生命的组成分子（内物），故曰"阳明居中主土，万物所归，无所复转"。"阳明胃家"是器之水液代谢循行路径的第一个气化场所，胃游溢精气产生的水谷糟粕经过大肠传化，以粪便的形式排出。

《素问·灵兰秘典论》云："膀胱者，州都之官，津液藏焉，气化则能出矣。"下焦肾藏精（元阴元阳）十分珍贵，且不能满足四阶阳主升阶段所需的大量消耗。肾藏精的主要作用，是激发膀胱的气化蒸腾功能，将"通调水道，下输膀胱"的水谷精微和清气，进行气化蒸腾而变化生成荣气。荣气，也称营气，是生化气机运行的唯一载体和能量来源，分为三个部分：①入于脉中，循脉上下，贯五脏、络六腑的势能部分，仍称为荣气。②循皮肤之中，分肉之间，熏于肓膜，散于胸腹以濡养、温煦、卫外的功能发挥部分，称为卫气。③积于胸中，出于喉咙，以贯心脉，而行呼吸的功能发挥部分，称为宗气。荣气、卫气、宗气，是同类气机形态，均是水谷精微和清气经过膀胱气化蒸腾而化生，因循行路径和发挥不同功能，而命名为不同的名称。膀胱气化产生的残余废液和多余无营养纯水，合称为尿，蓄积达到一定量后，从尿道排出。因此，解剖学的"膀胱"仅是中医学的尿道组成部分而已。

气，在天地自然环境之中，是云气；在人体生命体之中，是荣气、卫气和宗气。天地自然环境系统的有形物质（云气的有形质），经过人体生命之"阳明居中主土"气化为水谷精微，上归于肺，在肺与吸入的天地自然清气（云气的无形质）结合，通调水道，下输膀胱，再经过膀胱气化蒸腾，变化为荣气的形式再获重生，荣气持续不断地循环更新，人体的生命得以延续。膀胱气化蒸腾，是器之水液代谢顺序循行路径的核心。循行路径中的水谷精微和清气、循环储存脉中的浊气，在没有经过膀胱气化之前，不仅不能为用，还需要消耗生化气机来推动；经过了膀胱气化和蒸腾而变化生成的荣气，则是生化气机运行的唯一载体和能量来源。器为阴，从另一个角度可再划分阴阳：五脏六腑和奇恒之腑为器阴，十二经络和奇经八脉为器阳。器阳是荣卫二气运行的经隧，荣卫二气的循行规律是"水精四布，五经并行，合于四时五脏阴阳，揆度以为常也"，《灵枢》五十营、荣气、脉度、营卫生会等篇章有专述。

4. 心肾既济和心神定意志而固魂魄 器之水液代谢循行路径有三个气机升降的枢纽：以传输水谷精微或糟粕为主线的脾升胃降枢纽，以通调水道和气化蒸腾的三焦降膀胱升枢纽（常被误认为是肝升肺降），以心肾既济、水火相交的心降肾升枢纽。

《周易》既济卦，卦象为离火在下，坎水在上。生理状态下，"火在下"为少阴肾阳（火）在下，主激活和助力膀胱蒸腾水液气化荣气向上，以濡养心阴、心神，聚宗气以贯心脉而行呼吸，行血气而不滞；"水在上"为少阴心阳聚宗气而推动血脉之津血（心阴，属荣气之精），向下蛰滋养肾阴，使肾阳不燥。水火既济、阴阳交泰的过程，津（气化）血（血液）是媒介。①肾配属五行的"水"，是生长化收藏的"藏"，指肾藏精、肾为胃之关、肾主纳气等闭藏功能，并不是水火既济的"水"。所谓的"肾主水"，也是指肾阳激活和调节膀胱气化蒸腾的功能开阖有度，维持水液代谢循行路径进出的动态平衡。②心配属五行的"火"，是生长化收藏的"长"，指心主藏神，并不是水火既济的"火"。《荀子·解蔽》云："心者，形之君也，而神明之主也，出令而无所受令。"心为君主之官，定意志、固魂魄，主诸血和血脉运行的动态平衡。

《康熙字典》云："神，天神，引出万物者也。"《素问·宣明五气》云："五脏所藏，心藏神，肺藏魄，肝藏魂，脾藏意，肾藏志。"广义的神，是引出万物者也，指"道法自然"的"自然"，是"天神"。狭义的神，是"神、魄、魂、意、志"的总称。①"心主藏神"的含义更为狭义，特指"神、魄、魂、意、志"之一的"神"，指心神定意志、固魂魄，主情志。相当于（但不限于）自主神经系统，偏重于交感神经系统，主兴奋。若有"惊怖""思虑"等因素而心神失养，气机逆乱，导致下焦水气过度蒸腾而水气上冲，必发奔豚。②《康熙字典》云："魄……《说文》阴神也……《疏》魄者，形也。"是形体之征象，"形体强健"谓"体魄强健"。肺藏魄，应象是肺活量大，运动能力强，相当于（但不限于）运动神经系统。③《说文解字》云："意，志也，从心察言而知意也。"脾藏意，指人自觉地确定目的，并根据目的调节支配自身行动，克服困难而实现预定目标的心理倾向，是人的高级思维神经系统（大脑皮层），偏于思维的进取方面。④《康熙字典》云："附形之灵为魄，附气之神为魂也……《左传·昭七年》人生始化为魄，即生魄，阳曰魂。"肝藏血，是人体"精气神"所依托的气血之魂，涵养肝木疏泄为微风待发、惊雷萌动，欲动而微动，故曰"肝藏血，血舍魂"。相当于（但不限于）脑干的网状结构，包括脑桥上段的上行网状激活系统，以及脑桥下段的上行网状抑制系统，调节人体睡眠和觉醒周期的功能，偏向于掌管着人觉醒的网状上行激活系统；还包括中脑、大脑基底，保持机体运动协调和相对稳定的各种神经系统等。⑤《说文解字注》云："周礼保章氏注云，志古文识……识、记也……识、知也……则志者、记也、知也……多见而识之。"肾藏志，相当于（但不限于）大脑的知识记忆存储系统，以及自主神经系统，偏重于副交感神经系统，主休息。提示解剖学的脑和神经系统的全部功能，在中医学是由五脏分而主之。

《素问·脉要精微论》云："切脉动静而视精明，察五色，观五脏有余不足，六腑强弱，形之盛衰，以此参伍，决死生之分……夫精明五色者，气之华也……头者，精明之府。"《素问·五脏生成》云："诸髓者皆属于脑。"《淮南子·天文训》云："积阳之热气生火，火气之精者为日；积阴之寒气生水，水之精者为月。"《周易·系辞下》云："日往则月来，月往则日来，日月相推而明生焉。"《康熙字典》云："精……又灵也，真气也。《易·系辞》精气为物。《疏》阴阳精灵之气，氤氲积聚而为万物也……《礼·曲礼》在府言府，在库言库。《注》府谓宝藏货贿之处也。"提示《素问》描述的脑，指汇聚五脏六腑精华和储藏荣气精要之处，是以决死生的"悬象著明，莫大乎日月"，由膀胱气化蒸腾的荣气以温煦和濡养，通过"心者，神之舍"沟通五脏之华神，时刻反映着五脏有余不足、六腑强弱，形之盛衰。

二、器以藏精而起亟，生化以卫外而为固

器和生化相互依存，不可分割，共同组成一个相对独立（不完全开放系统）的动态平衡复杂系统。有了器，则生化有居所，人中之阴阳术数（人体内环境）系统就具备了相对独立性和自组织性，通过频繁地与地球环境系统交换物质和能量：输入的形式是食物、清气和灵识信息；输出的形式是生化的出升（源于膀胱气化的荣气、卫气和宗气）、代谢废物（粪尿和浊气）和灵识进化效能，使器和生化气机运动维持稳定的宏观有序形态和功能。器和生化系统的内部结构、内在连接、功能有六个基本单元（六气）：太阴湿土、

少阴君火、厥阴风木、少阳相火、太阳寒水、阳明燥金。

（一）君火以明，相火以位

太阴湿土、少阴君火、厥阴风木、少阳相火、太阳寒水、阳明燥金，在《素问》仅对应有少阳相火，共十个匹配，其余五个词均没有见到匹配。现存六个词语同时匹配的最早文献，是北宋刘温舒的《素问入式运气论奥》，其云："详四问篇论交相而言标本，则莫测其源，太阴湿土、少阳相火为标本同，至于少阴君火、太阳寒水，则阴阳寒热互相不同，义从何来？岂不知出于自然，而非人意之所能名邪。"刘温舒的注解，以三阴三阳"木火土金水火"直接对应后天八卦的伪五行方位。北宋以后，伤寒诸家常将六气与十二经脉名称的脏腑五行相配，将六经辨证归纳为脏腑辨证的一个分支，故有"伤寒六经有足无手"之说。如彭子益《圆运动的古中医学》画出的"六气圆运动之图"，实质也是直接对应后天八卦的伪五行圆图。

器和生化，需要"阴在内，阳之守也；阳在外，阴之使也"交互感召的气机运动，才能体现"是以升降出入，无器不有"的性命续存。天气之象三阴三阳的寒暑燥湿风火，由"寒湿相遘，燥热相临，风火相值"衍生，象变为"风热湿火燥寒"。将"风热湿火燥寒"和地理之应六节气位的"木火土金水火"，进行动静相召，上下相临，阴阳相错，就能移光定位抽象形成少阴君火、厥阴风木、少阳相火、太阳寒水、阳明燥金、太阴湿土。具体的描述为《素问·血气形志》云："夫人之常数，太阳常多血少气，少阳常少血多气，阳明常多气多血，少阴常少血多气，厥阴常多血少气，太阴常多气少血，此天之常数。"

1. 少阴君火，常少血多气 器和生化气机正向推动的，是一个频繁地与地球环境系统交换物质和能量的良性系统，每一次气机的收敛潜藏，均是为了下一轮更好地生荣、温煦、濡养和卫外。气机升、出的物质和能量来源，是从太阴收敛、纳降水谷和清气开始，并持续向内、向下主潜藏育蓄元阴元阳，以维持系统稳定和宏观有序的形态和功能。少阴纳降、潜藏效果质量的好坏，直接关系元阴、元阳潜藏育蓄的质量，直接关系到下一轮生荣收敛循环的质量。

《素问·生气通天论》云："阳气者，若天与日，失其所则折寿而不彰，故天运当以日光明。是故阳因而上，卫外者也。"少阴法同天体太阳，元阴法同四个自由质子，元阳法同热核聚变后产生的能量。人之性命活动的本源就在元阴元阳，元阴元阳之火是性命"出入神机"和"升降气立"的能量棒。随着生化气机的潜藏，通过太阴运化，推动少阴持续潜藏育蓄补养元阴，为元阳供给势能，生化潜藏的质量越好，则元阴越充盈，元阳的动态气势越宏大。故元阳为火，元阴为火提供势能，这是少阴君火。少阴君火是器和生化的根本，少阴君火之君，并不是指心为君主之官，而是元阴元阳（含心神）在人之生命中至高无上的地位。

心肾相交，水火既济，表现是人的觉醒和睡眠交替发生，觉醒的时候心神得到下焦气化的濡养而精神振作，精力充沛；睡眠的时候，少阴元阳得到心血的滋养而睡眠香甜，元阴元阳得到充分的休养生息，为下一阶段的生荣蓄积势能。故心者君主之官，神明出焉；肾者作强之官，伎巧出焉。少阴为君，心主性而肾主命。心主性，这是人的神明，为人的后天心性所控制；肾主命，指人是长命还是短命，是父母赋予的，是先天的，在出生以后，只能在先天的基础上，通过心性修炼来适当延长，或通过心性挥霍来尽量缩短，二者合起来就是人的性命。《素问·六微旨大论》云："君火之下，阴精承之。"少阴君火以潜藏育蓄元阴为要，只潜藏而无消耗荣血，故少阴常少血。少阴君火以潜藏育蓄元阴，生理效应是为元阳提供势能。生化潜藏的质量越好，元阴越充盈，则元阳的动态气势越宏大。抽象于天气之象三阴三阳的热，地理之应六节气位的最后一个火，热与火上下相召，在器的最低、最内、最下的核心部位，育蓄了磅礴向外、向上的元阳气势，维系着整个器和生化运动，维系着人之生命的续存，故少阴常多气。少阴君火以潜藏育蓄元阴的少血为主，磅礴向外、向上元阳气势的多气为次，此为少阴常少血多气。

少阴君火在三维立体动态平衡系统中的本质含义：在动而不息的生化层面，从本从标自太阴始收敛起，向内、向下至生化气机最低、最内、最下，静态呈现主收敛、纳降和潜藏，水冰地坼，无扰乎阳属水的气机形态；在静而守位的器层面，育蓄了磅礴向外、向上为君火的动态气势。

2. 厥阴风木，常多血少气　太阴运化的水谷之精气和少阴的潜藏育蓄，积聚着高质量的元阴和元阳。元阳法同热核聚变后产生的能量，若不能受控，在器和生化最低、最内、最下层瞬间爆发，表现出在地面上看到"地下深层核爆"的"其面戴阳、残灯复明"征象，少阴为元阴元阳之所，此为《素问·生气通天论》"失其所，则折寿而不彰"。君火以明，可应象于受控热核反应，此为"天运当以日光明"；相火以位，可应象于热核反应释放出来能量转换为电能，此为"应地之气，静而守位"；厥阴风木，应象于君火和相火之间的"受控热核反应实验装置"。

受控热核反应实验装置，必须具备四个条件：几千万度以上的高温，充分约束，相当低的密度，保证自持。①关于"几千万度以上的高温，充分约束"。清代叶天士《临证指南医案·肝风》云："故肝为风木之脏，因有相火内寄，体阴用阳，其性刚，主动主升，全赖肾水以涵之，血液以濡之。"《灵枢·本神》云："肝藏血，血舍魂。"王冰注《素问·五脏生成》"故人卧血归于肝"云："肝藏血，心行之，人动则血运行于诸经，人静则血归于肝脏，何者，肝主血海故也。"元阳的释放要约束在厥阴的可控区域内，需要器提供较大的肝藏血和荣血"以涵之，以濡之"，才能形成生理上厥阴微风缓升的局势，使元阳之势细水长流转复三阳，故厥阴常多血。②关于"相当低的密度，保证自持"。在声乐演唱中，为了能够得到长时间持续的高音，歌唱家们需要练习声带闭合，以控制气息。声带闭合可分为主动闭合和被动闭合。气声最重要的是声带被动带动闭合，声乐学称之为贝诺利氏效应，指人的两片声带在稳劲的气流中，被动地被这气流吸向中间而靠拢，产生振动发声。主动闭合练喉，可应象于厥阴常多血；被动闭合练气，可应象于厥阴常少气。肝和膻中的气机条达稳劲，在厥阴经隧中形成了相当低的密度效应，使厥阴经隧被动地被动态的气机吸向中间而靠拢，反过来又缓和了生化气机的快速流出，最终形成稳定自持的厥阴微风。

《素问·灵兰秘典论》云："肝者，将军之官，谋虑出焉……膻中者，臣使之官，喜乐出焉。"《说文解字》云："将，帅也，从寸。"段玉裁注："（将）从寸，必有法度，而后可以主之先之。"《说文解字》云："虑难曰谋……虑，谋思也。"做事有谋虑、有分寸，才能够细水长流；要有所喜乐，才能够细水长流。在器的层面，主要指肝藏血，血舍魂，引动了肝、膻中条达的动态气机。《康熙字典》云："附形之灵为魄，附气之神为魂也。"厥阴是器和生化"精气神"所依托的气血之魂。厥阴常多血的生理效应，是厥阴微风缓升局势的厥阴少气，为微风待发，为惊雷之萌动，欲动而微动。抽象于天气之象三阴三阳的风、地理之应六节气位的木，风与木上下相召，清风吹麦垄，细雨濯梅林，深入器和生化的最低、最内、最下，充分约束并引动君火向外、向上转而为升势，使人由潜藏沉睡转向苏醒活动，少阳承接后将"后天水谷精微和清气"向下收拢、决渎和通调水道，下输膀胱以气化蒸腾，产生向上、向外的荣卫二气，引发了生化阳升之气机的勃勃生机。故厥阴风木以大消耗、充分约束的多血为主，厥阴微风向外、向上的少气为次，此为厥阴常多血少气。

厥阴风木在三维立体动态平衡系统中的本质含义：在动而不息的生化层

面，不从标本从乎中也，在少阴与少阳之间静态呈现主转复生荣，惊雷之萌动，欲动而未动，属土的气机形态；在静而守位的器层面，对元阳向内、向下充分约束，引发厥阴微风向外、向上，为风木的动态气势。

3. 少阳相火，常少血多气 少阳相火之相，对应元阴元阳的君。君火以明，是君主的特征，是旗帜，是中枢；相火以位，是丞相的特征，代表少阴君火出面在前台调度具体政事。少阴君火十分珍贵，不能直接为生化气机供能，而是由厥阴转复后，激发膀胱将器之水液代谢循行路径中的大量"后天水谷精微和清气"气化蒸腾，变化生成荣气以循脉上下贯五脏，络六腑，荣气向脉外支撑和化生卫气以循皮肤之中，分肉之间，熏于肓膜，散于胸腹。天运当以日光明，故少阴为君火以明；应地之气，静而守位，故少阳为相火以位。相火为阳位，是荣卫二气之初始化生，维持天地俱生、万物以荣的发陈、生荣，阳气量形态呈现在三阳层面最小，调动消耗的荣血不大，故少阳常少血。

少阳为相，胆主决断、三焦主决渎，均为重臣，亦是"水火者，阴阳之道路也"征象的具体调度，也是《素问·六节藏象论》所谓的"凡十一脏取决于胆也"。《素问·灵兰秘典论》云："胆者，中正之官，决断出焉……三焦者，决渎之官，水道出焉。"①三焦主决渎，承接厥阴转向苏醒后，对太阴湿土形成弥漫全身的水谷精气和清气，进行收拢、决渎和输送（通调水道，下输膀胱），为已激发气化蒸腾功能的膀胱提供源源不绝的后天水谷精微和清气，并为已气化产生的荣卫二气，提供蒸腾向外、向上的通道（水精四布，五经并行）；初始化生的荣卫二气在少阳决渎通道中，向外、向上推陈致新，释放出生命活力。②胆者中正之官，决断出焉，调节水之道路的藏血入肝和冲脉通路的开阖，若太阴湿土形成弥漫全身的水谷精气和清气不足，则胆主决断以激活饥饿感，提示需要饮食；或决断以调用肝藏血加以补充，为膀胱气化蒸腾提供源源不绝的津液。这是系统的自组织决断（自主神经系统），不以人的意志为转移。

由少阳对弥漫全身的水谷精气和清气向内、向下收拢、决渎，或决断调用肝藏血，通调水道，下输膀胱以气化蒸腾，释放出旺盛的生命活力，抽象于天气之象三阴三阳的火，地理之应六节气位的第一个火，火与火的上下相召，春雷乍动、阳气至，是始出地也，万物生机盎然，向外、向上的动态气势在生化阳升为最强，故少阳常多气。地之阴阳术数中的少阳属火，为茂化，为蕃鲜（反生），相对于二阴（少阴）形见之气机，是向外生长的反向内蓄。器和生化之少阳相火，也是相对于少阴君火的反向生长。不同的是，人体以向内、向下潜藏育蓄元阴元阳，为正向生长修行；向外、向上释放生命活力，为反向燃烧消耗荣血。故少阳相火呈现的是向外、向上始发陈的少血为主，蕴含着向外、向上释放旺盛生命力的多气为次，此为少阳常少血多气。

少阳相火在三维立体动态平衡系统中的本质含义：在动而不息的生化层面，从本自生化气机始生荣起，向外、向上静态呈现主发陈、生荣，天地俱生、万物以荣属木的气机形态；在静而守位的器层面，对弥漫全身的水谷精气和清气向内、向下收拢，决渎和通调水道，下输膀胱以气化蒸腾，释放旺盛向外、向上为相火的动态气势。

4. 太阳寒水，常多血少气　少阴、厥阴和少阳共同作用，使太阳获得了后天水谷精微和清气，并激活了太阳膀胱的气化蒸腾功能，使荣卫二气"水精四布，五经并行"，逐渐向外、向上，对全身的四肢百骸、脏腑经络、肌腠皮毛、灵识精神等，发挥着温煦、濡养和卫外的作用，并被持续大量地耗散，故太阳常多血，这是"阴在内，阳之守也"的直接体现。

太阳从本从标，是从底层气化蒸腾而变化生成荣卫二气开始，直至最外、最高、最上的形态，包括膀胱的气化蒸腾和小肠受盛化物的分清泌浊全通道过程，均为太阳。生化气机越向外、向上，荣卫二气被耗散越多，向外、向上动态气势的强度逐渐减小，故太阳常少气。抽象于天气之象三阴三阳的"寒"和地理之应六节气位的"水"，寒与水上下相召，盛极而衰；也可抽象于对流层气温垂直递减和绝热冷却，称为人体内环境中的绝热冷却。太阳主温煦、濡养和卫外，故太阳气化蒸腾而变化生成荣卫二气，并向外、向上，以持续大量被耗散的多血为主，引发着向内、向下绝热冷却的少气为次，故太阳常多血少气。

太阳寒水在三维立体动态平衡系统中的本质含义：在动而不息的生化层面，从本从标自少阳始发陈、生荣起，向外、向上至生化气机的最高、最外、最上，静态呈现天地气交、万物华实属火的气机形态；在静而守位的器层面，对荣卫二气的气化生成，并在向外、向上蒸腾过程中持续大量耗散，引发向内、向下"绝热冷却少气"为寒水的动态气势。

5. 阳明燥金，常多气多血　少阳、太阳、阳明，是生化阳气向外、向上积极发挥动能作用；而太阴、少阴、厥阴，则是生化阳气向内、向下收藏，为生化在下一轮回向外、向上，潜藏育蓄势能基础。太阳已至最外、最高、最上，需行有所止。《素问·五脏别论》云："水谷入口，则胃实而肠虚；食下，则肠实而胃虚。"胃与大肠均为受纳、通降、化物之官，胃为人体补充水液的源头，其受纳水谷的津液在通降过程中，大部分被脾为胃行津液、小肠分清泌浊的功能所吸收和分流，阳明越通降，则阳明的属性就越燥。"燥"是阳明气机动态的本质特征。阳明燥的生理特性，指阳明的通降过程，是游溢精气为太阴、少阴提供水谷之精气的过程。在正常饮食状态下，阳明越燥，提示游溢提供的水谷精气越多，故阳明喜湿（喜饮食）而恶燥（恶无饮食）。阳明病理状态的燥，是因为阳明不能通降，导致水谷聚积而化郁热，郁热迫液外出（汗或郁热的消耗），太阴少阴得到阳明游溢的水谷精气减少，全身病理性的燥热难耐。阳明生理的燥和病理的燥，二者有着本质区别。

虽然在生理上，阳明越通降越燥，人体全身得到水谷精气的补充就越多，但水谷精气仍然需要在膀胱气化形成荣气后，才能反哺滋养阳明。应象西医学胃肠壁、胃肠黏膜的濡润，而胃肠腔中的水谷残余化物越往下，就越干燥，最终形成粪便排出体外。也正是由于阳明收敛无形和有形之气越多、越燥，其提供的水谷精气就越多；阳明主肃降、收敛，强力收敛两阳向下、向内，使人由活动状态逐渐开始收降、静息，继而沉睡潜藏，敛降人体的运动系统和灵识思维系统的经脉血气重新分配，内脏系统的气血输布增加，使生化气机转降向内、向下进入三阴，增加了消化和输布水谷的经脉血气支持，故阳明常多气。

《素问·逆调论》云："人有逆气不得卧而息有音者……皆何脏使然？愿闻其故。岐伯曰：不得卧而息有音者，是阳明之逆也，足三阳者下行，今逆而上行，故息有音也。阳明者胃脉也，胃者六腑之海，其气亦下行，阳明逆不得从其道，故不得卧也。"降是胃与大肠功能运动的本质趋势，人体胃肠功能最活跃的时间段，恰好是人体沉睡的时候。所以，人不仅要在夜晚沉睡，在午餐后，短时间的沉睡也是必要的。故《素问·痹论》云："阴气者，静则神藏，躁则消亡，饮食自倍，肠胃乃伤。"生化气机转降向内、向下，进入三阴的时间段是夜晚，夜间沉睡是"水谷精微"和"水谷残余化物"分离和积累的最佳时间段。所以，在生化气机转复少阳，人体的运动系统和灵识思维系统苏醒后，经脉血气重新分配，少阳推陈致新的一项重要工作，就是排便。

水谷在未被膀胱气化蒸腾而变化生成荣卫二气之前，阳明需要消耗荣血而化生的生化气机，来受纳、通降有形之水饮食物；二次消耗以游溢精气、上输于脾，并通降传导化物；三次消耗以敛降无形之生化气机转降向内、向下，进入三阴，故"阳明常多血"。抽象于天气之象三阴三阳的"燥"、地理之应六节气位的"金"，燥与金上下相召，此胃者，水谷之海，万物皆致养焉。故阳明以转化收降，以及受纳和通降水谷，为全身游溢水谷精气的多气为主；收纳通降有形之物、敛降无形气机、游溢精气消耗荣血的多血为次，此为阳明常多气多血。

阳明燥金在三维立体动态平衡系统中的本质含义：在动而不息的生化层面，"不从标本从乎中也"，在太阳与太阴之间静态呈现主转复收降，万物皆致养属土的气机形态；在静而守位的器层面主受纳水谷，向外、向上游溢精气，上输于脾，导致水谷残余化物向内、向下通降而干，为燥金的动态气势。

6. 太阴湿土，常多气少血　太阴为气机始敛入三阴的初始形态，脾为阴中之至阴，"至"为到、进入，继而沉睡潜藏，人体的运动系统和灵识思维系统的经脉血气，重新分配敛降进入三阴，输布胃肠系统的经脉血气增加，支持太阴发挥主运化、主升清的功能作用。太阴为湿土，主要指太阴为胃行其津液、宣发和肃降清气和水谷之精。

太阴喜燥恶湿，是太阴气机动态的本质特征，指太阴脾气散精、上归于肺的升清过程，是吸收转化阳明水谷之精气的过程。在正常饮食状态下，太阴越湿，提示其吸收运化的水谷之气越多，故太阴喜燥（仓库容量越大越好）而恶湿（仓库吸收运化的水谷已满）。太阴病理状态的湿，是太阴不能为阳明行其津液，水谷聚积在胃肠，不仅阻碍中焦的气机运转而腹痛，还向下渗透胃肠，致胃肠不能燥而泄泻。太阴生理的湿和病理的湿，有着本质区别。

相对于阳明的喜湿而恶燥，太阴直接接收胃游溢精气，上输于脾，不需要消耗荣血而化生的生化气机，来受纳、通降有形之水饮食物；太阴生化气机已经处于三阴，仅需少量消耗荣血以脾气散精，上归于肺，故太阴常少血。

太阴湿土之土，是太阴为后天之本，是后天器所有补充的来源，太阴主运化水谷之精气，将胃受纳进入器的、本来不属于人体的水谷，转化为与器融为一体的水谷之精气，并供养全身。《素问·平人气象论》云："人以水谷为本，故人绝水谷则死，脉无胃气亦死。"进食后积聚于人体者，称为谷气，亦称胃气。脾与胃为后天之本，脾为胃行其津液至水之上源肺。肺主宣发和肃降，与宗气积于胸中，贯心脉而行呼吸；与心相随上下以行气血，脉气流经归于肺，肺朝百脉，输精于皮毛，多余部分从多鼻孔、皮肤汗孔宣散，精华部分毛脉合精行气于腑，腑精神明留于四脏，形成了水谷精气和清气弥漫全身的动态气势，故太阴常多气。抽象于天气之象三阴三阳的湿、地理之应六节气位的土，湿与土上下相召，此为脾胃者仓廪之官，五味出焉；肺者相傅之官，治节出焉，万物之所悦、阴阳相聚集也。太阴以"多气"为主，少量消耗荣血以"脾气散精，上归于肺"的"少血"为次，故太阴常多气少血。

太阴湿土在三维立体动态平衡系统中的本质含义：在动而不息的生化层面，从本自生化气机始收敛的起始层，向内、向下静态呈现主收敛、纳降，天气以急、地气以明属金的气机形态；在静而守位的器层面，对胃游溢精气，上输于脾的水谷精气，向外、向上脾气散精，上归于肺，并治理调节，宣发肃降，上下相随，形成水谷精气和清气弥漫全身为湿土的动态气势。

需要注意的是，太阴湿土形成弥漫全身的水谷精气和清气，若未经过膀胱气化蒸腾而变化生成荣卫二气，仍然需要消耗荣卫二气来推动。太阳膀胱的气化蒸腾而变化生成荣卫二气的功能，需要少阴、厥阴和少阳的共同作用来激活，若少阴、厥阴和少阳的协同出现了障碍，就会产生谷气下流（《伤寒论》第 110 条），指水谷精气和清气下输膀胱后，直接从尿排出，应象相当于西医学的糖尿病。广西南宁宾阳县、上林县一带的客话（古中原官话），猪肝的发音为"猪湿"，再次印证解剖学肝脏的大部分功能对应的是中医学的"脾"。解剖学胰腺分泌出来的激素，功能上对弥漫全身为太阴湿土的动态气势，可起到一个干燥的作用，这是与湿（脾）相对的干（肝）。中医学的肝，对应（但不限于）解剖学的胰腺分泌激素功能和肝脏分泌胆汁、贮存糖原等部分功能。现代糖尿病的病机，是在器之水液代谢循行途径上的湿土弥漫，没能气化为荣卫二气，五脏六腑经络四肢百骸缺乏荣卫濡润的干燥病态（特别是荣卫二气虚弱和肝肾阴虚）。治之本，当从厥阴风木和少阳相火对弥漫的湿土进行转复、收拢、决渎、输送和激发；治之标，出口从少阴君火和太阳寒水以生成荣卫二气，消耗湿土并为五脏六腑四肢百骸提供濡养；入口从阳明燥金和太阴湿土以调控后天水谷的来源。

（二）形体不敝，精神不散

生理状态下，是器和生化的紧密联系和协调配合，是《老子·第四十二章》"万物负阴而抱阳，冲气以为和"，是《列子·天瑞》"清轻者上为天，浊重者下为地，冲和气者为人"，应象天地气交、万物华实，此为阴（器）阳（生化）气交，身康体健。病理状态下，或生化不能运转器，或器不能支撑生化。医者的作用，一是助生化回归正常途径；二是调养器，为生化提供一个良好的器内环境。

145

1. 藏精则归根化物，微风细雨　将"生化为阳，器为阴"代入《素问·生气通天论》，可得："故阳（生化）气者，一日而主外。平旦人（少阳相火）气生，日中而阳（太阳寒水）气隆，日西而阳（阳明燥金）气已虚，气门乃闭。是故暮而收拒，（三阴静而潜藏）无扰筋骨，无见雾露，反此三时，形乃困薄。岐伯曰：阴（器）者，藏精而起亟也；阳（生化）者，卫外而为固也。阴（器）不胜其阳（生化），则脉流薄疾，并乃狂。阳（生化）不胜其阴（器），则五脏气争，九窍不通。是以圣人陈阴阳（器和生化），筋脉和同，骨髓坚固，气血皆从。如是则内外调和，邪不能害，耳目聪明，气立如故。"

"器者藏精而起亟也"的藏精，指器从地球环境系统所获得、储存和育蓄的"血气精神（阴精）"，可分为三个层次。①外周精微（后天水谷精微和清气，心主血脉储存的浊气）。如是荣气不足，则从水液代谢循行路径的源头阳明胃、太阴脾肺开始，征用后天水谷精微和清气供给，再依次征调血脉浊气、三焦、膀胱等外周精微。若水液代谢循行路径的后天水谷精微和清气不足，器就会有饥饿感，要求进食，或加深加快呼吸。②肝藏血。若是荣气严重不足，当外周精微不足以调用时，胆主决断开通，散精藏血于肝通路，征调肝之藏血。③肾藏精（先天元阴）。当肝藏血不足，胆主决断抽调先天之肾藏精。肝藏血有余，先天肾之元阴才有机会得以补充，《灵枢·逆顺肥瘦》云："夫冲脉者，五脏六腑之海也，五脏六腑皆禀焉。其上者，出于颃颡，渗诸阳，灌诸精，其下者，注少阴之大络……并于少阴之经，渗三阴。"厥阴肝经与冲任二脉相通，天癸引动肝之疏泄条达的气机，肝藏血有余部分才能通过任脉汇集于冲脉，冲脉盛则注血于胞宫，或精巢，故能有子。相对于外周精微，"肝的藏血、肾的藏精"合称为中枢精血。

《素问·平人气象论》云："平人之常气禀于胃，胃者平人之常气也，人无胃气曰逆，逆者死。"胃气，指从最外、最上的胃开始，直至最内、最下元阴的全途径"血气精神"。水谷精微是人体生命实体得以延续的根本，主归根化物、游溢精气的阳明胃家，不仅是荣气的根，也是肾藏精（元阴元阳）的根。《素问·五常政大论》云："故有胎孕不育，治之不全，此气之常也，所谓中根也。根于外者亦五，故生化之别，有五气、五味、五色、五类、五宜也……根于中者，命曰神机，神去则机息。根于外者，命曰气立，气止则化绝。"根于中者，命曰神机，指少阴君火；根于外者，命曰气立，指太阴湿土。不论是根于中、根于外，均要归于阳明居中主土，万物所归，无所复传。如果没有主降、归藏、归根的胃气，五脏真气无以归藏则败露，是为真脏脉,《素问·平人气象论》云:"但得真脏脉,不得胃气也。所谓脉不得胃气者,肝不弦、肾不石也。"肝不弦,指厥阴风木不再细水长流;肾不石,指少阴君火不再封藏。本源是不得胃气,则荣卫气机得不到循环更新,生命个体将不再续存。

《灵枢·本脏》云:"人之血气精神者,所以奉生而周于性命者也。"自母胎出生之后,"先天元阴"是基本固定的。如何运转获取后天精微和清气,沿着器之水液代谢循行路径的外周通路,育蓄存储中枢的先天藏精,或尽量减少先天藏精的损耗,是"保身长全,以养其生"的关键。道家的调养生息,关键在于如何协调"中枢精血"与"外周精微"的关系。食气入胃后,如何能够偏于散精于肝,并在推动有余的肝藏血流向肾藏精,最是艰难坎坷,须有道法自然、见性明心的修为和机缘。一般状态下,食气不能偏于"散精于肝,淫气于筋"路径,或有余的肝藏血补育肾藏精的气机郁滞或厥闭,在后天精气充足的情况下,或倒溢入太阴,化生为太阴脾主肌肉和大腹、太阴肺主皮毛和皮下油脂,这是肥胖;或长期反复滞留于"浊气归心、淫精于脉,随经归于肺"循环,远超"步、握、摄"和"头府神明"的消耗所需,在脉中形成沉积,腐蚀经脉,则为高血脂、高血糖、高血压。

2. 起亟则首出庶物,万国咸宁 起亟,是激发耗散大量的荣气以向外、向上,支持和化生卫气,是阳者,卫外而为固也。器之由内而外、由下而上参与"濡养、温煦和护卫"功能的"正气(抽象为阳气)",生化为阳的"正气",可分为三个层次。①少阴的元阳,最为核心。②荣气(或称荣津、荣血,相对于卫气,称为荣阴),是后天水谷精微和清气经过膀胱的气化蒸腾而化生。③卫气(含宗气,相对于荣阴,称为卫阳),是荣气向脉外支撑而化生。正气的气机调控中枢为"心者,君主之官也,神明出焉",表现为两个"上下交互":以宗气为主线的心血肺气相随上下交互,以心肾既济为主线的上下交互,均强调了心主藏神对膀胱气化蒸腾而化生荣气,并对水精四布、五经并行的总调控。

生化气机在升、出于器的阶段,肝中藏血和肾中藏精激发膀胱,消耗大量的后天精气而化生充盛的荣气,持续支撑卫气(宗气)上升、外出,发挥温煦、濡养和卫外功能,维持思考、语言、肢体运动,以及精神面貌等人体系统功能活动。荣气是君火与卫气的中间媒介,向上支持卫气,向下充养君火;荣气是后天精气与肝肾精血的中间媒介,向上运化后天精气、向下育蓄肝肾精血。生化气机在降、入于器的阶段,主要是运转荣气(具有势能属性的气血津液),或藏血于肝,或藏精于肾。藏精而起亟的核心,是少阴君火的肾藏精（元阴、元阳）。少阴君火往上，左为厥阴风木，右为太阴湿土。厥阴风木主少阴君火之细水长流，太阴湿土主收敛纳降阳明胃游溢之水谷精微和太阴肺之清气，以潜藏育蓄少阴君火。厥阴强调的是少放，太阴强调的是补充。阳明、厥阴均是多血，主转化收敛的阳明是多气，主转化生荣的厥阴是少气，提示了器需要收藏更多的阳气，尽量少生荣，或细水长流，才能够延缓"出入废则神机化灭，升降息则气立孤危"出现的时间。

3. 器和生化系统中的时空物质流　人体的能量消耗，大体可以分为四类：①维持恒温生命所需的最低生理消耗。②灵识思维活动（头脑）消耗。③运动系统（肌肉骨骼）消耗。④营养物质的消化运输（脏腑系统）消耗。这四个类别的能量消耗中，①在日间和夜间的波动不大，可以假设为常量，余下②③④的消耗则是变量。在生化的升、出于器的阶段，一般指在日间，这是处在清醒和活动的状态，交感神经相对兴奋，人体大部分微循环供给，重新分配和增加输布于②和③，④所得到的荣血供给是相对减少的。在生化的降、入于器的阶段，一般指在夜间，处于睡眠和静止的状态，副交感神经相对兴奋，②和③基本处于静止状态，无扰筋骨，无见雾露，这时候人体大部分微循环供给重新分配，经脉血气的输布，相对集中于④，这就为夜间太阴的运化、少阴的潜藏、厥阴的转复，提供了较大的供给支持，也是太阴可以称为"太"的能量供给来源。德内拉·梅多斯《系统之美》云："系统中的某些连接是实实在在的物质流，如树干中的水分，或者学生在大学中的改变；还有很多连接是信息流，也就是系统中影响决策和行动的各种信号。这类连接通常很难被发现，但只要你用心，就会看到它们。"针灸、拔罐、推拿、导引等医疗技术，本质是对②③④经脉气血物质流的激发或抑制、重新分配或正向输布的引导。

表 4-1　六气对应十二中气月度表

六气	其时		
少阴君火	子时冬至十一月	丑时大寒十二月	寅时雨水正月
厥阴风木	丑时大寒十二月	寅时雨水正月	卯时春分二月
少阳相火	寅时雨水正月	卯时春分二月	辰时谷雨三月
太阳寒水	巳时小满四月	午时夏至五月	未时大暑六月
阳明燥金	申时处暑七月	酉时秋分八月	戌时霜降九月
太阴湿土	亥时小雪十月	子时冬至十一月	丑时大寒十二月

与五运六气的三阴三阳时间序列不同，《伤寒论》第 291 条云："少阴病，欲解时，从子至寅上。"第 328 条云："厥阴病，欲解时，从丑至卯上。"

第 272 条云："少阳病，欲解时，从寅至辰上。"第 9 条云："太阳病，欲解时，从巳至未上。"第 193 条云："阳明病，欲解时，从申至戌上。"第 275 条云："太阴病，欲解时，从亥至丑上。"应象于年际角度，少阴君火、厥阴风木、少阳相火、太阳寒水、阳明燥金、太阴湿土的运行时间序列，得表 4-1。

　　子时天一阳生，少阴始于子而至于寅，寅为少阴之末、厥阴之中、少阳之始，故生化气机每一轮的生长，本源在于少阴元阳，转复于厥阴风木，而能出于少阳相火，耗散于太阳寒水，闭合转收于阳明燥金。太阴为后天水谷之本，少阴之藏精、厥阴之藏血和转复回阳，均有赖于太阴后天的补养，生命才能得以延续，太阴始于亥而至于丑，丑为太阴之末、少阴之中、厥阴之始，故生化气机每一轮的收藏，本源在于太阴湿土，藏育于少阴藏精，而上下交复于厥阴风木。故器和生化入三阴于亥，而出三阳于寅。日落后的太阴对应时间点为亥至丑，少阴对应时间点为子至寅，厥阴对应时间点为丑至卯。三阴均对应夜晚，还可以对应冬季。日出前后的少阳对应时间点为寅至辰，日中的太阳对应时间点为巳至未，日落前后的阳明对应时间点为申至戌。少阳、太阳、阳明对应上午、中午、下午，还可对应春季、夏季、秋季。《周易·乾》云："象曰：大哉乾元，万物资始，乃统天。云行雨施，品物流形。大明终始，六位时成。时乘六龙以御天，乾道变化，各正性命，保合太和，乃利贞。首出庶物，万国咸宁。"六气病欲解时，是天地之气在六气各自的对应时间点，是天地人相应"合于四时五脏阴阳，揆度以为常也"的直接体现，也是练习所谓的内功、修行所谓的内丹道法、打坐修禅等见性明心（淳德全道，和于阴阳，调于四时）的众妙之门。

　　器和生化"阴在内，阳之守也；阳在外，阴之使也"的相互交感，即以"六气标本中见相生转化图"和"器之水液代谢循行路径顺序图"两个五阶二维平面交互，形成少阴君火、厥阴风木、少阳相火、太阳寒水、阳明燥金、太阴湿土的"五阶三维立体"阴阳术数系统。人体性命的续存，需要频繁地与地球环境系统交换物质和能量，若再加上六气运行的时间序列（与天时相应），就能够构成一个频繁与地球环境系统交换物质和能量（与地域相应）的"器和生化五阶四维（或五阶三维时空轮回）动态平衡系统"。

　　4. 心居身内，存观一体之象色　藏象，指人体内在脏腑、经络、津液、气血功能活动表现于外的征象，是藏起来看不见的，并不是解剖学可以看得见的器官、组织、细胞和基因。梁丘子《黄庭内景玉经注》云："黄者，中之色也。庭者，四方之中也。外指事，即天中、人中、地中；内指事，即脑中、心中、脾中。故曰黄庭内者，心也。景者，象也。外象谕，即日月、星辰、云霞之象也；内象谕，即血肉、筋骨、脏腑之象也。心居身内，存观一体之象色，故曰内景也。"内景，指以太阴湿土、少阴君火、厥阴风木、少阳相火、太阳寒水、阳明燥金为主轴，以气血精津液、脏腑、经络、皮肉筋骨为枝条，以心居身内，存观一体之象色。

内观太阳寒水功能，有一个很简单的自我体会。首先，使用各种办法，如跑步、打球、跳跃等，使自己身体呈现出太阳气机由内而外、由下而上激发和鼓舞的形态（从本从标），全身皮肤发热出汗，并能维持十分钟以上，然后将自己关进一间较室外温度稍低、无风的小房间里，脱去衣服，使自己的皮肤充分暴露在空气中，挺直腰部，闭目静坐，仔细体会自己的全身感觉。因为已经静坐、静心，身体气机已经安静下来，太阳气机已经不再被激发、鼓舞和持续维持（这是太阳寒水气机特征的中止），六经藩篱的功能已经衰减，原本的热汗会变成冷汗，甚至会逐渐感到寒冷，逐渐不能对抗或适应身体的外部环境，这时候如果再不披上衣服，保护好太阳主卫外、温煦的功能，可能就会发生感冒。如果在全身皮肤发热出汗的情况下，马上对着风扇或空调吹，这种感觉来得更加迅速，身体弱一些的，可能当天就感冒了；如果是身体十分强壮之人，马上静坐，对着风扇或空调吹，他的身体仍然有一种由内而外、由下而上源源不断的热气向外散发，以对抗外界的冷风，在较短时间内不会觉得寒冷，但是不论多么强壮，随着时间的延长，这种热气（太阳的气机运动）总会逐渐衰弱。

如果感冒了，并不是说小房间有细菌或病毒，也不是空调和风扇吹过来的风有细菌或病毒，而是跑动跳跃再静止后，如果不能根据太阳气机的运动特性，保护好太阳的生化阳气，导致内环境（器和生化）发生了改变，不再适应区域环境；或内环境没有改变，而区域环境发生的改变超过了内环境的承受极限，这是疾病产生的根本原因。太阳主卫外，不是说太阳是对抗细菌、病毒感染的免疫系统，而是人体的内环境（器和生化）发生了变化，本来与所在的区域环境相适应，现在转变为不相适应，不适应则病，此为"适者生存"。

内景入门很简单，但自我体会是被动的。若要完全体会以太阴湿土、少阴君火、厥阴风木、少阳相火、太阳寒水、阳明燥金为主轴的器和生化，并且强身健体、延年益寿，则须持有安而后能虑的修为和见性明心的机缘。《宋书铭传抄谱·四性归原歌》云："世人不知己之性，何能得知人之性？物性亦如人之性，至如天地亦此性。我赖天地以存身，天地赖我以致局。若能先求知我性，天地授我偏独灵。"人在江湖，身不由己，知道了、努力了、坚持了，并不代表你就能够做得到。但是如果不知道、不努力、不坚持，平时不去注意，也不主动体察，不仅机缘缥缈，已病亦不能自察。瑞·达利欧《原则》云："大多数人在多数时间里受到较低层次的大脑控制，这导致了劣质的决策，而他们还不自知。如卡尔·荣格所说，除非你意识到你的潜意识，否则潜意识将主导你的人生，而你将其称为命运。"

三、五脏元真通畅，人即安和

《鹖冠子·世贤》云："子昆弟三人，其孰最善为医？扁鹊曰：长兄最善，中兄次之，扁鹊最为下。魏文侯曰：可得闻邪？扁鹊曰：长兄于病视神，未有形而除之，故名不出于家。中兄治病，其在毫毛，故名不出于闾。若扁鹊者，镵血脉，投毒药，副肌肤，闲而名出闻于诸侯。"扁鹊提到的这种"孰最善为医"情况，在现代社会依然存在。

（一）千般疢难，不越三条

明代吴迁钞本《金匮要略方》云："若五脏元真通畅，人即安和，客气邪风，中人多死。千般疢难，不越三条：一者，经络受邪，入脏腑，为内所因也；二者，四肢九窍，血脉相传，壅塞不通，为外皮肤所中也；三者，房室、金刃、虫兽所伤。以此详之，病由都尽。若人能养慎，莫令邪风干忤经络；适中经络，未流传腑脏，即医治之；四肢亦觉重滞，即导引、吐纳、针灸、膏摩，勿令九窍闭塞；更能无犯王法、禽兽灾伤；房室勿令竭乏，服食节其冷热苦酸辛甘，不遗形体有衰，病则无由入其腠理。"符友丰《金匮"为内所因"浅析》云："从训诂、文法的角度来看，为内所因，并不是病因的因，当是一个动词……一曰'所因'、二曰'所中'、三曰'所伤'，一连三个'所'字结构，意在说明人体生病的被动性。因、中、伤三字互文见义……'因，犹受也'，'为内所因'即'为内所受'之义。"

1. 现代"伤寒"病名来源 伤寒（typhoid fever）是由沙门杆菌造成的急性肠胃道传染病，传染力很强。据维基百科介绍，在清代，西医将typhoid这一病名传入中国，初期曾经译为肚肠热症、小肠热症、泰斐士热等。1908年，博医会名词委员会出版《医学辞汇》，将其译为癍症、肠热症，但使用得不广。日本的译名为腸チフス（肠室扶斯），1908年丁福保将宫本叔、桥本节斋、寺尾国平所著的《新伤寒论》汉译出版，首次将"肠窒扶斯杆菌"与"肠窒扶斯"这一病名介绍到中国。丁福保认为"肠窒扶斯"造成的发热症状，与中医所谓的伤寒相近，认为它就是中医学的"伤寒"。在章太炎、何佩瑜、徐仁甫等人的推动下，肠窒扶斯慢慢被称为"伤寒"。1912年浙江发生传染病，经浙江绍兴医学会调查，认为这是肠窒扶斯，但是它对应的中医病名应该是湿温时疫。

1956年，丁甘仁的门徒陈存仁出版《湿温伤寒手册》云："中医所称湿温伤寒者，验血结果，大多数是传染病之伤寒，湿温之重者大抵为正伤寒，轻者为副伤寒……现今一般公认'伤寒'二字，为一种传染病之病名，既已通行，无须更张。"陈存仁《中医师手册·古今病名统一对照表》又云："凡'伤寒'二字，旧时作三种用法：一为广义名辞，泛指一切发热病；一（狭义）指《伤寒论》麻黄汤证；一指湿温伤寒症（肠热病），故纠缠最多。'热病、温病、湿热'均指若干种发热病之总称，其中包括湿温伤寒症，亦是广义名辞。"从此，肠窒扶斯正式称为"伤寒"，传统中医学的"伤寒"又定义为"狭义伤寒"和"广义伤寒"，"伤寒"就变成了"感染"的代名词。

近代中国翻译西方科学词汇，常有两种方式，一是创造新的汉语或音译词汇，这个方式最能体现中国文化和科技创新。二是最常见的套用汉语经典词汇，常常形成西方词汇词义"鸠占鹊巢"的局面，中国经典词义如"圣经""圣诞"等，被这种翻译方式荼毒而失去了本来含义。将解剖学的"脏器"翻译等同于中医学的"藏象"，把"heart"与"心"、"spleen"与"脾"、"liver"与"肝"……如此简单地进行翻译；将"疟疾"与"往来寒热"挂钩，将"cholera"翻译为《伤寒论》的"霍乱"，将感染性疾病等同于中医学的"伤寒"，并以诸如此类的简单翻译词语为立论点，批判中医"不科学"，这个逻辑完全不对！

2. 伤寒、卒病、痼疾的定义 《备急千金要方·伤寒例》引用晋代陈延之《小品方》云："《小品》曰，古今相传，称伤寒为难治之疾，时行瘟疫是毒病之气，而论治者不判伤寒与时行瘟疫为异气耳……考之众经，其实殊异矣，所宜不同……经言：春气温和，夏气暑热，秋气清凉，冬气冰冽，此四时正气之序也。冬时严寒，万类深藏，君子固密，则不伤于寒。或触冒之者，乃为伤寒耳……中而即病，名曰伤寒；不即病者，其寒毒藏于肌骨中，至春变为温病，至夏变为暑病。"根据《金匮要略》"千般疢难，不越三条"，以及晋代陈延之《小品方》的叙述，在晋代之前的疾病可分为时行瘟疫、卒病、痼疾和"房室、金刃、虫兽"之疾四大类。

《灵枢·九针论》云："四者，时也。时者，四时八风之客于经络之中，为瘤病者也。"《灵枢·百病始生》云："风雨寒热不得虚，邪不能独伤人……此必因虚邪之风，与其身形，两虚相得，乃客其形……其中于虚邪也，因于天时，与其身形，参以虚实，大病乃成……是故虚邪之中人也，始于皮肤，皮肤缓则腠理开，开则邪从毛发入，入则抵深……留而不去，则传舍于络脉……留而不去，传舍于经……留而不去，传舍于俞……留而不去，传舍于伏冲之脉……留而不去，传舍于肠胃……留而不去，传舍于肠胃之外，募原之间，留着于脉，稽留而不去，息而成积……邪气淫泆，不可胜论。"①卒病，指相对（殊异）于"时行瘟疫"的非传染性疾病"难治之疾"的"触冒之者、中而即病者"，对应"不令邪风干忤经络，适中经络，未流传脏腑，即医治之"。②瘤疾，指相对于"卒病"而言的非传染性疾病"难治之疾"的"不即病者，其寒毒藏于肌骨中"，虽至四时之正序，但器和生化也不能同步适应，则至春变为温病，至夏变为暑病，至秋为凉病，至冬为寒病，对应"四肢亦觉重滞，即导引、吐纳、针灸、膏摩，勿令九窍闭塞"。

　　不论是卒病，还是瘤疾，或是所因、所中、所伤导致的器和生化气机运行障碍，最终病机均是荣气弱而无力支持卫气，无力充养君火。荣气弱的根本原因在"伤于寒"，故曰《伤寒论》。《素问·玉机真藏论》云："然其卒发者，不必治于传，或其传化有不以次，不以次入者，忧恐悲喜怒，令不得以其次，故令人有大病矣。"《金匮要略·脏腑经络病脉证并治》云："夫病瘤疾，加以卒病，当先治其卒病，后乃治其瘤疾也。"因此，瘤疾是《伤寒论》的有机组成部分，并不是所谓"杂病"。《伤寒杂病论》的书名，直至《医宗金鉴·删补名医方论》才出现。《钦定四库全书总目》《新唐书》等古文献中的张仲景著作名称，以及赵开美刻本"余每览越人入虢之诊"的原序篇名，均写作《伤寒卒病论》，但出现的次数较少。赵开美自己写的序言和大部分古籍，均描述为《伤寒论》。

　　仲景以三阴三阳病脉证并治为纲目，以风、寒二气为切入点，系统论述荣气弱而无力支持卫气，无力充养君火，从而产生一系列病证。其治，是如何恢复荣气向上支持卫气，向下充养君火，最终器和生化的阴阳运行"无不及，亦无太过"。《伤寒论》着重于论述"经络受邪，入脏腑为内所因也"的卒病；《金匮要略》着重论述"四肢九窍，血脉相传，壅塞不通，为外皮肤所中也"不即病者，其寒毒藏于肌骨中的瘤疾。

　　3. 气机运动补给线之郁和厥　《伤寒论》有一个很重要的知识点：器和生化气机运动之补给线的郁和厥。例如，痰饮的病理属性有一对矛盾点：阻滞气血的运行；随气流行，内而五脏六腑，外而四肢百骸、肌肤腠理，变幻多端。既然阻滞，为什么还可以全身无处不到？学习中医，要常常感受自然，感受生活中的点点滴滴，犹如一边骑自行车一边刹车，如果没有将自行车刹停，虽然行车很费力，但仍然能够到处行进；若持续很久，则会导致刹车发热。痰饮的病理属性也是这样，阻滞气机，就会觉得全身重着黏滞；痰无处不到，有时会感觉"不知痛处，乍在腹中，乍在四肢，按之不可得，其人短气但坐"，此为痰郁之病；痰郁持续不解，则郁而生热，此为痰火郁结。

郁，特征是气机运行受到阻滞，但是没有闭塞停滞，病邪仍然可随着气机运行而无处不到。朱丹溪《丹溪心法》"越鞠丸"方歌诀"越鞠丸治六般郁，气血痰火湿食因"，郁有六般，随着气机运行到哪个脏腑、经络、血脉，病邪就会阻滞哪个脏腑、经络、血脉的运行，均可引起"不知痛处，乍在腹中，乍在四肢，按之不可得"的病证表现。荣卫虚弱所导致的气机运行无力之郁滞，同属"郁"的范畴。

厥，特征是气机闭塞和停滞，或气机厥脱（含少阳或厥阴的风气太过）。《伤寒论》第337条云："凡厥者，阴阳气不相顺接，便为厥，厥者手足逆冷是也。"病机是"阴阳气不相顺接"，是将气机的运行完全刹停而厥闭，或气机完全失去控制而厥脱。例如，癌症后期出现疼痛症状，多是气机完全闭滞的厥证表现。第三阶梯止痛阿片类药物，是中枢类镇痛药，虽然在预防可能因剧烈疼痛引起的"次生灾害"方面有着重要作用，但不能解决气机厥闭的问题，而这正是中医药的优势所在。

《伤寒论》气机的"郁和厥"思想，给后世提供了广阔的学术研究空间。叶天士《温热论》云："再论其热传营……此气分之邪未尽也，泄卫透营，两和可也……包络受病也，宜……鲜生地、连翘、郁金、石菖蒲等，延之数日，或平素心虚有痰，外热一陷，里络就闭，非菖蒲郁金所能开，须用牛黄丸、至宝丹之类以开其闭，恐其昏厥为痉也。"温病学理论基础以热郁立论，以及号称温病三宝的安宫牛黄丸、紫雪丹、至宝丹，是治疗热厥的名方名药。按照伤寒学家秦家泰教授和黄家诏教授的"津气痰火郁"学术思想，"津气"对应生理的"阴阳"，"痰火"对应病理的"阴阳"，"郁"是病变核心，"痰"是"津"之郁，"火"是"气"之郁。本书在继承秦家泰教授和黄家诏教授"津气痰火郁"学术脉络的基础上，发展出来"器和生化病脉证并治系统"的学术思想，器是"津"的发展，生化是"气"的发展，"郁和厥"是贯穿器和生化系统气机的病变主线。伤寒学与温病学是相互联系、相互补充的学术系统，不能孤立，更不能搞对立。

4. 六气辨病辨证的定义 六气辨病辨证，俗称六经辨证，是以器和生化之六气相互关联脏腑经络、气血津液的生理病理变化为基础，参考天地人三部阴阳术数系统的时间、空间相应关系，进行系统辨病脉证并治的系统方法论。六气辨病辨证系统是脏腑、经络、津液、气血等细节辨证系统的总系统。

所谓"六淫致病"，指疾病形成后，产生的六种类型病理反应。例如，疾病产生后，如果有"其性开泄、易袭阳位、善行数变"这类临床表现的特征，均属"中于风"的病变；如果有"寒冷、凝滞收引"等临床表现的特征，均属于"伤于寒"的病变。其余病邪，以此类推。六淫致病，并不是指六类细菌（病毒）的感染，而是包括"感染"和"非感染"的一切内科疾病因素，但不包括强烈传染性致病因素。

强烈传染性致病因素是疠气，又称疫毒、疫气、戾气、乖戾之气等。感染之后，可以产生类似六淫的病理改变，但疠气的特征是发病急骤，病情危笃；传染性强，易于流行；一气一病，症状相似。对于疠气的辨病脉证并治，温病学描述较多。《伤寒论》条文虽略于描述，但六气辨证是脏腑、经络、津液、气血等细节辨证系统的总系统，运用六气辨证调畅六气运行的障碍，并针对影响六气运行的"气、血、痰、湿、瘀、情、经、带、产"等因素进行系统论治，可起到力挽狂澜的作用。例如，新型冠状病毒肺炎属于寒湿毒疫，起病隐匿，起始症状温和，传变迅速，病性黏滞缠绵，累积到一定程度后，突生危重，复杂多变。寒性凝滞，湿性黏着，均为郁滞气机，患者常有一种溺水的感觉，黏痰很难用吸痰器吸出，密闭式吸痰术对终末细支气管和肺泡中的痰液作用不大；纤支镜下的支气管肺泡灌洗术，需要对患者进行全麻治疗，且有严格的适应证，目前仅能作为一种侵入性检查手段，应用范围较为局限。西药的止咳化痰药物均是针对支气管腺体的单靶点药物，仅能减低痰液的黏稠度，重症患者使用呼吸机通气，也较难形成有效的肺泡气体交换。在缺乏特效抗病毒药的情况下，能够调畅气机，并对阻滞气机的"气、血、痰、湿、瘀、热、寒、毒"等因素进行个体化清除，生化气机畅达后，患者便能感到比较清爽。在荣气得以恢复后，卫气得到支持，君火获得充养，这类自限性疾病的烈性传染病毒赖以生存的环境就会被清除掉。

5. 伤寒、温病相辅相成 叶天士的"卫、气"是《伤寒论》"卫气"的扩展；"营、血"是《伤寒论》"荣气"的扩展。叶天士说："辨荣卫气血虽与伤寒同，若论治法则与伤寒大异也。"其实在"卫气"层面的治法，温病的荣卫气血与伤寒一样，只是偏专注于器之应激过度感染性疾病"温邪上受，首先犯肺，逆传心包"方面的创新；在"荣气"层面的治法，《伤寒论》第

6条已有提及，但没有深论，温病的荣卫气血深入讨论了"温病邪热内陷，营阴、真阴受损，心神被扰；甚至深入阴血，导致动血、动风、耗阴"。黄贵华教授认为："仲景注重三阴寒化证治，从太阴（脾）寒化，进一步往少阴（肾）、厥阴（肝）阳虚发展是伤寒学的重要内容；而阳明（胃）热化，伤津耗阴，进一步往少阴（肾）、厥阴（肝）阴虚发展是伤寒学的不足，同时为后世温病学的发展提供了空间。"从这个角度阐发，《伤寒论》建立了六经病脉证并治系统，精于论述"血气精神"的外周精微和荣卫二气层次的病脉证并治，温病学有效地补充了仲景六经辨证所略的"肝藏血和肾藏精"这部分内容。

《伤寒论》的学科分类属于中医内科学，包括"感染"和"非感染"的一切内科疾病，合并温病学后，六气辨病辨证系统可以涵盖传染病学。虽然在"房室金刃，虫兽所伤"之类的外科学、骨科学疾病方面，直到《刘涓子鬼遗方》《外科正宗》等外科学、骨伤科学著作才有专述，西医学于"器"方面的研究更具有优势，但六气辨病辨证系统是中医学所有二级学科的理法基础，完全可以协同配合。在中西医结合方法学上，在技术方法方面优势互补，中医学可以依托西医学而发展，西医学亦然。

（二）六气之为病的术数框架

《伤寒论》的各个条文，主要的内容正是"临床症状"。从《伤寒论》每篇的标题"辨××病脉证并治"来看：六气辨证是要辨别病、脉、证、治四个方面的基本内容。辨病是第一位的，之后是辨脉，"脉"的地位高于"证"，脉之后才是"证"和"治"。

1. 太阳之为病　太阳寒水"常多血少气"，从本从标、从下而上、从内而外涉及的脏腑气血经络环节最长、最多，太阳病篇的合并证、变证最多，条文也最多、最复杂。

太阳病的概念：由于各种病因（外感风寒之邪、失治误治、内伤气血津液）引起与太阳寒水功能（主卫外，主温煦、濡养器的外层，以及化生津液、气化津液输布上承）相互关联的脏腑经络、气血津液障碍，产生了一系列症候群，称为太阳病。由于"太阳常多血少气"，病变的外在表现虽较强、消耗大，易出现"血弱气尽，腠理开，邪气因入"的内陷病机趋向。

太阳病的病位，指凡涉及太阳寒水相关的全身脏腑气血经络。膀胱主气化蒸腾，由器之最下至最上、最外，故膀胱腑配属太阳；小肠主泌别清浊、主液，其功能特点是使精气上升和输布，故同配属太阳；肺为华盖，主宣发而卫外，故肺气宣发功能失调的病变，亦属于太阳病篇；向太阳生化气机提供从下而上、从内而外"荣卫支持"涉及的相关脏腑气血经络病变，均属于太阳病篇。

太阳病本证："本证"这个词，不是仲景的命名，而是后代医家命名的。太阳病本证，是指典型的、单纯的太阳病。①太阳病外证：俗称太阳表证，或太阳经证。指以"主卫外，主温煦、濡养器的外层"功能障碍为主要病理结果的症候群，强调卫气本身，或荣气不能支持卫气的问题。太阳病外证有两种，病理结果是太阳气机上升不及：一是太阳病中风证，指荣卫二气运行的道路被风邪开泄，是通畅的，或荣气弱而不能支持卫气，或卫气弱而不能固护荣气，则荣卫不和，不能正常卫外为固，导致太阳气机上升不及。二是太阳病伤寒证，指荣气、卫气均不弱，但荣卫二气运行的道路被寒邪凝滞，不通畅则荣卫不和，不能正常卫外为固，导致太阳气机上升不及。②太阳病里证：俗称太阳里证，或太阳腑证。指在水液代谢循行路径中，膀胱气化蒸腾而变化生成化生荣卫二气的功能障碍为主要病理结果的症候群，强调荣卫二气本身的生成和运行输布问题。太阳病里证有两种：一是津行障碍证，临床表现是器之水液代谢路径运行各环节出现了障碍，如全程郁滞证、胃游溢精气郁滞证、脾气散精郁滞证、水气泛溢卫分证等；二是荣卫受伤证，或因风泄太过，或因阳气怫郁，导致肌腠失养证、泄风证（风强证）、心神失濡系列证、奔豚证、欲作奔豚证等。

太阳病变证：是相对于太阳病本证来说，临床证候发生了异常变化，或产生了类似病证。太阳病变证主要是温热证、误火伤津证。

还有"合病""并病"的概念。合病：凡两经或三经同时发病，无先后次第之分者；并病：若一经的病证未罢，而另一经病又起，有先后之分者。本书一般将合病、并病归入本证的兼变证。

2. 阳明之为病　阳明燥金"常多气多血"，不从标本从乎中也。其他脏腑气血经络的关联相对较少，阳明病篇的条文相对单纯。

阳明病的概念：由于各种病因引起与阳明燥金的功能（主转复收降，游溢精气，上输于脾，水谷残余化物传导等）相互关联的脏腑经络、气血津液障碍，产生了一系列症候群，称为阳明病。由于阳明常多气多血，病变的形态呈现和气机动态气势均较强劲，消耗大，易伤津动血。

阳明病的病位，凡涉及阳明燥金相关，包括胃和大肠，以及凡属阳明为水液代谢循行路径的"津液来源不足"，其所涉及的相关脏腑气血经络病变，均属于阳明病篇。

　　阳明病的本证：指典型的、单纯的阳明病。阳明燥金的生理功能主要集中在"主转复收降、游溢精气上输于脾和残余化物通降而干"这三个方面，核心生理是"津液精气"或"荣津为气机运行的载体"。一是阳明主转敛收降出现障碍，该降不降，该收不收，导致阳明气机郁滞化热，出现第一个病机特征"热"，且为壮热；二是阳明主"游溢精气上输于脾"出现障碍，加上郁热易伤津液，出现第二个病机特征"燥"。所以，从"荣津损伤程度"能否为气机运行的载体的病理结果，可将阳明病的本证分为阳明病外证、阳明病里证。①阳明病外证：火热为阳邪，其性炎上，阳明热盛，津液损伤，但是荣津仍可为气机运行的载体，荣卫气机运行的道路通畅，其性炎上的阳明火热邪气有向外、向上透出机转的症候群。阳明火热邪气向外、向上，或是热郁弥漫，或是卫气郁滞，或是荣气郁滞，又可分为三种阳明病外证：热郁弥漫证、热郁卫分证（包括热郁壅肺证、热留小肠证、热郁胸膈证）、热郁荣分证。阳明病外证是温病学三焦辨证的理论源头。②阳明病里证：火热为阳邪，其性炎上，阳明热盛，胃中水竭，荣津不能为气机运行的载体，荣卫气机运行的道路郁滞，其性炎上的阳明火热邪气转向内、向下集聚，阻滞胃家通降，还出现热盛津伤躁烦、谵语等神志障碍兼证的症候群。由于阳明火热邪气不能向外透达，热势的本质是强烈的，但表现在外是含蓄。如蒸包子的蒸笼，在蒸笼之外感受其热力是不强的，但在掀开盖子探手入里，会出现热烫强劲，故曰蒸蒸发热；还有发热盛衰起伏有定时，犹如潮汐表现的潮热。阳明病里证可分为：胃中水竭本证（三承气汤证），胃中水竭兼胃中客热证，胃中水竭兼脾约证，兼宿食证，兼谷道不行证，兼变中风证，兼变中寒证等。

　　阳明病的变证：主要有阳明火热邪气与伤津动血，伤及其他脏腑经络而引起的证候类型，主要有结胸证、发黄证、失荣证、蓄血证等。

　　3. 少阳之为病　少阳相火"常少血多气"，从本。虽涉及的脏腑气血经络环节较少，但脏腑相连较多，相对于阳明病篇稍为复杂。

　　少阳病的概念：由于各种病因引起与少阳相火功能（主发陈、生荣，主通调水道、主决断、决渎等）相互关联的脏腑经络、气血津液障碍，产生了一系列症候群，称为少阳病。由于"少阳常少血多气"，病变的外在表现较为柔和，消耗较小，但气机动态气势较强劲，易郁滞化火，或生荣疏泄太过，邪高痛下，乘侮为变。

　　少阳病的病位，凡涉及少阳相火相关，包括胆与三焦，以及凡属"水谷精气和清气的收拢、水道通调、决渎、调配肝藏血"涉及的相关脏腑气血经络病变，均属于少阳病篇。

少阳病的本证：指典型的、单纯的少阳病。①少阳病外证：指以"主发陈、生荣"功能障碍为主要病变的症候群，强调少阳气机运动障碍的问题，或不及，或太过：一是少阳气机上升不及的少阳病郁热证，指少阳气机受到郁滞而生荣、疏泄功能不及，郁而化火，少阳郁火，其性炎上，所致的症候群，包括小柴胡汤证、柴胡桂枝汤证。二是少阳气机上升太过的少阳病肠风飧泄证（痞证），指少阳气机的生荣、疏泄功能太过，邪高痛下，导致的风热善行泻下或炎上的症候群，包括泻心汤类证、黄芩汤证等。②少阳病里证：指在水液代谢循行路径中，以"水谷精气和清气的收拢、水道通调、决渎、调配肝藏血"功能障碍为主要病变的症候群，强调器之水液代谢在少阳环节的收拢或传输阻滞（水道不通）。少阳病里证可分为三焦水道不通证、三焦水道郁热证等。

少阳病变证：主要是少阳病热入血室证。

4. 太阴之为病　太阴湿土"常多气少血"，从本。作为器之后天根基，太阴之为病致水谷之精气供养不足，常导致全身脏腑气血经络的失养。

太阴病的概念：由于各种病因引起与太阴湿土功能（主收敛、纳降，主脾气散精，上归于肺）相互关联的脏腑经络、气血津液障碍，产生了一系列症候群，称为太阴病。由于"太阴常多气少血"，病变的动态气势消耗小，生化气机或弱或强，外在表现多以腹部症状为主，或泻或痛，以太阴收敛纳降和运化水谷之精气障碍为主要病变。

太阴病的病位，凡涉及太阴湿土功能相关，包括脾主运化、升清，肺朝百脉、主治节，脾不能为胃行其津液，导致水湿留滞胃肠；或脾气散精运势太过，导致风水相抟于荣卫循行路径，其所涉及的相关脏腑气血经络病变，均属于太阴病篇。

太阴病的本证：指典型的、单纯的太阴病。①太阴病外证：强调太阴湿土气机运势太过（被风邪开泄）的病机特征。风邪开泄太阴湿土，导致太阴湿土向上、向外运势太过而异常流动，病势运行过程中太阳荣卫道路通畅，运行迅速，则风水相抟（相聚集）于荣气循行之脉中，则脉泣，或风水相抟卫气循皮肤之中，分肉之间，熏于肓膜，散于胸腹的各种水气病。太阴病外证分为：太阴病风水相抟卫分证、风水相抟荣分证、风水兼胃寒水湿泛溢证等。②太阴病里证：强调太阴湿土气机运势不及（脾气散精功能虚弱）的病机特征。水谷入于胃后，太阴脾脏不能为胃行其津液，则向下渗入肠道，变为病理的水湿之邪，水满则溢，导致自利益甚；胃不受纳，则腹满而吐、食不下。太阴器为后天之本，对水谷精气之脾气散精，上归于肺不足，荣卫生成不足，则太阴生化气机内生亦不足，此为太阴其脏有寒。二者相互作用，互为恶性循环。若太阴主大腹的气机升降失去正常津液的载运，太阴气机运转壅滞内结，导致腹中气机时通时滞，则为时腹自痛、腹中急痛；或太阴脏寒"若下之，必胸下结硬"，导致沉降太过的痞痛协热下利。太阴病里证可分为太阴病脏寒中风证、中寒气滞证、协热痞痛证。

5. 少阴之为病 少阴君火"常少血多气"，从本从标。为先天之本，少阴之为病，常累及全身脏腑气血经络。

少阴病的概念：由于各种病因（主要是收敛、纳降和潜藏育蓄不及，或被其他脏腑经络累及而被消耗太过）引起与少阴君火功能（主藏精、主神明）相互关联的脏腑经络、气血津液障碍，产生了一系列症候群，称为少阴病。由于"少阴少血多气"，气机的动态气势或弱或强，主要是"少血"但不能潜藏育蓄磅礴君火之"气"，导致"少气少血"的主要病变表现。

少阴病的病位，凡涉及少阴君火功能相关，包括肾主藏精、心主神明，以及"太阴湿土充护功能、厥阴风木疏缓功能"涉及的相关脏腑气血经络病变，均属于少阴病篇。

少阴病的本证：指典型的、单纯的少阴病。

①少阴病外证：少阴君火收敛、纳降和潜藏不及，致少阴气机上浮，或浮越在外（虚阳向外浮越）。少阴君火往上，右有太阴湿土的充护，左有厥阴风木的疏缓微风。故少阴元阳能够上浮，肯定同时存在"太阴湿土充护功能、厥阴风木疏缓功能"的失调，久风入中，脾土受邪，故少阴元阳虚弱上浮；脾土受邪，脾土不升清则下利，太阴后天无法补益少阴先天；久风入中，厥阴风木失去疏缓，谷物不能缓过胃肠，传导过快，胃肠来不及腐熟谷物，则下利清谷。

若是少阴病外证兼厥阴中风证的厥脱轻证，是少阴元阴和器之外周津液仍能有效运载元阳和荣卫二气的运转，虽元阳气机与荣卫二气运化沟通的道路通畅，但少阴君火（内为阴）已没有力量与荣卫二气（外为阳）运化正常沟通，致少阴君火（内为阴）与荣卫二气（外为阳）相互厥脱，病机是少阴元阳虚弱上浮＋血少中风厥脱＋胃气尚未败绝，此为四逆汤证、通脉四逆汤证。

若是少阴病外证兼厥阴伤寒证的厥闭轻证，是少阴元阴血虚和器之外周正常津液不足，不能有效运载元阳和荣卫二气的运转，上下道路均不通畅，导致元阳气机与荣卫二气运化沟通的道路阻隔，荣卫二气被郁滞在头面，少阴君火（内为阴）与荣卫二气（外为阳）不能合和，病机是少阴元阳虚弱上浮＋血虚伤寒厥闭＋胃气败绝，此为戴阳白通汤证、脏厥白通加猪胆汁汤证。

若少阴君火虚弱，不足以激发膀胱气化蒸腾，形成太阳寒水动态气势虚弱的太阳少阴两感证，就创造条件激发膀胱气化蒸腾而化生荣气和推动荣气资助卫气，此为麻黄细辛附子汤类证。

②少阴病里证：少阴君火的藏精（元阴）非常珍贵，若太阴湿土补不了，厥阴风木发放太快，或被他病累及而消耗太过，易形成少阴下焦元阴亏虚（或衰竭），致膀胱气化受到约束，则可导致两种结果：膀胱气化受到约束而心阳亢盛，出现心肾不交的黄连阿胶汤证；膀胱气化受到约束，出现下焦荣阴郁热的猪苓汤证。此外，还有兼津液内竭、津气两伤证，兼咽痛证，兼水气证等。

6. 厥阴之为病　厥阴风木"常多血少气"，不从标本从乎中也。厥阴风木的动态气势，主要依靠少阴君火为根基，若少阴君火稳健，则厥阴病的条文也相对单纯；若少阴君火衰微，则厥阴病的条文变化复杂，且多死证。

厥阴病的概念：由于各种病因（主要是各种病理产物的阻滞，或肝藏血不足，不能充分约束君火，或少阴君火衰微）引起与厥阴风木功能（主藏血、条达气机）相互关联的脏腑经络、气血津液障碍，产生了一系列症候群，称为厥阴病。病变的厥阴气机动态气势或弱或强，则出现厥闭、厥脱等主要病变。厥闭、厥脱基本病机均是"阴阳气不相顺接，便为厥"，均以"手足逆冷"为基本外在表现。

厥阴病的病位，凡涉及厥阴风木功能相关，包括厥闭或厥脱涉及的相关脏腑气血经络病变，均属于厥阴病篇。

厥阴病的本证：指典型的、单纯的厥阴病。①厥阴病外证：指"少阴君火充盈"情况下的厥阴病。厥阴病外证有两种，一是厥阴病厥逆（冷）证：以阴阳气顺接的气机道路阻滞为主要病机表现，包括作为提纲证的蛔厥证，病机为厥阴不能转复少阴君火外出，形成"阴阳气不相顺接"之厥阴病郁滞证，或厥逆证，不仅表现为不能转复少阴君火外出之"厥阴之厥寒逆冷"，还同时存在"厥阴之郁火上冲"，引发"脾脏寒＋胃寒"之中焦脾胃二气不相顺接；还有各种原因均导致的气机道路阻滞类"阴阳气不相顺接"，例如，少阳气机厥闭证、胃腑气机厥闭证、血虚寒厥证、实热厥逆证等。二是厥阴病风热证：阴阳气顺接的道路通畅，但是厥阴风木功能失调，致君火开泄太过或过缓，导致上下离绝，包括厥阴病狂风上冲证、转复进退证、风热脱证、风热血分证等，这些条文的叙述相对简单，有些甚至有论无方，为后世医家，特别是温病学家留下了学术发展的空间。但后世医家常将厥阴风木太过所致的风热证，注释为"少阳相火太过"，需要识别。②厥阴病里证：指少阴君火虚衰+阴阳气不相顺接的少阴厥阴并病重证，病情凶险。包括厥阴死证、除中证、辨死与不死的条文等。

（三）四气五味以所利而行之

麻黄汤由四味药物组成，麻黄为君，桂枝为臣，杏仁为佐，炙甘草为使，最能够经典呈现"君臣佐使"的制方原则。但是《神农本草经》云："上药一百二十种为君，主养命；中药一百二十种为臣，主养性；下药一百二十种为佐使，主治病；用药须合君臣佐使。"君主养命，非治疗主证之药；臣主养性，非辅助治疗主证或兼证之药；佐使主治病，非配合君臣治疗兼证或反佐之药。

构成"方"的因素有多个方面和多个层次，但最基本的因素是四气、五味，对应四时、五行"生长化收藏"的阴阳消息交替，以顺应天、地、人三部阴阳术数系统的时间、方位之循环交替变化。《神农本草经·序》云："药有酸咸甘苦辛五味，又有寒热温凉四气。"四气强调的是有助于器和生化气机的升降浮沉。味的概念，表示味觉感知的真实滋味，《素问·阴阳应象大论》云："东方生风，风生木，木生酸，酸生肝（笔者注：这是生荣）……南方生热，热生火，火生苦，苦生心（笔者注：这是旺盛）……中央生湿，湿生土，土生甘，甘生脾（笔者注：这是转化）……西方生燥，燥生金，金生辛，辛生肺（笔者注：这是收敛）……北方生寒，寒生水，水生咸，咸生肾（笔者注：这是潜藏）。"

五味的重点不在归经，而是对应五行藏象的生长化收藏，在于五味补泻缓急，从《素问·至真要大论》《素问·脏气法时论》和《辅行诀脏腑用药法要》可进行对比。

《素问·至真要大论》云："其于正味何如？岐伯曰：木位之主，其泻以酸，其补以辛。火位之主，其泻以甘，其补以咸。土位之主，其泻以苦，其补以甘。金位之主，其泻以辛，其补以酸。水位之主，其泻以咸，其补以苦。厥阴之客，以辛补之，以酸泻之，以甘缓之。少阴之客，以咸补之，以甘泻之，以咸收之（此处林亿校为"酸收之"，笔者认为，原文无误）。太阴之客，以甘补之，以苦泻之，以甘缓之。少阳之客，以咸补之，以甘泻之，以咸软之。阳明之客，以酸补之，以辛泻之，以苦泄之。太阳之客，以苦补之，以咸泻之，以苦坚之，以辛润之。开发腠理，致津液通气也。"

《素问·脏气法时论》云："肝苦急，急食甘以缓之……心苦缓，急食酸以收之……脾苦湿，急食苦以燥之……肺苦气上逆，急食苦以泄之……肾苦燥，急食辛以润之，开腠理，致津液通气也……肝欲散，急食辛以散之，用辛补之，酸泻之……心欲软，急食咸以软之，用咸补之，甘泻之……脾欲缓，急食甘以缓之，用苦泻之，甘补之……肺欲收，急食酸以收之，用酸补之，辛泻之……肾欲坚，急食苦以坚之，用苦补之，咸泻之……辛散、酸收、甘缓、苦坚、咸软。"

《辅行诀脏腑用药法要》云："肝德在散，故经云，以辛补之，酸泻之；肝苦急，急食甘以缓之。适其性而衰之也……心德在软，故经云，以咸补之，苦泻之；心苦缓，急食酸以收之……脾德在缓，故经云，以甘补之，辛泻之；脾苦湿，急食苦以燥之……肺德在收，故经云，以酸补之，咸泻之；肺苦气上逆，急食辛以散之，开腠理以通气也……肾德在坚，故经云，以苦补之，甘泻之；肾苦燥，急食咸以润之，至津液生也。"据钱超尘《仲景论广伊尹汤液考》考证："《辅行诀》乃陶隐居主据《汤液经法》并参考《神农本草》《桐君采药录》而亲撰者，以备山中隐居之用，并教导弟子以《辅行诀》之法祛除疾病，进修内视之道。"《辅行诀脏腑用药法要》出现的时代，比目前《素问》通行版本（唐代王冰本）的时代更早，不仅方药齐备，而且和《伤寒论》同源于《伊尹汤液》，这些对于学习《伤寒论》十分重要。

1. 厥阴风木，以辛散补之，以酸泻之，以甘缓之 《素问·至真要大论》《素问·脏气法时论》和《辅行诀脏腑用药法要》虽有差异，但有两个地方完全一样，按照这两个完全一样的阴阳术数原理，就有了两个校对基础：辛散补木，咸软补火，甘缓补土，酸收补金，苦坚补水。《素问·至真要大论》有另一个"补"：辛散补厥阴木，咸软补少阴火，甘缓补太阴土，咸软补少阳火，酸收补阳明金，苦坚补太阳水。《素问·至真要大论》厥阴之客和木位之主，《辅行诀脏腑用药法要》肝苦急和补泻，《素问·脏气法时论》肝苦急和补泻，相互比对，《辅行诀脏腑用药法要》多了一句"适其性而衰之也"，此为顺其性为补，逆其性为泻，当为《素问·至真要大论》《素问·脏气法时论》遗漏。为什么肝木之味的苦急补泻完全相同，均没有异句呢？由于五行之阴阳、六气之阴阳的定义，在不同的角度，就有不同的配属。

从五行的角度，肝为木，心为火，脾为土，肺为金，肾为水。从六气的角度，厥阴为风木，少阳为相火，太阳为寒水，阳明为燥金，太阴为湿土，少阴为君火。厥阴配肝属木，不论是从五行的角度，还是从六气的角度，均高度一致。所以，《素问·至真要大论》《素问·脏气法时论》和《辅行诀脏腑用药法要》在肝、木、厥阴苦急补泻上完全一致。注意：这里"厥阴配肝属木"去除了"少阳为木、太阳为火、阳明为土、太阴为金、少阴为水、厥阴为土"这个单一"生化层面"的六气之五行阴阳配属。单一"器"之层面的五脏之五行阴阳配属"肝为木，心为火，脾为土，肺为金，肾为水"，并不是"苦急补泻"理论的真正内涵，提示六气之五行阴阳配属，是器和生化两个五阶二维平面交互，形成的少阴君火、厥阴风木、少阳相火、太阳寒水、阳明燥金、太阴湿土"五阶三维立体"配属。

厥阴风木之性喜散，故应以辛散补风木；其性恶收，故以酸泻风木（酸收补金，而为金克木，以"被克"为泻），使厥阴形成条达的气机，在厥阴经隧中形成"相当低的密度"效应，又可以反过来形成稳定自持的厥阴微风；风木苦急，指风木苦疾风，应以微风，木克土，甘缓补湿土，故急食甘以缓之（甘缓补土，以"所克"为缓）。可得：厥阴风木，以辛散补之，以酸泻之，以甘缓之。注意：不论是苦急，还是补泻，均是生理性质的适其性而衰之也，并非病理性。

2. 少阴君火，以苦坚补之，以辛泻之，以咸润之　如果按照"潜藏之水性喜坚，故应以苦坚补水，土克水，甘缓补土，被克为泻，故以甘缓泻水；水苦燥，水克火，咸软补火，所克为缓，故急食咸以软之"的规律进行推断，经过校对，《辅行诀脏腑用药法要》的肾苦急补泻完全符合，《素问·至真要大论》《素问·脏气法时论》除了"苦补之"以外，其余大部分不相符。

《素问·至真要大论》《素问·脏气法时论》均有一句"开（发）腠理，致津液通气也"，在"器之水液代谢循行路径顺序图"中，明显是太阳寒水的膀胱气化功能。《素问·至真要大论》《素问·脏气法时论》均是指"急食辛"开泻元阳以激发膀胱气化，水精四布，五经并行。故辛泻少阴君火（元阴为体、元阳为用）而激发膀胱气化以濡润全身（水液代谢源头来的水谷之精气，如果不经过膀胱气化，则不能为用）。肾为水火之脏，水体而火用，少阴君火珍贵，须蛰藏于肾，其性喜坚；太阳主蒸腾水气以濡润，发散阳气以卫外，阳密乃固，故太阳亦喜坚。此为少阴太阳互为表里也。由于"适其性而衰之也"，可得：少阴君火之性喜坚，故应以苦坚补君火；其性恶散，故以辛散泻君火；君火苦燥，指君火苦无心血以下济，故急食咸（心之性）以软（收、润）之。故少阴君火，以苦坚补之，以辛泻之，以咸润之。

甘味并不直接补泻滋润少阴。由于少阴君火之上，左有厥阴风木"微风"缓之，右有太阴湿土以甘补之，厥阴、太阴对顾护少阴具有十分重要的作用。而甘味缓厥阴风木之苦急，且补太阴湿土。甘味药物，特别是炙甘草，以甘从甘，既"缓风木"，又"补湿土"，是固护少阴元阳、少阴心神的要药。

3. 太阳寒水，以苦坚补之，以咸泻之，以辛润之 太阳寒水之性喜坚，故应以苦坚补寒水；其性恶不密，故以咸软泻寒水；寒水苦燥，指寒水苦无以气化蒸腾，故急食辛散（肾阳之开泻）蒸腾而濡润，故以辛散润之。故太阳寒水，以苦坚补之，以咸泻之，以辛润之。

综上，《素问·至真要大论》的"水位之主，其泻以咸，其补以苦"，均是指太阳寒水之主；"太阳之客，以苦补之，以咸泻之，以苦坚之，以辛润之。开发腠理，致津液通气也"和《素问·脏气法时论》"肾苦燥，急食辛以润之，开腠理，致津液通气也……肾欲坚，急食苦以坚之，用苦补之，咸泻之"，亦均指太阳寒水。《素问·至真要大论》中"少阴之客，以咸补之，以甘泻之，以咸收之……少阳之客，以咸补之，以甘泻之，以咸软之"的"以咸收之"，指的是少阴君火。以咸补之，补以咸，泻以甘，以甘泻之，以及火位之主，其泻以甘，其补以咸，均是指少阳相火。缺一个少阴君火的火位之主，此为"少阴君火之主，其泻以辛，其补以苦"。

《辅行诀脏腑用药法要》中"肾苦燥，急食咸以润之"，指少阴君火；"肾德在坚，故经云，以苦补之"，指少阴君火和太阳寒水；"甘泻之"指少阳相火。《辅行诀脏腑用药法要》将"开发腠理""通气也"合并成"开腠理以通气也"，放在"肺苦气上逆，急食辛以散之"之后；把"致津液通气也"改成"至津液生也"，并放在"肾苦燥，急食咸以润之"之后。对照《素问·至真要大论》《素问·脏气法时论》，提示陶弘景以"开腠理以通气也"为肺金的功能，将这句话移到"金之位"，是脏腑理论，非"六气理论"。《辅行诀脏腑用药法要》和《素问·至真要大论》《素问·脏气法时论》均漏了"少阴君火之主，其泻以辛，其补以苦"，提示《素问·至真要大论》《素问·脏气法时论》的"苦急补泻"系统，是探究天（气之象）地（理之应）之阴阳术数的"苦急补泻"，应用于人中之阴阳术数，并不能直接套用。所以，在仲景在《伤寒杂病论》中也没有直接引用，仅是参照制方。本书仅以人法地、地法天的原则，推论器和生化的补泻苦急，探究仲景参照《汤液经法》之原始内涵，尽量靠近仲景之初心。

4. 少阳相火，以咸软补之，以甘泻之，以酸软之 如果按照"繁茂的火性喜软，故应以咸软补火，水克火，苦坚补肾水，故以苦坚泻火。心之火苦缓，火克金，酸收补肺金，故急食酸以收之"的规律进行推断，那么《辅行诀脏腑用药法要》的心苦急补泻与之完全符合。《素问·至真要大论》《素问·脏气法时论》除了"咸补之"以外，其余大部分不相符。由于肾主元阴元阳而为少阴君火，故"心火"必为少阳相火，为心性之火。少阳相火为初升之性，其性喜软，故应以咸软补之，其性恶滞，故以甘缓泻（阻滞）相火；相火苦缓，指相火苦郁滞不行，故急食酸以软之。

《素问·脏气法时论》如果对应心为少阳相火，则完全符合。《素问·至真要大论》的"以咸收之"指少阴君火。"以咸补之，补以咸，泻以甘，以甘泻之"和"火位之主，其泻以甘，其补以咸"，均是指少阳相火。《辅行诀脏腑用药法要》除了"苦泻之"以外也符合。《辅行诀脏腑用药法要·辨心脏病证文并方》有两个小节，前为心病，后为"心胞气实者，受外邪之动也……虚则血气少，善悲，久不已，发癫仆"。《辅行诀脏腑用药法要》有两种类型的泻心汤和补心汤。①心病类型的大泻心汤、小泻心汤，以龙胆草、栀子、戎盐为主药；大补心汤、小补心汤以栝楼、薤白、半夏、白酒为主药。②心包病类型的大泻心汤、小泻心汤，以黄连、黄芩、大黄为主药；大补心汤、小补心汤以代赭石、旋覆花、竹叶、豆豉为主药。心病则苦泻之，辛补之；心包病，也是苦泻之，咸补之。《辅行诀脏腑用药法要》的心苦急补泻，实为心胞之苦急补泻，这是脏腑辨证，非六气辨证。

5. 太阴湿土，以甘缓补之，以辛泻之，以苦燥之　如果按照"转化的土性喜缓，故应以甘缓补土，木克土，辛散补肝木，故以辛散泻土。脾之土苦湿，土克水，苦坚补肾水，故急食苦以坚之"的规律进行推断，那么《辅行诀脏腑用药法要》的脾苦急补泻与之完全符合。《素问·至真要大论》《素问·脏气法时论》除了"甘补之"以外，其余大部分均不相符。太阴湿土之性喜缓，故应以甘缓补湿土，其性恶湿，故以辛散泻湿土（太阴越升散则越湿）；湿土苦湿，指湿土苦无以利用太阴运化而来的水谷之精气，故急补苦坚（少阴君火补之味）以燥之，以收引湿土之水谷精微向少阴君火运转，得君火助膀胱气化以蒸腾而濡润全身。故太阴湿土，以甘缓补之，以辛泻之，以苦燥之。

《辅行诀脏腑用药法要》完全符合，《素问·脏气法时论》除了"苦泻之"以外也符合。《素问·至真要大论》仅"甘补之"符合，其余均不符合。①按照《素问·脏气法时论》本身的五脏苦急补泻，肝、肾、心、肺其苦急、补、泻之味均无重复的规律，而脾脏的苦急补泻，其苦急"食苦以燥之"，而后又有"以苦泻之"，均为苦；《素问·至真要大论》也是"以苦泻之"，但为了不重复"苦燥之"，改苦急为"甘缓之"，这又与"苦补之"重复。这就有可能是传抄错误。②《素问·脏气法时论》"食苦以燥之"与《素问·至真要大论》的"以甘缓之"，二者之间存在矛盾。《辅行诀脏腑用药法要》明显支持"食苦以燥之"，这是太阴湿土和少阴君火的关系，这才是正确的。所以，苦泻之、甘缓之均是错误，只剩下"以辛泻之"正确。综上，太阴湿土之性喜缓，以甘补之，辛泻之；太阴湿土苦湿，急食苦以燥之。

6. 阳明燥金，以酸收补之，以苦泻之，以辛散之　如果按照"收敛的金性喜收，故应以酸收补金，火克金，咸软补心火，故以咸软泻金。肺之金苦气上逆，金克木，辛散补肝木，故急食辛以散之"的规律进行推断，那么《辅行诀脏腑用药法要》的肺苦急补泻与之完全符合。《素问·至真要大论》《素问·脏气法时论》除了"酸补之"以外，其余大部分不相符。

阳明燥金之性喜收，故应以酸收补燥金，其性恶燥，故以苦坚泻燥金（阳明越苦降则越燥）；燥金苦气上逆，指燥金苦无以通降则上逆，故急补辛散（太阴湿土泻之味）以散之。故燥金以酸补之，以苦泻之，以辛散之。《辅行诀脏腑用药法要》除"咸泻之"外均符合，这是脏腑辨证，是肺与阳明的特性差异所造成的。《素问·至真要大论》《素问·脏气法时论》的苦急与泻之味，倒转后即相符合，这是天（气之象）地（理之应）之阴阳的三阴三阳，因无器，故只能阳明苦气上逆。由于不能像人中之阴阳一样，往太阴湿土方向以辛散之，故只能顺其性，以苦泄之、衰之。所以，人中之阴阳术数的阳明燥金，其性喜收，以酸补之，苦泻之；阳明燥金苦气上逆，急食辛以散之。

《素问·至真要大论》云："辛甘发散为阳，酸苦涌泄为阴，咸味涌泄为阴，淡味渗泄为阳。六者或收或散，或缓或急，或燥或润，或软或坚，以所利而行之，调其气使其平也。"用药如用兵，是因时、因地、因人、因病，审病察机，以四气五味调治升降出入和补泻缓急，着力维护器和生化"阴在内，阳之守也；阳在外，阴之使也"的相互交感，顺应天时，并频繁与地球环境系统交换物质和能量，以维持人中之阴阳术数系统"阴平阳秘"的动态平衡。

第二节　运筹策帷帐之中，决胜于千里之外

《史记·高祖本纪》云："夫运筹策帷帐之中，决胜于千里之外，吾不如子房；镇国家，抚百姓，给馈饷，不绝粮道，吾不如萧何；连百万之军，战

必胜，攻必取，吾不如韩信。此三者，皆人杰也，吾能用之，此吾所以取天下也。"《伤寒论》病脉证并治系统，是在中华历史和文化传统背景中沉积出来的战略思维、战略原则和战略决策系统。《伤寒论》强调先辨病后辨证，此为以子房"运筹策帷帐之中，决胜于千里之外"来把握系统全局，以韩信"连百万之军，战必胜，攻必取"进行战术处方，以萧何"镇国家，抚百姓，给馈饷，不绝粮道"收工调护，恢复人体内环境的生态平衡。

一、天下之至柔，驰骋天下之至坚

诊治疾病必先辨察器和生化的系统运行情况，或常态，或为不及，或为太过，从荣卫二气"阴在内，阳之守也，阳在外，阴之使也"的系统角度，把握六气升降出入和药物升降浮沉。上工还可以根据天地之阴阳的常态，辨察不及或太过，先期进行预防干预。无系统（器和生化之全局）则无中医。

（一）因势利导激发人体内环境自洁系统运行

中医学的本质，是调节人体内环境与天地环境和谐同步的医学。地球环境，是地球和宇宙之间的缓冲系统；人体内环境，是人体和地球环境之间的缓冲系统。地球环境清洁，就能够适应世间万物生长；人体内环境清洁，就能够适应五脏六腑四肢百骸的新陈代谢，能够顺应天地自然环境的动态变化。

疾病的产生，是内外环境之间、内环境各系统运行得太过或不及，引起正常环境内原本可以自行消亡的因素（包括微生物因素、理化因素、情志因素等致病因素）不仅不会消亡，而且还会危害人体，这就是所谓的邪毒。若存在邪毒扰乱人体内环境，可参照生态环境整顿办法，就是建立自洁系统。因势利导建立自洁系统，是遣方用药的主线。①充分激发人体器和生化的功能，恢复荣卫二气"阴在内，阳之守也，阳在外，阴之使也"的局势。②充分应用药物的升降浮沉特性，调动相关六气的气机运势，以类似太极拳的原理，因势利导将邪毒进行自洁，使邪毒消散。《伤寒论》最典型的治例，是仲景治疗太阳病外证技术路线，所遵循的两个前提：①在卫气的底层基础是荣气内存，荣分没有被邪气压制。②荣气还可以顺从太阳寒水气机趋势向外、向上对卫气资助补养，荣分气机没有下陷。在诊治疾病时，激发荣气向外、向上，使荣卫调和，恢复太阳向外、向上主卫外，发挥其主温煦、濡养器外层的功能。当太阳寒水的功能能够正常发挥，就是疾病痊愈之时。同样，可根据不同的病情，激发阳明燥金、少阳相火、太阴湿土、少阴君火、厥阴风木的功能，通畅和恢复六气各自相应的气机运势。当六气运势无太过，亦无不及，六气的功能正常发挥，则疾病痊愈，此为"五脏元真通畅，人即安和"。

西医学是根植于古希腊、古罗马"进攻，进攻，不停地进攻""杀灭，杀灭，不停地杀灭"的文化大环境而成长起来的。只是丛林法则的打打杀杀，是霸权强盗；没有战略思想的打打杀杀，是流寇。只在细节上钻牛角尖，却忽略了人体是一个有机的生命整体，处方用药、治疗、手术只是杀灭、再靶向杀灭，抑制、再精准抑制，最后却发现，该杀灭的没杀灭，不该消灭的正常脏器却损害了一大批；该抑制的没抑制，不该抑制的正气却持续下降，把本就不顺畅的气机变得逆乱不堪。

最典型的例子，是幽门螺杆菌的发现和治疗。巴里·马歇尔和罗宾·沃伦不惜喝下含有这种细菌的培养液，结果造成严重的胃溃疡，后来又迅速治疗成功，因而于2005年获得了诺贝尔生理学或医学奖。近年来大量的文献表明，虽然消灭了幽门螺杆菌，令胃溃疡及胃癌的个案不断减少，但食管癌、胃食管反流、功能性消化不良，以及幽门螺杆菌复发、突变耐药、无症状携带等相关疾病却不断增加。从根源上查找问题，巴里·马歇尔、罗宾·沃伦的实验有着严重缺陷：虽然他们是健康人，但直接喝下含有大量幽门螺杆菌的培养液，毒力已经超过了健康人内环境的承受极限，必然会产生疾病；因为他们是健康人，在应用抗生素后，就能够迅速治疗成功。就像在一个生态环境优美的地方，突然倾倒大量有毒有害垃圾，会造成严重污染，但经过迅速清理垃圾，不会对生态环境形成整体破坏。而如果整个生态环境的平衡已经被破坏，已经"烂透了"，迅速清理垃圾和喷洒消毒粉的措施则无法奏效。有效治疗幽门螺杆菌相关消化系统疾病，在于恢复好器和生化气机，协调整个饮食链条（外环境）与内环境的平衡，调整内环境，营造不适应幽门螺杆菌滋生繁育的生态，幽门螺杆菌就可以自然根除；还有一部分已经滋生很长时间、比较顽固、毒力较强的幽门螺杆菌感染，可以在调整内环境的基础上，使用规范的三联疗法、四联疗法进行根除，再持续使用中医药调整内环境，这才是解决问题的有效途径。推而广之，临床外科手术，除了精细解剖学手术以外，如何在术后恢复患者的内环境（各个器官功能的适应关系），以及康复之后如何预防复发（内外环境的适应关系），显得同等重要。

（二）中医治人，下医治病

古人言之：以治理国家的方法诊治病患，是上医；以治理器和生化协调的方法诊治病患，是中医；以治理局部疾病的方法诊治病患，是下医。例如，对于疠气之病，通过治疗以恢复人体内环境各系统运行，是下医治病；针对疫情防控体系根治传染源，恢复人体内环境和地球环境系统的适应与平衡，是中医治人；调和疫情防控体系密切相关的社会人文，缓冲系统的各子系统正常运行，并使综合国力不断提升，是上医治国。中医学和中华武术一样，根植于中华文化的肥沃土壤中，流派纷呈。各派都有自己的治法系统，诊法、治法、处方、用药协调统一。之所以形成门派，必以本系统的整体为根本，以辨证论治为枝节，必须对一个疾病发生、发展的全阶段，对天时、地利、人和（器和生化系统的运转规律）有一个整体全局的把握。只有根本没有枝节，是光杆无芽，有始无终；没有根本只有枝节，是舍本逐末，诊疗的特点就是"乱"。

近现代经常出现"现代中医"或"中医现代改造"这样的名词，给人以用"科学"来规范"旧中医"的假象，表象是以辨证论治的名义将中医药精确量化，要害是以局部模块描述整体的机械还原论方法，肢解中医治人的天地人系统观，称其为标准化证型，美其名曰"可比""可量化"。表面是中医已经过时，需要进行改造，本质是为了适应"先进"的现代西方文化，重视枝节还原，抽掉了"中医治人"系统联系的整体内涵，把中医分割成诊法、治法、处方、用药等零件，只要能组装成套路就成。一个套路强调的只有被分割出来的中医病种、标准证型，不再具有整体联系的诊法、治法、处方、用药协调统一的动态诊疗系统。所以，总觉得是奥妙的中医、博大精深的中医，总是战战兢兢，等到面临实战，也这么战战兢兢，不能把握整体联系的动态变化，只要见到与标准化证型不同的证候动态变化，立刻不知所措（被表象绕晕）。这种一堆机械的精确量化标准证型，罗列堆砌的所谓"中医"，直接结果便是中医学的"去中国化"，这是非常悲哀的。于志钧《五十年来中国武术发展之反思》（《武当》2008年第4期、第5期）指出："这里为什么说思想根源？因为，这不是一时认识上的错误，乃是有明确的意识形态偏见所致，在今天商品经济社会里又转化发展为一种功利性思想。"

二、水因地而制流，兵因敌而制胜

《孙子兵法·虚实》云："水因地而制流，兵因敌而制胜。故兵无常势，水无常形，能因敌变化而取胜者，谓之神。"仲景《伤寒论》之遣方用药，如调兵遣将，条文治方，起势（第一式）是充分激发人体器和生化的运势，第二式务必畅达器和生化的阴阳运行障碍，第三式则根据不同的病势相机而行，补泻苦急，务必顺导君火、风木、相火、寒水、燥金、湿土之性，以平为期，无太过亦无不及。

（一）九五中正王者之方

太阳寒水的特性是由内、下向外、上，治疗太阳病的起势，是激发荣卫二气因势利导向外、上，以荣气支持卫气通畅气机郁滞，其间的补泻苦急，则根据不同的病势相机行事，只要能够激发荣卫二气，顺导太阳寒水以平为期，无太过亦无不及，则为正。又如，阳明燥金的特性是转化外、上向内、下，治疗阳明病的起势，也是激发荣卫二气，以荣气为气机的载体，载运卫气而通畅气机郁滞，因势利导，使用清透或攻下法，其间的补泻苦急，亦根据不同的病势相机行事，只要能够激发荣卫二气，顺导阳明燥金以平为期，无太过亦无不及，则为正。以此类推，少阳相火、太阴湿土、少阴君火、厥阴风木，亦如是。气机运势的关键，在于中药作用于人体后对病位和病势所产生的趋向，这是《伤寒论》辨病脉证并治的主线。

1. 群方之首桂枝汤 桂枝汤是《伤寒论》的第一首方，由五味药组成。①桂枝，味辛，性温，主温煦、濡养和卫外，为南方属火主夏长；又主助膀胱气化以化生荣气（代表方：五苓散），并推动荣气向外、向上支持卫气。对应太阳寒水由下向上、由内向外的气机运势。②生姜，味辛，性温，主推陈致新，为东方属木主春生；又主助胃游溢精气，上输于脾（代表方：茯苓甘草汤）。对应少阳相火之由下向上、由内向外的气机运势。③芍药，味苦，性平，主转化敛降，为西方属金主秋收，金色白，为白芍；又主破坚积寒热，除血痹，使经脉通利，向内收降津液（代表方：真武汤）。对应阳明燥金由上向下、由外向内的气机运势。④大枣，味甘，性平，主守护潜藏，为北方属水主冬藏，水色黑，为黑枣；又主心腹邪气，平胃气，调节下焦水液被肾阳激发膀胱气化蒸腾过多而外、向上浸凌（代表方：茯苓桂枝甘草大枣汤）。对应少阴君火由上向下、由外向内的气机运势。⑤炙甘草，味甘，性平，主缓厥阴风木、补太阴湿土，为中央属土主转化调和。对应太阴湿土转化谷气充养少阴君火、厥阴风木转化生化气机以微风复阳（代表方：四逆汤）。具体见图4-3。

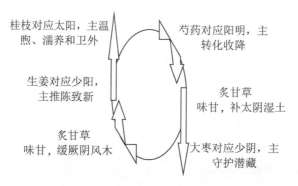

图 4-3　桂枝汤六气方解图

桂枝汤用生姜三两、桂枝三两，而芍药三两、大枣十二枚，药后再啜热粥，兼顾补充器之水液代谢之源，使整首方升降浮沉的天平向生荣方向倾斜，方意与太阳病中风证的病机刚好契合。桂枝汤的五味药，包含了天之阴阳术数的五行，或者说地之阴阳术数的五个方位，或者说人中之阴阳术数的生长收藏和转化，涵盖药物升降浮沉的所有方面，可攻可守，变化无穷。具体见图4-4。

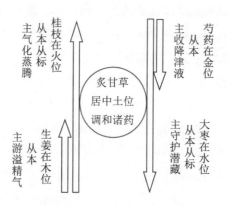

图 4-4　桂枝汤五行方解图

桂枝汤为调和人中之阴阳术数生化层面阴阳平衡的主方，兼以调节器之水液代谢平衡，故桂枝汤为中庸之道，为九五中正之方，是王者之方。桂枝汤稍向一个方向上进行加减，方剂的力量就会发生偏转。例如，以桂枝汤为基础方，去掉主收与藏的芍药、大枣，改生姜为向上升发力更强的麻黄，再加杏仁助力肺气之宣发，保留助气化蒸腾属火的桂枝，以及主守护中焦、主转化调和的炙甘草，则变方为麻黄汤。麻黄汤的麻黄、桂枝、杏仁、炙甘草剂量比例是 3 : 2 : 2 : 1，升发与守护之比为 7 : 1，四味药形成了一个以发散宣发为主的发汗峻剂。大青龙汤更是麻黄、桂枝、生姜同用，是《伤寒论》中的最强发汗剂。《伤寒论》《金匮要略》去掉重复后的方剂为 277 首（不计"禽兽鱼虫禁忌并治""果实菜谷禁忌并治"篇），使用频次最高的前五名药物分别是：炙甘草 124 首、桂枝 81 首、生姜 76 首、大枣 68 首、芍药 55 首；在《伤寒论》《金匮要略》900 余条文中，使用次数最高的前五名药物分别是：炙甘草 241 次、生姜 149 次、桂枝 148 次、大枣 144 次、芍药 104 次。桂枝汤无愧"群方之首"之名，亦反映了《伤寒论》以药物升降浮沉来调和器和生化阴阳平衡的治方原则。

2. 五气行令之五苓散 五苓散由五味药组成。①白术，味苦，性温，主助脾气散精上归于肺，为小升，主木令。②泽泻，味甘，性寒，主助通调水道，下输膀胱，从肺将活水经三焦降而达膀胱，为大降，主金令。③桂枝，味辛，性温，主助膀胱气化蒸腾，水精四布，五经并行，为大升，主火令。④猪苓，味甘，性平，主助膀胱出溲，将膀胱气化蒸腾后的废液（尿液）利导外出，为小降，主水令。⑤茯苓，味甘，性平，主淡渗行水，揆度以为常也，主四方淡渗行水，统领全局，为中央，主土令。

五苓散涵盖药物升降浮沉的所有方面，包含天之阴阳术数的五行，或者说地之阴阳术数的五个方位，可攻可守，变化无穷，主器之层面的中庸之道，为调和人中之阴阳术数的器层面阴阳平衡的主方，亦为王者之方。具体见图 4-5。

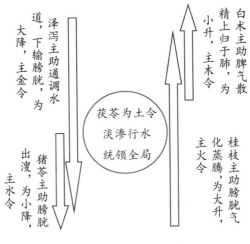

图 4-5 五苓散五行方解图

《金匮要略》的当归芍药散，与五苓散是桂枝芍药对偶方剂。五苓散以桂枝为动力核心，带动器之水液代谢路径的全程运行。当归芍药散也是以五苓散为基础方，去掉了器之水液代谢路径系统输出端的桂枝和猪苓；从系统输入端开始，以白术主助脾气散精上归于肺；以泽泻以主助通调水道，下输膀胱；以茯苓主四方淡渗行水，统领全局；加入血中之圣药当归和血中之气药川芎，直接强化填补厥阴肝藏血；再以芍药主收降津液内归，并引导心之阴液向下，滋养肾中津液（黄连阿胶汤方意），而心肾相交，水火既济。当归芍药散同时填补了器之水液代谢之外周路径、厥阴肝藏血、少阴肾中津液，补血作用较四物汤只强不弱，且无滋腻之弊。但是只有输入而无输出，若阳明燥金游溢精气功能较弱，易有便溏之弊。

针灸治病，其主要作用是激发经脉气血，并引导经脉气血走向，以达到疏通经络、调和阴阳的目的。所以，针灸同样是以充分激发人体器和生化运势为起式；以畅达器和生化的阴阳运行障碍为第二式；根据不同的病势相机而行补泻苦急，适其经脉气血之性而衰之，顺导其经脉气血之性，以平为期，为第三式。《灵枢·九针十二原》"知机之道者，不可挂以发，不知机道，扣之不发"，《孙子兵法·虚实》"微乎微乎，至于无形，神乎神乎，至于无声，故能为敌之司命"，这两句话有异曲同工之妙。

（二）立天之道以定人也，殊途同归

常听说"吃了好久的中药都不行，所以中医不行""吃了好久的西药都不行，所以得到北上广去看医生"，前者强调整个中医都不行，后者强调这个医院和医生不行，得转到更大的医院找更好的医生。中医门派林立，强调哪个派别更有优势，不如加强自身修习，不论何派，或刚强威猛，或贵柔尚意，或刚柔相济，全依修习者性格，一旦选择，则全心全神，精究方术，终殊途同归，返璞于病视神，未有形而除之。

1. 调和阴阳三部曲　扶阳派，是伤寒学派的一个分支，以先天肾阳肾阴（元阴元阳）为最内（下）的正气（坐标基点）。这样一来，只要人还是活着，汗法所遵循的两个前提，在任何情况下均可成立，任何病邪均可以参照"激发荣气向外、向上，以调和荣卫，恢复太阳向外、向上主卫外，主温煦、濡养器外层"的太阳汗法，均可服从"人生立命在于以火立极，治病立法在于以火消阴""病在阳者扶阳抑阴，病在阴者用阳化阴"的原则。扶阳遣方用药，核心思维有三：①以火立极，先天元阳元阴为根，且互根互用。②顺时利导，轻开茅塞，拨通出路，为上下内外，显微隐蔽之处，得而开之，得

其天然景态，百脉骨节生生无阻。③目的，也是收工，对应以火立极，以火消阴。始终抓住四逆扶先天元阳这一基本。"四逆法"是收工之法，也是治疗的真正目的，其他法都是为收工所做的准备。作为准备工作的"桂枝法"，作用是拨通上、中、下三焦。上焦不通，则宣上焦；中焦不通，则拨中焦。然后再纳下收工，收工时常常使用纳下法、填精法，纳下过后再生长（如加麦芽），使水火既济。

笔者体会的扶正治疗三部曲：①各种方法拨通上下内外通路。②各种方法扶正以内守，并鼓动荣气向外、向上以消（阴）邪；或正气内守，不祛邪而邪自去，不治病而病自除。③前两步达到通达的状态后，用四逆法纳下或填补肾精，兼顾正气之再生长。

2. 任何门派的终极进阶均是"阴阳和" 由于扶阳派的理论核心是《周易》，特别是后天八卦和十二消息卦，其优点：由于爻变是由内在开始变卦，爻变后卦即变，扶阳理论长于从内而外、从下而上的变化，这是《伤寒论》条文最擅长的技术路线。卢氏扶阳学总结说，如果能活法圆通地运用四逆法、桂枝法，临床问题便能解决九成以上。其不足：①其理论名词基于地之阴阳术数的角度，与基于人中之阴阳术数角度的名词常常起冲突，后天八卦、十二消息卦对应的"少阳、太阳、少阴、太阴"与"少阴、厥阴、少阳、太阳、阳明、太阴"对应的人中之阴阳术数运转顺序完全混乱，修习者常常被绕进去出不来，影响了学术的普及传播。②由于卦变没有过渡，没有化的阶段，没有土的阶段，弱于对厥阴风木、阳明燥金功能的运用。

例如，虽然郑钦安《医理真传·阳虚症门问答》云："世多不识伏火之义，即不达古人用药之妙也。余试为之喻焉。如今之人将火煽红，而不覆之以灰，虽焰，不久即灭。覆之以灰，火得伏，即可久存。古人通造化之微，用一药，立一方，皆有深义。若附子、甘草二物，附子即火也，甘草即土也。"但扶阳学对厥阴微风引动微火重视不够，导致引动的肾火（元阳）过于刚猛，并非指附子的火量大猛烈，而是常用砂仁、茴香、豆蔻、青皮、丁香等类似鼓风机、大风扇的药物，不仅要开通道路，还要鼓动气机快速运转，使火势更旺，犹如四川麻辣火锅，务必使全身通透畅快淋漓。在初学者对火候掌握不够的情况下，易出现厥阴火热狂风，少阳相火旺盛。

又如，对阳明燥金这个除肾水（元阴）以外的外周津液循环通路中津液的运用不够，这些来源于阳明燥金游溢而来的津液，常常被当作阴邪进行处理。所以，扶阳派强调了滋阴填精（元阴）潜阳，对于绝对性实热病证、实热厥闭病证，则潜阳封髓，全面伏封元阳，忽略了对器之水液代谢循行路径中津液的调节，开创了一条"减缓人体的过度应激反应，减轻全身或局部热毒症状，帮助患者度过危险期"的"潜阳封髓"全新路径，等患者缓过应激期，形成扶阳的势态后，再给予桂枝法、四逆法，这也是一种解决问题的思路。

再如，封髓法伏藏元阳，过于重视对肾阳的封髓，弱于下引少阴心之阴液，向下濡润少阴肾之燥阳。例如，对于卫气循皮肤之中，分肉之间，熏于肓膜，散于胸腹的经行被水湿阻遏，《伤寒论》桂枝去桂加茯苓白术汤、真武汤的方意，均是用芍药收引卫气经行的水饮走于下而利小便；猪苓汤的方意，是引利外周津液补益和清扫下焦；或从黄连阿胶汤方意，引导心之阴液直接滋养肾中津液等，有一面补阴，一面搜邪者；也有一面填阴，一面护阳者。而扶阳法仍然以火立极，以火消阴，直接捣鼓肾中元阳元阴，直来直去，在使用药物时，是以量取胜，以力取胜，自动放弃了不符合以火立极、以火消阴的因势利导。

扶阳派以宋明理学之《周易》为基础，传承仲景学说并创新形成学术流派，贵在耿直，犹如夜行门的直冲拳，形势上简洁威猛，气势夺人，实则刚中寓柔，动中求静。就像武当、少林均是中华武术的分支，武当明师的至高境界，是柔中带刚，绵里藏针，以柔克刚；少林明师的至高境界，是劲力内蓄，外刚内柔，慈悲为怀。《周易·系辞上》云："一阴一阳之谓道，继之者善也，成之者性也。"任何流派的终极进阶，均是阴阳和。《黄帝阴符经》云："天性，人也；人心，机也。立天之道以定人也。"派别的形成，是修心者的性格使然。

三、凡战者，以正合，以奇胜

《孙子兵法·势》云："三军之众，可使必受敌而无败者，奇正是也；兵之所加，如以碫投卵者，虚实是也。凡战者，以正合，以奇胜。故善出奇者，无穷如天地，不竭如江河……战势不过奇正，奇正之变，不可胜穷也。奇正相生，如循环之无端，孰能穷之？"战势不过奇正，指作战时不要把所有的兵（治疗措施）全部一次用完，要留用预备队，要分主次、分步骤，合理分配正兵和奇兵，随时相互配合或转换，互为犄角。双方旗鼓相当，先打出去的是正兵，是以正合的阶段；到局势开始明朗，就是把奇兵打出去之时，叫出奇制胜。

（一）其盛，可待衰而已

仲景《伤寒论》中的处方，有"主之、宜、与"三种模式。主之：非此方莫属；宜：二方或三方相比较，此方最合适；与：二方或三方相比较，不能确定，故先与此方服之，如不合适再选用另一方。若器和生化的应激过于强烈，且邪毒弥漫没有出路的疾病，《伤寒论》条文就很犹豫，经常出现"与"，甚至是有论无方。可以看出《伤寒论》条文的治方特点：①擅长辨治器和生化应激较低的疾病（所谓的虚寒性疾病）。②擅长辨治器和生化的应激虽强烈，但邪毒局限且有出路的疾病。③弱于针对应激过于强烈，且邪毒弥漫没有出路的疾病，大多是所谓重度感染性疾病、传染性疾病的应激期（应象于但不局限于细胞因子风暴），或肿瘤类疾病的放疗、化疗期，或栓塞、消融治疗后的应激反应期，各种手术后的应激反应期等，以及形成的二次损伤（病理产物的次生灾害）。

对于这类应激过于强烈，且邪毒弥漫没有出路的病证辨治，若没有找到毒副作用小的特效外力方法，需中止《伤寒论》充分激发人体器和生化气机的技术路线，改为降低应激反应，或急以逐秽为要义，避免大战之后出现断垣残壁的废墟（水湿痰饮瘀血）和可能形成的二次损伤（病理产物的次生灾害）。要顾护气机运动的津液载体，沿着器之水液代谢循行路径，从津液的源头胃津开始，直到肝阴和元阴，使器和生化的损伤降到最低（知止而后有定），津存则气行、经脉气血顺畅（定而后能静）而阴阳和，核心是"静，是谓复命"，使"心（自主神经系统）"静而后能安，而后徐徐图之（安而后能虑，虑而后能得），此谓调气、调神，而后身心安健。

《素问·阴阳应象大论》云："病之始起也，可刺而已；其盛，可待衰而已。故因其轻而扬之，因其重而减之，因其衰而彰之……审其阴阳，以别柔刚，阳病治阴，阴病治阳，定其血气，各守其乡，血实宜决之，气虚宜掣引之。"指只要能够使器和生化缓过这一过激期，并能够维持气血经脉通畅，促使器和生化的自洁功能恢复并发挥作用，疾病就会被"腾出手"的荣卫二气处理掉。这是中医学"其盛，可待衰而已"思想与"免疫抑制剂""肾上腺皮质激素"等单纯抑制正气药物的本质区别。叶天士的卫气荣气辨证、吴鞠通的三焦辨证，对应激过于强烈，且邪毒弥漫没有出路的病证，或提壶揭盖，或增水行舟，或透热转气，或凉血散血，或疏利透达，力使津存而经脉气血顺畅。"其盛，可待衰而已"的方法，对现代疾病防治具有很高的理论指导价值，中西医协同治疗大病，应该成为共识。

（二）奇正相生，如循环之无端

"其盛，可待衰而已"的技术路线有两个问题：①如果邪毒强大到不能徐徐图之，除了能够继续调补正气、通畅气血经脉三焦以外，那就与病邪共生共存。例如，与 HIV 共生共存，与肿瘤细胞共生共存、带瘤生存等。又如，链霉素在 1945 年问世之前，肺结核还是不治之症，中医药的技术路线是使用滋阴保肺、解蒸透热等方法，力争与结核共存，延长结核患者的生命。有了规范的《结核病防治管理办法》和《肺结核门诊诊疗规范》以后，中医药治疗结核病的技术路线，在降低抗结核化疗副作用、提高结核患者的生存质量方面，仍有着不可替代的作用。②如果病情继续迁延，导致器对传染病邪耐受，继而由应激过于强烈，转变成耐受不应激的状态，治疗疾病的势态又回到了《伤寒论》擅长的"充分激发人体器和生化功能"技术路线。

伤寒、温病不分家，是"以正合，以奇胜"的协同增效关系。在邪毒较为强大的时候，遣方用药就要奇正相生：①温病学派的用方路线，"补"是保护器、固护后天和先天之本；"泄"是降低应激反应，但又不能损伤到器和生化气机运动，或使损害降到最低，使用药物的量可以很轻，这是"以正合"。②《伤寒论》激发器和生化运势，恢复通路的药物的量可以很大，这是"以奇胜"。不论哪种路线，都是强于建立自洁系统，而弱于通过外力清洁污染源。若邪毒压倒性地超出了系统的自洁能力（或机体已丧失了自洁能力），必须在持续推动自洁系统的前提下，可先行通过外力清洁污染源，可以是中医"镵血脉，投毒药，副肌肤"，可以是"进攻，进攻，不停地进攻"的抗生素、抗病毒、放疗、化疗、手术等手段，也可以是重建（移植）自洁系统。在外力清洁污染源之后，接下来就是伤寒、温病之恢复整个生态自洁系统的技术路线，以期形成阴平阳秘的格局。外力祛除和恢复整个生态自洁系统，二者也是正兵和奇兵的相互转换，互为犄角。

用药处方或针灸以通调三焦气机，顺畅器之水液代谢循行路径，设为以正合；日常认为是治病的辨证用药处方或针灸，设为以奇胜。若在以奇胜之前或之后，协同以正合等候气机，到以奇胜之时，相同的处方或配穴手法，激发的气感是不一样的。到了一定火候，就可以精简处方或配穴，事半功倍。《孙子兵法·谋攻》云："故用兵之法，十则围之，五则攻之，倍则分之，敌则能战之，少则能逃之，不若则能避之。"若为求全而攻补兼施，一下子把正兵、奇兵全部用完，除了"十则围之，五则攻之"的病势外，在大多数情况下，常是事倍功半。所谓大包围式中药"秘方"，常是乌合之众，很少能做到多兵种密切协同的大兵团战役格局。

四、善战者，其势险，其节短

现代药物学的研究与开发，都是基于药物毒理学而展开。例如，微量的蛇毒可以治疗心脏疾病，但是过多的剂量则是致命的；微量的吗啡可以缓解疼痛，过量则会上瘾。维生素 C，又称 L- 抗坏血酸，是必需营养素，但是每日服用 1 ～ 4g，会引起腹泻、皮疹、胃食管反流、泌尿系结石、尿内草酸盐与尿酸盐排出增多、深静脉血栓形成、白细胞吞噬能力降低等不良反应；每日用量超过 5g，可导致血管内溶血或凝血，重者可致命；孕妇服用大剂量，可能产生婴儿维生素 C 缺乏症。所谓的剧毒中药细辛，安全用药剂量是"不过钱（3g）"。若从这个角度看，维生素 C 是比细辛更毒的毒药。临床上常用于治疗慢性心功能不全、急性心力衰竭的强心苷类药物，心功能正常的人服用"正常治疗量"，就会引起中毒反应，甚至危及性命，这是剧毒；但是合理地运用于心衰患者，就是救命的良药。难道这是所谓的"以毒攻毒"？以毒攻毒，是不停地进攻的药理学思想，是阴阳对抗思想，并不是器和生化"阴在内，阳之守也；阳在外，阴之使也"相互协调的用药概念。

无毒不是药，是药均有毒，古代认为的毒药，广义指所有药物；狭义指对先天之元阳、元阴损害较大而言，如附子、细辛等；或具有软坚开结作用较大而损伤器的药物，如半夏、蒺藜、栝楼根等。只要辨病脉证并治符合用药指征，就是救命良药；药不对病证，就是索命的毒药。无论中药西药，药物安全性评价、临床合理用药、药物不良反应监测都是临床用药的基本内容。非专业人士应在专业人士的指导下用药，专业人士用药必须接受临床药物不良反应监测。不能够出现不良反应就禁止，也不能够没有监测而滥用。

（一）仲景用药味少而精专

汉代 1 斤 =16 两≈250g，1 两 =24 铢≈ 15.625g，《伤寒论》的方剂，每味药常规用量为三两左右（46.875g）。有医家据此认为，仲景用药辛热大毒，量大力猛，这种认识很片面。其实，《伤寒论》方剂的药味很少，根据笔者对《伤寒论》113 方（不含佚方的禹余粮丸、土瓜根）的粗略统计数据：①方剂药味为 1 ～ 14 味，中位数为 4 味。单味药组方的有甘草汤、文蛤散、烧裈散、蜜煎导方（外用）等四方；单方药味 10 味以上的只有当归四逆加吴茱萸生姜汤（10 味）、乌梅丸（11 味）、柴胡加龙骨牡蛎汤（12 味）、麻黄升麻汤（14味）等四方。②汤剂单方总药量 30 ～ 764g，中位数为 203g。汤剂单方药量最少的有甘草汤、大黄黄连泻心汤、桔梗汤、栀子干姜汤、栀子豉汤等五方，均在 50g 以内；汤剂单方药量最多的有炙甘草汤（主要是生地黄的量大）约 764g，竹叶石膏汤（含粳米）约 576g，当归四逆加吴茱萸生姜汤（主要是生姜和大枣的量大）约 575g，500 ～ 550g 的有小建中汤（含饴糖）、桃花汤和白虎加人参汤（含粳米）、赤石脂禹余粮汤（主要是赤石脂的量大）等四方。③单方服用次数 1 ～ 6 次，中位数 3 次。1 次顿服的有桂枝甘草汤、泻心汤、半夏散、文蛤散、瓜蒂散等五方；猪肤汤分 6 次服，当归四逆加吴茱萸生姜汤、黄连汤分 5 次服，柴胡加龙骨牡蛎汤、抵当丸分 4 次服。④汤剂每次服用药量（干药）16 ～ 255g，中位数 65g。单次服用小于 30g 的有甘草汤、桔梗汤、大黄黄连泻心汤、栀子豉汤、栀子干姜汤、猪苓汤、麻黄细辛附子汤、麻黄附子甘草汤等八方；超过 150g 的有白虎汤、赤石脂禹余粮汤、白虎加人参汤、桃花汤、小建中汤、竹叶石膏汤、炙甘草汤等七方。

从汤剂的中位数看，单方组成药味约四味，总药量约 203g，分 3 次服，每次约 65g。若按现代中医常规的单方组成 12 ～ 15 味药，每味药 10 ～ 15g 计算，总药量为 120 ～ 225g。两者对比，《伤寒论》的用药和用量并不大，是完全符合实际的。"九五中正王者之方"桂枝汤在 20 个条文中使用，五味药物组成，总剂量约为 220g，汤剂分 3 次服；五苓散在 8 个条文中使用，五味药物组成，制成散剂，每日 3 次，每次 1g 以白饮和服。《伤寒论》的散剂、丸剂，大部分每次服用剂量均小于 1g，仅有理中丸、抵当丸、麻子仁丸、乌梅丸、半夏散及汤等五方单次剂量是 3 ～ 4g，剂量也很小。乌梅丸配方的量很大，但制作成丸剂后，分多次服用，单次服用剂量为 3 ～ 4g，日 3 服，不能称为量大配方。单方药味 10 味以上的方剂，当归四逆加吴茱萸生姜汤总量约为 575g、乌梅丸（11 味）单次剂量是 3 ～ 4g、柴胡加龙骨牡蛎汤（12 味）约为 330g（铅丹不溶于水）、麻黄升麻汤（14 味）约 140g，药味多的方剂单方总药量少。《伤寒论》单方药量超过 500g 的汤剂，只有炙甘草汤、竹叶石膏汤、小建中汤、桃花汤、白虎加人参汤、赤石脂禹余粮汤、当归四逆加吴茱萸生姜汤等七方，占比不到 1/10，配方中的量大药物为生地黄、饴糖、粳米、生姜和大枣等无毒副作用的药物，或本身就是主粮。

这就体现了《伤寒论》的用方药量特点：药味多的方剂单药量少、药味少的方剂单药量多。在临证应用时，所谓的"原方原量"必须是原方的药味和药量，例如，使用桂枝汤，若要使用桂枝的原方用量三两（46.8g），处方中必须有五味药物。若需要增加药味，则参照桂枝麻黄各半汤的减药量原则，为原方 1/3 用量的合方，芍药、生姜、炙甘草、麻黄均减为一两（15.6g），这与现代处方单药剂量一致。《伤寒论》大多方剂只有 3～5 味药，药味少单药量大，致力专而势强，正所谓"激水之疾，至于漂石者，势也；故善战人之势，如转圆石于千仞之山者，势也"，明显是兵（药）在精而不在多，将（医）在谋而不在勇。

（二）湿混悬增效和剪切变稠型触变

比较特殊的量大药物，有生石膏和赤石脂。

1. 湿混悬增效之生石膏　石膏的主要成分，为带两个结晶水的硫酸钙。生石膏微溶于水，溶解度随温度变化，是先升高后降低，在 40℃溶解度最高，为 0.2097g／100g 水，100℃降至 0.1619g／100g 水。例如，大青龙汤温服 1 升（200mL），约为在 40℃服用 200mL 药液，生石膏的浓度含量为 0.2097×2=0.4194g。辽宁中医药大学金东燮等人在 1984 年做过实验测定："大青龙汤方在煎煮时，由于高离子强度引起的盐效应，钙离子与有机成分等络合剂所发生的络合效应，高分子化合物对石膏大颗粒溶胶的保护作用，均使石膏的溶解度增大，但其增加的幅度不超过 48.73%。"《伤寒论》的汤液均是去滓，温服。汤液配方中加入再多的生石膏，一次进入人体的生石膏汤剂量，最大也只有 0.4194×（1＋48.73%）=0.6238g，摄入量连 1g 都不到，相对于细辛不过钱的 3g 安全剂量，还要小得多。

俗称生石膏为苦寒清热药，笔者个人认为，这是不确切的。阳明燥金之性喜收，以酸补之，苦泻之；阳明燥金苦气上逆，急食辛以散之。石膏，味辛，微寒，为外透阳明病邪热散出之要药，并不是直接清热。生石膏溶解度太低，入普通汤剂的药效微乎其微。根据《伤寒论》用药指引，可以从两个方面提高生石膏的药效：①使药液变成湿混悬剂，使生石膏微细颗粒悬浮在淀粉糊化液中。白虎汤是辛寒透热的代表方，由知母、石膏、甘草、粳米组成，煮米熟汤成，去滓，温服。粳米的作用是取石膏之微细悬浮液，并非注家说的保胃气。若是保胃气，啜热粥即可。用煮"生滚粥"的方法煎药，在米熟烂翻滚的过程中，粳米的淀粉糊化为糊状溶液；生石膏也不断微溶，并析出结晶，使生石膏结晶逐渐变细腻，并不断被糊化的淀粉包裹悬浮中汤液中。煮米熟烂则汤成，先去掉石膏大块状药渣，再用纱布过滤绞汁，滤掉不能被糊化淀粉包裹的生石膏粗结晶颗粒，不仅可以避免粗颗粒划伤上消化道，还可避免服入过量的生石膏。第 176 条白虎汤的石膏不用绵裹；白虎加人参汤配方中的石膏，在第 168 条不用绵裹、第 26 条需要绵裹；第 397 条竹叶石膏汤的石膏配伍粳米，石膏也是不用绵裹。所以，第 26 条的白虎加人参汤方，石膏要绵裹，煎药时形成的石膏淀粉混悬液较少，仅能形成石膏和淀粉络合反应产物，退热效果较第 168 条相对为弱。②配伍麻黄、竹叶等发散和透发的药物，助力生石膏透热外出的效果。使用石膏透热，必须要考虑到气机是否有外出的机转，再考虑气机出入的通道是否通畅。若卫气不通畅，必须配伍以麻黄，如大青龙汤、麻黄杏仁甘草石膏汤等；若内外气机均通畅，则以白虎汤、竹叶石膏汤的进行治疗。《伤寒论》中提到石膏和麻黄配伍，不用粳米的方剂，有第 63 条和第 162 条的麻黄杏仁甘草石膏汤、第 357 条的麻黄升麻汤、第 27 条的桂枝二越婢一汤，石膏均需绵裹；第 38 条和第 39 条的大青龙汤，是发热而无汗，石膏要透热，就必须配伍大剂量的发汗药物，没有注明石膏要绵裹，可能是提示大青龙汤可以加上粳米，以强化退热效果，所以是否绵裹均可。

2. 剪切变稠型触变之赤石脂　赤石脂是多水高岭石的黏土矿物，主要成分为含水硅酸铝、氧化铁等。由所含氧化铁、氧化锰的多寡，颜色可从白、灰，以至青绿、黄、红、褐等色，可分类称为禹余粮、观音土、赤石脂、蒙脱石等。由于含氧化铁、氧化锰较多，因其质如脂，为桃红色，故称赤石脂。《本草求真》云："禹余粮功与石脂相同，而禹余粮之质，重于石脂，石脂之温，过于余粮，不可不辨。"这类黏土矿物，对消化道黏膜有很强的覆盖能力，具有较高的吸水膨胀能力，在粉末状态时均具有很强的吸湿性，能吸附相当于自身体积 8 ～ 20 倍的水而膨胀至 30 倍。《伤寒论》赤石脂禹余粮汤，用赤石脂、太一余粮各 500g，经过粉碎、煎煮和去滓后，分散呈胶体悬浮液，具有剪切变稠型触变性，指其黏度随流速梯度增大而增大，故下利程度越重，其止泻作用便越强。由于其黏附在胃肠黏膜上不能被吸收，胃肠黏膜散热被滞，在饮入汤液后，腹部感觉暖烘烘，这相当于给胃肠黏膜"盖上了棉被"，重新布局体内的微循环系统，改善了胃肠的微循环；也相当于恒温灸大腹，或在腹部放上一贴"暖宝宝"。桃花汤用赤石脂配伍粳米，汤液中胶体悬浮液含量更多，再配伍干姜，则温阳作用更强。

《金匮要略·杂疗方》紫石寒食散，除了紫石英、白石英、赤石脂、钟乳、太一余粮等矿物外，还有干姜、附子、桂枝等辛温药物；《金匮要略·中风历节病脉证并治》的侯氏黑散，有矾石、细辛、干姜、桂枝，温阳作用刚猛。在服用过程中，均需"常宜冷食"以助药力。古代以秦始皇为代表的服食"仙丹"，以追求长生不老者甚众。流行于两汉魏晋南北朝的"仙丹"五石散，主要配方为礜石加石钟乳、紫石英、白石英、硫黄、赤石脂。从化学的角度理解，化学反应是原子之间的重新组合，参加化学反应前后，组成物质的元素种类不变，原子个数保持不变，不可能提炼出有正向生物活性（所谓"长生不老"）的新物质，化合为毒性无机化合物的可能性更大。从上述五种矿石类药物与礜石的主要化学元素来看，能够具有正向生物活性的无机元素，只有从礜石提炼出的单质砷。所以，这种制法的最终成品，很可能是单质砷。赤石脂等"五石"最多算是催化剂，或坩埚（鼎炉）原料而已。

唐代孙思邈《太清丹经要诀》记载了一种先进、简单的制备单质砷的方法："伏雄雌二黄用锡法，雄黄十两末之，锡三两，铛中合熔，出之入皮袋中，揉使碎，入坩埚中火之。其坩埚中安药了，以盖合之，密固，入风炉吹之，令埚同火色。寒之，开，其色似金，堪入伏火，用之佳也。二物准数别行。"赵匡华、张惠珍《中国炼丹家最早发现元素砷》一文中，其根据孙思邈《太清丹经要诀》的记载，进行模拟实验："称取 3g 金属锡粒，在坩埚中熔化，再用粗铁丝不断搅拌下，逐步加入 10g 雄黄粉，反应生成物为黑色熔块。冷却后捣碎，然后在此坩埚上叠放一个同样的坩埚，使下坩埚内空间减少，以盐泥密封缝隙，放在 1000 瓦电炉上……加热 5 小时，冷却后启开。在下坩埚中形成一黑褐色熔块，在熔块中间或靠近坩埚底部，有一厚层金黄色的片状结晶物；在下坩埚内壁及熔块表面，则凝结有大块银灰色的闪亮硬质结晶。将此银灰的结晶取出，经 X 射线衍射分析，判断为单质砷……所产生的金黄色结晶，亦经 X 射线衍射分析，确定为 SnS_2（彩色金）。"

如果制备不精确，变成了氧化砷（砒霜），服用后立即死亡。如果一切顺利，制备出高纯度的单质砷，服用后可引起慢性砷中毒反应。为什么帝王和修仙士族对这个"丹药"如此着迷？真的可以长生不老吗？实质上是致幻作用：在服用含有单质砷的"长生不老丹"以后，可引起毛细血管扩张、面色红润，老年人看起来鹤发童颜；可引起性功能亢进，好像重回年轻状态；可产生致幻症状，如肌肤敏感、"看到"正常人看不到的"奇妙"幻境、"听到"正常人听不到的"美妙"幻听声音等。慢性砷中毒的后期，会平静的，或致幻"升仙（死亡）"，留下来的"皮囊（尸体）"还会"不腐"。不论炼丹家们制备的"丹药"如何精进，最终制备出来的依然是致幻剂单质砷，区别只是因纯度产生的致幻程度，以及服用者致幻中毒死亡的快慢差异而已。历史上，死于丹药上的古代帝王或修仙者不在少数。

（三）安则静，危则动，方则止

《孙子兵法·势》云："激水之疾，至于漂石者，势也；鸷鸟之疾，至于毁折者，节也。是故善战者，其势险，其节短，势如彍弩，节如发机。纷纷纭纭，斗乱而不可乱；浑浑沌沌，形圆而不可败也……故善战者，求之于势，不责于人，故能择人而任势。任势者，其战人也，如转木石。木石之性，安则静，危则动，方则止，圆则行。故善战人之势，如转圆石于千仞之山者，势也。"水是柔弱的，但是湍急的水飞快奔流，能将巨石冲走，这是利用了势；鸷鸟是凶猛的，但是发起冲击的距离很短，有准备地缓慢低飞以接近猎物度，是因为把握了恰当的节奏。善于用兵的人，所造成的态势，如同满弓的弩那样蓄势待发；所采取的节奏，如同搏动弩机那样短促有力。《伤寒论》所载方剂中，有很多普遍认为不能大剂量使用的大热大毒之药，如细辛、附子、半夏、甘遂。但均有严格的使用指征，仲景不会在安则静、方则止的时候用毒，没有使用指征决不用毒；要中病即止，观其脉证，随证换方，不可长期大剂量用毒而致自身中毒；处方有严格的配伍、炮制和减毒的煎煮措施，故不可败。仲景敢于用毒，而不中于毒，体现了"纷纷纭纭，斗乱而不可乱；浑浑沌沌，形圆而不可败"的特征。

1. 严控粉末服和煎煮挥发去毒增效之细辛　所谓的"细辛不过钱"，最早记载于《证类本草》中："别说（南宋陈承《本草别说》）云……细辛若单用末，不可过半钱匕，多即气闷塞不通者死。"《本草纲目》也引用"若单用末不可过一钱，多则气闷塞不通者死"，强调的都是"单用末，不过钱"。成都中医药大学黄鲛等《细辛煎煮过程中甲基丁香酚、黄樟醚和细辛脂素的变化研究》云："细辛药材中甲基丁香酚、黄樟醚和细辛脂素的含有量分别约为细辛 30 分钟水煎液的 20 倍、100 倍、25 倍，且细辛汤剂中挥发性成分甲基丁香酚和黄樟醚的量随煎煮时间延长而迅速下降，非挥发性成分细辛脂素的量随着煎煮时间延长而逐渐增加。由此可见，细辛汤剂先煎或久煎，可以显著减少毒性成分甲基丁香酚和黄樟醚，亦有利于有效成分细辛脂素的溶出……细辛不过钱，是针对散剂单用末而言，入汤剂时可根据先煎或久煎来增加细辛用量。所以，细辛用量应根据患者的病证、用药方法和剂型等不同而酌情增减，建议《中国药典》可适当增加细辛汤剂的用量范围。"

细辛粉末有毒，用量不能过钱（＞3g），入汤剂的煎煮时间过短，或使用密闭煎药机（挥发油不能有效挥发），也很容易中毒。《伤寒论》中小青龙汤方，细辛用量为三两（46.875g）；麻黄细辛附子汤方，细辛用量为二两

（31.25g），均是常用方剂，均为入汤剂、瓦锅久煎。虽然细辛入复方汤剂时，甲基丁香酚、黄樟醚和细辛脂素等有毒成分在煎煮 30 分钟后基本挥发，几乎无毒；虽然汤剂不受"不过钱"的限制，但是细辛也应慎用：细辛是根系入药，作用可直达先天少阴元阳，抽吸发散先天少阴元阳为用。小病使用细辛，犹如杀鸡用牛刀；大剂使用细辛，犹如"原子弹打蚊子"，功效确实是立竿见影，挥霍先天少阴元阳的副作用也是立竿见影。所以，务必严格掌握细辛的注意事项：①必须使用水煎剂，开盖煎煮 30 分钟以上。②去掉药渣后，最好再微沸 5 分钟左右，以充分挥发其中的有毒成分。③再静置一段时间，去掉药液下部的沉淀物，只取上清液，绝对不能取有药渣的混悬液。④无寒证要禁用，且在用量上要辨证使用（根据患者体质和病情轻重），用量应在 10 ～ 15g，原则上大剂量使用时不超过 50g，如果没有把握，可以先从小剂量开始。⑤须中病即止，以防抽吸先天少阴之元阳太过。

2. 炮制固定和煎煮水解去毒增效之附子 据《中药化学》教材等相关资料，附子的有毒活性成分，主要有次乌头碱、新乌头碱、乌头碱等双酯型生物碱。双酯型生物碱的致死量为 2 ～ 5mg，是剧毒药物。双酯型生物碱具有长链脂肪酰基，难溶于水，且热稳定低，在水煎的过程中，不仅不易溶出，游离于水中双酯型生物碱在煎煮过程中，还会发生水解反应，形成毒性较低的单酯型生物碱，例如，苯甲酰乌头原碱、苯甲酰新乌头原碱、苯甲酰次乌头原碱等，毒性为双酯型生物碱的 1/200。单酯型生物碱在继续煎煮的过程中，再水解为毒性更低的亲水性醇胺型生物碱，毒性为双酯型生物碱的 1/2000。配伍炙甘草，能够快速促进游离型双酯型生物碱水解，炙甘草中的酸性成分与双酯型生物碱可中和成盐，减少水中游离型双酯型生物碱的含量。

附子为毛茛科植物乌头（栽培时的母根）的侧根（子芽根）。生附子含有较多的淀粉，晒晾干燥后，敲打容易碎成粉末（与芋头干燥块根相似），生附子水煎，易形成双酯型生物碱的淀粉糊化混悬液，很难控制药液中的毒性单酯型生物碱含量。炮附子有盐附子、黑顺片、白附片、淡附片、煨附片等炮制品，是运用不同的方法，使淀粉糊化，形成稳定的凝胶力，或凝固附子中的蛋白质，使双酯型生物碱固定在固体附片中，煎煮时能够减少水煎液中的游离型双酯型生物碱含量。建昌帮的煨附片，是先四天十二回清洗浸泡、晾干，在露天土地上搭四方的围灶，文火煨一天一夜，再经过一天的晾晒后，入木甑隔水连续蒸 14 个小时，切片而成。建昌帮的煨附片可使生物碱固定在药片中，隔水连续蒸煮，使双酯型生物碱提前水解而减毒增效，是目前见到的质量最好的炮附片。

同样，使用有毒的附子，务必注意以下要点：①必须要符合辨病辨证用药的适应证。②必须配伍使用，配伍减毒增效的作用，比单纯增加煎煮时间更为重要。特别是配伍炙甘草，附子是以辛泻少阴君火，少阴君火之上，左有厥阴风木微风缓之，右有太阴湿土以甘补之，炙甘草以甘从甘，既缓风木，又补湿土，是固护少阴元阳、少阴心神的要药，不仅防止附子辛泻君火太过，还能使君火形成"覆之以灰，火得伏即可久存"的局面。③禁用散剂、丸剂，必须使用水煎剂，只要保证下面的第④⑤⑥点，煎煮半小时左右即可。随着煎煮时间的延长，附子炮制品中总生物碱的溶出率变化并不明显，而且煎煮时间太长，附子的主要药物活性成分单酯型生物碱会进一步水解，成为毒性和药物活性均较低的醇胺型生物碱，影响疗效。④去掉药渣后，必须静置一段时间，除去悬浮的粉末颗粒和药液下部的沉淀物，只取上清液，绝对不能使用有药渣的混悬液。特别要注意去除淀粉糊化（糨糊状）的混悬液，否则容易中毒。⑤若为炮附子，使用建昌帮炮制法的煨附片较优。若使用生附子，除了控制药量外，禁止敲打碎成粉末状，否则在水煎时，容易形成双酯型生物碱的淀粉糊化（糨糊状）混悬液，很难通过静置的方法过滤而导致中毒。⑥单次服用的药液剂量，不能超过 200mL，以控制摄入总量。由于在水煎剂中，胆巴附子总生物碱溶出不超过 0.1%，蒸炒附子总生物碱溶出不超过 0.37%，加上双酯型生物碱具有长链脂肪酰基而难溶于水，且热稳定低，游离在水煎液中的生物碱，多为低毒的单酯型生物碱、醇胺型生物碱。所以，只要配伍有炙甘草的处方，在单剂处方煎取 600mL 药液，每次仅服用 200mL 的情况下，若每剂附子的饮片量超过 60g，是对附子药物资源的浪费。⑦服药前，在身边准备 250g 的生绿豆粉末，以备应急。生绿豆味苦腥臭，若误服药液沉淀物引起中毒（先是嘴唇发麻，而后到咽喉麻痹，再蔓延到四肢麻木、紧张），即刻咀嚼碎一把生绿豆缓缓吞服，可感觉到生绿豆如炒花生一般香甜，若已感觉到生绿豆苦腥臭味的原味，则毒已解。注意，此法仅在误服药液沉淀物引起中毒时有效。⑧若病情需要，可给予足量的生附子，应小剂量开始，逐渐加量。如《伤寒论》麻子仁丸"渐加，以知为度"；《金匮要略》的乌头桂枝汤"初服二合，不知，即服三合，又不知，复加至五合"；赤丸"先食酒饮下三丸，日再夜一服，不知，稍增之，以知为度"；乌头汤"煮取一升……服七合，不知，尽服之"。先煎出一剂药（600mL 药液），从 40mL 开始，若"不知"再服 60mL，"又不知"再服 100mL，并"小促其间（缩短服药间隔时间）"，以知为度。参考"阿托品化"的操作方法，根据附子的中毒程度，适当掌握"渐加"的次数。渐加，以知为度的附子用法，必须是由受过专业培训的医师，严格根据临床实际病情，在药物不良反应监测下应用。⑨禁止长期连续服用附子，原则上单次疗程应少于半个月，后续配合益津潜藏之品，补足肝血肾精后，进行后续的辨病辨证，才能开始下一阶段的治疗。做到了以上九点，处方中的附子用法用量方可灵活多变。

3. 严格配伍降解减毒增效之半夏　半夏有毒，但半夏的刺激性毒性具体成分，较为公认的是南京中医药大学药吴皓等的研究"半夏的主要刺激性成分是由蛋白、草酸钙形成的特殊晶型结构的针晶复合物——半夏毒针晶蛋白"。半夏毒针晶蛋白不溶于水，不溶于有机溶剂，经过加热煎煮也不能被破坏。由于水煎液不能测出这种有毒成分，吴皓学生钟凌云的博士论文，做实验使用的是半夏生品混悬液，认为："在半夏的炮制过程中，如果采用加白矾和生姜的煎煮技术，可以加速毒针晶结构的破坏，使凝集毒蛋白降解并溶解在浸泡液中，凝集毒蛋白结构被破坏，针晶的韧性骨架结构被破坏，从而彻底破坏其特殊的针晶晶型。"由于半夏毒针晶蛋白不溶于水，不溶于有机溶剂，为了防止半夏中毒，使用半夏时必须注意：①生半夏要配伍生姜使用，李可老中医的经验是，生姜的量须是生半夏量的两倍。②必须使用水煎剂，只要保证下面第③点，煮半小时即可。③去掉药渣后，必须静置一段时间，去掉药液下部的沉淀物，只取上清液，绝对不能使用有药渣的混悬液。

在临床中，使用制半夏、清半夏、姜半夏的商品，总感觉疗效不好，可能是商家在炮制时，将白矾和生姜的炮制液去掉，仅留下半夏干品（药滓），以致在煎煮时，能溶解在药液中的降解半夏毒针晶蛋白含量不足。半夏是消痞散结之品，将痰、痞分解开，分解后没有运行方向，与之配伍的药物属性，才能决定气机的运行方向。《伤寒论》中使用半夏的方剂共18个，典型配伍是"小柴胡汤五部曲（洗车五部曲）"：半夏为消痞散结（如清洁剂），生姜、人参补充气机运行的载体（引来活水），柴胡将半夏分解的郁结（拖把推动）向上推陈致新，黄芩清余热（光触媒除异味），大枣、炙甘草固护正气（打蜡封釉）。大柴胡汤有大黄向下推陈致新，柴胡向上推陈致新，共助气机通达。

4. 严控剂量和配伍降解减毒增效之甘遂　甘遂是传统的逐水良药，也是有毒中药。《伤寒论》中使用甘遂的有大陷胸丸、大陷胸汤、十枣汤，加上《金匮要略》十枣汤、甘遂半夏汤、大黄甘遂汤，合并重方，共五个方。甘遂半夏汤，是甘遂和炙甘草同用，但甘遂用量为"大者三枚"，炙甘草用量是"如指大一枚"，甘遂量较炙甘草量为大，以二升水同煮取半升水后，且要加半升的蜜，再煎取八合后，才可以顿服之。如果是以丸剂、散剂、粉剂的形式服用有毒中药，一般服用剂量是治疗量与中毒量之临界量，应慎之又慎。北京中医药大学王茜（导师钟赣生）《甘遂半夏汤中甘遂与甘草反药组合的配伍宜忌条件实验研究》认为，在炮制品种宜忌条件方面，醋甘遂与炙甘草配伍、醋甘遂与生甘草配伍、生甘遂与生甘草配伍，对肝损伤较重，可能表现为相反作用；生甘遂与炙甘草配伍肝损伤较轻，还能降低尿素氮水平，在肝、肾毒性方面可能不表现为相反作用。在配伍条件宜忌条件方面，醋甘遂与炙甘草比例为 1 ：8 ～ 1 ：20，可产生较好的药理作用，而毒性较轻；在此范围之外，对肝脏有损害，显示出相反作用。

大陷胸丸配大黄、芒硝各半升，按调胃承气汤的配伍比例，炙甘草的用量应为二两至四两（31 ～ 63g）。甘遂的一钱匕为 0.5g，炙甘草与生甘遂的剂量比已达 62 ～ 126 倍，远远超过王茜、钟赣生研究结论（8 ～ 20 倍）的安全范围。泄热与药物相反利弊权衡，大陷胸汤舍弃炙甘草，改用白蜜即可。甘遂主破结气，寒热，通利，在大陷胸丸证中，对应大结胸证"寒气客于经脉之中，与炅气相薄则脉满，满则痛而不可按也；寒气稽留，炅气从上，则脉充大而血气乱（《素问·举痛论》）"的病机，再配伍改炙甘草为蜂蜜的调胃承气汤下之，这是釜底抽薪，中病即止。

仲景在复杂病机中，安则静，危则动，方则止，使方剂的四气五味配伍引导正气顺势而行，创造出制胜之势；在形成"形圆可行"的格局后，仅用微量毒药之微力引动气机，在其他药物的协同配伍下，形成"故善战人之势，如转圆石于千仞之山者，势也"之态势，使气机如同从千仞的高山上滚下圆石，势不可挡。故仲景用药如用兵，是"善战者，其势险，其节短，势如彍弩，节如发机"。

第三节　连百万之军，战必胜，攻必取

"连百万之军，战必胜，攻必取"的用兵之法，不仅是将士素质和武器装备的比拼，更重要的是国家综合国力的比拼。《孙子兵法·作战》云："凡用兵之法，驰车千驷，革车千乘，带甲十万，千里馈粮，则内外之费，宾客之用，胶漆之材，车甲之奉，日费千金，然后十万之师举矣。"国家综合国力和前方将士之间，有系统的后方基地和后勤补给线。陈毅元帅说："淮海战役的胜利，是人民群众用小车推出来的。"抗美援朝战争是中国人能够发出怒吼"中国人民从此站立起来了"的立国之战，胜利的根本在于新中国的全国动员和综合生产能力，以及打出来的后勤大动脉。治病之法，不仅是针对病灶的治疗，更重要的是救命，此为维护器和生化频繁与地球环境系统交换物质和能量，维护"阴在内，阳之守也；阳在外，阴之使也"的相互交感和动态平衡。器和生化的"后方基地"在于先天之本和后天之本，"后勤补给线"在于器和生化气机的升降出入。荣气是君火与卫气是中间媒介，向上支持卫气，向下充养君火。其治，也是如何恢复荣气支持卫气，荣充养君火，最终使器和生化气机的升降出入运行无不及，亦无太过。

新型冠状病毒肺炎疫情防控期间，笔者本人没能够参与具体的临床救治，现仅就学习《新型冠状病毒肺炎诊疗方案（试行第七版）》的体会，结合《伤寒论》条文，在整体的器和生化系统思维下，围绕"后方基地和后勤补给线"的动态气机变化，以新型冠状病毒肺炎为例，"事后诸葛亮"地谈一谈中西医协同诊疗。新型冠状病毒肺炎为寒湿环境中快速繁殖的病毒，致病的病理改变，其本在于寒湿郁滞气机。有两个恶性的病理生理循环：①寒性凝滞，湿性黏着，郁滞了肺宣发肃降的气机，宗气被郁滞。肺是后勤补给线"阳明胃游溢精气，太阴脾气散精上归于肺，通调水道，下输膀胱"的中间环节，肺气郁滞，导致了膀胱气化蒸腾环节缺乏水谷精气原料，则变化生成的荣气不足，加上荣卫二气被疾病不断消耗而严重不足。荣津是肺宣发肃降气机的载体，载体缺乏，虽然气道和肺泡有弥漫的湿痰蕴肺，肺痰也很难通过咳嗽的路径排出，临床表现为干咳，或不咳。不能咳出、难咳出的痰，哪怕是在 CT 片中，看到白茫茫一大片的水湿，均属于燥痰，就像处于茫茫大海之中，到处是海水（水湿邪气），若没有淡水（荣津正气），和处在茫茫沙漠是一样的。在"肺痰增多→正常荣津载体缺乏"的循环往复中，不断加剧着寒湿郁滞气机的程度和范围。②寒湿郁滞气机，就像半刹车式行车，经历一段时间后，刹车阀（病灶）就会产热，郁滞气机化生为热郁；热郁反作用于湿邪，湿邪失去部分水液，燥化为痰郁（湿热化燥）；痰邪性质凝着，更滞气机，热郁加重；热痰胶着，会产生大量的黏痰、燥痰，气机运行更加阻滞，终末则会形成气机厥闭的态势。

若不及时阻断这两个恶性循环，后勤补给线很快会造成"全线塌方"，形成"阴阳气不相顺接，便为厥"的重症阶段；塌方波及后方基地，五脏六腑经络气血相继衰竭，迅速形成脏厥，为死证。有些患者体质较弱，寒湿的气机郁滞不能化热（犹如半刹车式行车，也没能产热），提示气机运行很缓慢，寒湿郁滞胶着不行，形成冰伏，更很容易产生厥闭，比湿热郁滞更加危重，可没有任何征兆地走向死亡。在具体的运用方面，可从以下三个方面进行理解。

一、"留命治病"第一条，阳明燥金和太阴湿土

器和生化系统频繁地与地球环境系统交换物质和能量（吃喝饮食和吸入清气，排泄二便和呼出浊气），是通过阳明燥金和太阴湿土来实现的。治疗新型冠状病毒肺炎病患时，在阳明燥金和太阴湿土层面，是思考如何动态维持的器和生化的系统输入（正常饮食、胃管输入、配方湿土、中医药给药途径），减少对厥阴藏血和少阴君火的耗伤，并以饮食愉悦感判断病情；助力宗气以贯心脉而行呼吸，与心相随上下以行气血，以及争取应急时间，是留命治病的基础。

（一）饮食香甜的愉悦感，比特效抗病毒药"更有效"

新型冠状病毒肺炎病例发病较急，但很少见到一发病就形成高危的不能食，表现出来的常是不欲食。《素问·汤液醪醴论》云："其有不从毫毛而生，五脏阳以竭也，津液充郭，其魄独居，孤精于内，气耗于外，形不可与衣相保，此四极急而动中，是气拒于内而形施于外，治之奈何？"《说文解字》云："魄，阴神也。"段玉裁注："阳言气、阴言神者，阴中有阳也……郑云，气谓嘘吸出入者也。"按器的水液代谢循行路径，"郭"泛指胸腔，为肺所居。"津液充郭，其魄独居"，指肺被津液充满，嘘吸出入的自然清气，不能与肺相结合（西医学指在肺泡进行有效的气体交换），导致了肺是肺、气是气，各自为政（独居）。这是一个病理生理的恶性循环。①虽然在新型冠状病毒肺炎病例中，后天脾胃功能急剧衰竭的较为少见，更多的是脾胃功能正常的能食状态，肺部被燥痰阻滞，"胃游溢精气，上输于脾，脾气散精，上归于肺"的强烈气势，从胃脘部上冲胸口，得不到太阴脾的散精与肺的宣发肃降，津行路径不畅，有一股让人很难受的"气"憋在心胸，再加上原有的肺部憋气感，机体很快便形成抗拒饮食的病理生理势态。②若肺的宣发肃降持续不畅达，膀胱气化产生的荣卫二气减少，加上荣卫二气被不断消耗，激活了"少阳相火决渎或决断以开通和调用肝藏血，再开通抽吸先天之元阴的"通路，使机体对后天饮食的欲求急剧下降，这是厥阴风木厥逆，或少阳相火郁滞的"饥而不欲食"，就形成了"能食而不欲食"的病理生理状

态。若患者缺乏非常坚强的意志力，就很难进食；即便是勉强进食，也会产生《伤寒论》第324条描述的"饮食入口则吐，心中温温欲吐，复不能吐"情况。③由于阳明燥金自身气机运行的载体，同样是膀胱气化蒸腾的荣气，并不是游溢出来的水谷精气。阳明燥金自身气机运行的荣津载体不足，形成阳明的通降功能疲软而燥；胃游溢精气在下游（肺）被阻滞，致使水谷下渗胃肠而湿邪弥漫，腹部膜胀，大便不成形而黏滞不畅，这是阳明病理的"燥而不燥"状况。若这种状况持续时间稍长，即便患者有坚强的"欲食"意志力，也会被消磨殆尽。

造成的结果是"孤精于内，气耗于外，形不可与衣相保"，指厥阴藏血、少阴元精在内，不仅得不到水谷精气的补养，还被抽吸损耗；荣卫二气同时被持续消耗。"能食而不欲食"达到一定时长后，若不能恢复器和生化对意识的控制（合并厥阴病），不能形成回阳救逆的局面，则产生阴阳俱虚、阴阳不能合和、阴阳之出入失序的少阴病"但欲寐"格局，这是一种精神萎靡、意识淡漠朦胧的状态。此种情况，不论患者是否有原发病，不论患者是否身心痛苦，在患者的潜意识中，都会有快点入睡的强烈欲求。处于这一阶段时，如古代农村的古稀老人，常会要求在厅堂空气流通好的区域，铺草席地而卧，并表现出不能清醒，又不能入睡的烦躁（循衣摸床）状态。这种强烈欲求，将在到达残灯复明、回光返照阶段，会感觉到"但欲寐"的状态忽然被打破，从食以索饼，到全身暖热，需求卧地（凉）而睡，一旦入睡，便是"出入废则神机化灭"（即安详离世）。

能食而不欲食的病理生理状态是否仍然持续，是观察和判断病情向愈或转危重的关键指标。笔者曾看到过一些报道，有很多患者出现"能食而不欲食"的饮食状态，有一部分患者通过自身的积极心态和坚强的意志，强迫自己饮食，从而战胜了病邪；也有一部分患者抗拒饮食，或吃得较少，使得病情逐渐转危或急剧恶化。一般情况下，常会被认为是心理或意志力的原因，但从器和生化阴阳术数的角度，这是病理生理学的原因所导致的。中医学的急危重症生命支持协同作用，应该在这个环节上体现出来。解决的办法是《素问·汤液醪醴论》所说的："平治于权衡，去宛陈莝，微动四极，温衣，缪刺其处，以复其形；开鬼门，洁净府，精以时服；五阳已布，疏涤五脏，故精自生，形自盛，骨肉相保，巨气乃平。"以《金匮要略·痰饮咳嗽病脉证并治》"病痰饮者，当以温药和之"为治则，辨证用小柴胡汤畅达三焦，或使用吴鞠通《温病条辨·下焦篇·寒湿》"此乃饮邪隔拒，心气壅遏，肺气不能下达"之辛凉甘淡法的麻杏石甘汤为治，还有三仁汤、藿朴夏苓汤、泻白散等一大批时方可以辨病辨证选用。目标是恢复器的水液代谢循行所有途径（后勤保障线），使津液顺着循行路径循环不息。笔者曾看到相关报道，有的患者在服用中药后，肺宣发肃降得到畅达，宗气郁滞得到解除，患者有一种强烈的拨开迷雾见月明的愉悦感，食欲得到提升。这个饮食香甜的愉悦感，比特效抗病毒药"更有效"。

（二）配方太阴湿土和中医给药途径

在古代，若患者已完全不能食，或饥而不欲食，饮食入口则吐，甚至没有能力啜稀粥，即便患者病情看起来不是很重，却很快会导致患者饥饿而亡。从这一点来说，借助胃肠外营养支持，或鼻饲胃肠内营养支持，以及对支持患者生命和治疗疾病，都非常重要。

1. 畅达三焦和激活膀胱气化，是营养支持的关键 胃肠外营养支持，主要是将各种营养要素经过严格对症计算和配制之后，直接滴入静脉。这些营养原料直接进入静脉后，相当于在机体形成弥漫全身为"配方太阴湿土（不含清气）"的动态气势。胃肠外营养液中会配备胰岛素，主要作用机制是将血液中的葡萄糖转运进入细胞，相当于"配方太阴湿土→配方厥阴藏血"的过程。有的还配备有肝素，主要作用是预防静脉导管血栓形成，加速血浆中乳糜微粒的清除，相当于无方向地通畅水道。如同配方奶粉无法替代母乳一样，配方太阴湿土和厥阴藏血，同样无法替代真正的"太阴湿土和厥阴藏血"。且配方太阴湿土没有经过膀胱气化蒸腾，仍然需要消耗荣卫二气以运化和输送，加上阳明自身气机运行的正常津液载体不足，以及配方太阴湿土弥漫过多，加剧了阳明病理的燥而不燥状态，通降功能缓慢难行，肠道黏滞不畅。从西医学角度来说，肠蠕动缓慢，食物残渣长期留滞肠腔，可导致肠黏膜屏障功能受损，免疫功能下降，肠道菌谱失衡，达到某个阈值之后，将导致某些肠道致病菌异常生长繁殖，肠道细菌易位，这是患者并发细菌感染的主要原因。鼻饲胃肠内营养支持或普食、半普食，与正常胃受纳后的代谢途径一样，均可形成"宿谷不化"，从而导致阳明胃家受阻，会出现两种变局：或导致阳明热化，出现少阴元阴衰竭而热厥；或导致太阴寒化，出现少阴元阳衰竭而寒厥。

证治的关键，是少阳相火对弥漫全身的水谷精气和清气向内、向下收拢，通调水道，下输膀胱以气化蒸腾，释放出旺盛生命活力。在这个环节，胃肠外营养支持和鼻饲胃肠内营养支持，是没有办法加注配方和药物的。在中西医结合救治新型冠状病毒感染的肺炎中使用的"清肺排毒汤"，其组方中就有《伤寒论》少阳病主证原方小柴胡汤和太阳病里证原方五苓散。关于小柴胡汤的主治作用，《伤寒论》第230条云"可与小柴胡汤，上焦得通，津液得下，胃气因和"，使湿土下输太阳膀胱；五苓散主激发膀胱气化蒸腾，产生荣卫二气和宗气，激活释放出旺盛的生命活力，病证方药契合。金代李杲的"上下分消治法"和清代叶天士的"分消走泄治法"，也均符合"上焦得通，津液得下，胃气因和"的治则，可以根据辨病辨证而应用。

2. 适寒温、温覆以持续荣气畅达，事半而功倍　胃肠外营养液，常常在低于体温的室温下直接输入静脉，需要消耗大量荣卫二气，以温煦人体，才能形成太阴湿土的运势。新型冠状病毒肺炎的病因为寒湿疫毒，病发在寒冷季节，冷液体为寒，消耗荣卫二气亦为寒；形成配方太阴湿土的动态，在未经过膀胱气化之前仍为湿。从病机角度来看，可导致寒湿郁滞势态的加重。从西医学的角度来看，短期输入1个单位冷凝血或1升室温晶体液，可使机体平均温度下降0.25℃，或进一步凝滞气机，形成冰伏或厥的疾病状况；或可激活人体应激系统，导致寒战、血糖增高、延髓呼吸和循环中枢兴奋性增强，形成体温反复上升。

桂枝汤方后注"适寒温，服一升……温覆令一时许"，本意是使用中药激活膀胱气化，产生由下向上、由内向外的持续的荣气，对卫气进行支持，使生化气机由内向外生荣，卫外而为固，全身都有暖洋洋的感觉，患者全身舒畅。若汗出过多，大青龙汤方后注"取微似汗，汗出多者，温粉扑之"，用炒制的稻米"爽身粉"敷于体表，可起到爽身止汗的作用。若是再次受寒，将会导致荣卫气机运行出现连续性中断，再次引起寒邪束滞，使得病机更加复杂。所以，胃肠外营养液除了协同辨证口服小柴胡汤和五苓散以外，还可使用恒温输液器，对输入液体预先间接加热，减少血液与输入液体的温差。现在市场上已有这些恒温输注设备的供应，但是并没有形成市场规模。

3. 重症患者使用中药，可经胃肠管或结肠保留灌入　从中医药的给药途径来看，由于中药注射剂成分过多，相对西药注射剂的可靠性较低，通过认证的可靠品种少，主治范围局限，不能广泛地运用；通过舌下含服（或吹鼻）和皮肤浸润的方式，患者能够吸收的中药量相对较少；对于重症患者，由于普遍使用呼吸机，且不能正常饮食，也不能口服中药。其实，还有两种中医药给药途径：①在重症患者留置的经鼻胃管或经鼻腔肠管中注入口服中药。具体操作时，在需要严格控制液体进入量时，可浓缩药汁注入；在需要补充口服液体时，可不浓缩而少量多次注入。②中药煎煮液的保留灌肠，不仅可以弥补不能口服中药的缺憾，还可以通畅阳明燥金的功能，通过结肠吸收的中药煎煮液，发挥全身整体阴阳调和的作用。同时，还可以阻断肠道致病菌异常生长繁殖，保护肠黏膜屏障功能。《伤寒论》用土瓜根方、猪胆汁方灌肠，以润肠通便，是世界上最早的药物灌肠术。

（三）以贯心脉行呼吸，与心相随上下以行气血

《金匮要略·杂疗方》中有着一套系统的心脏按压和人工呼吸技术："救自溢死……徐徐抱解，不得截绳，上下安被卧之，一人以脚踏其两肩，手少挽其发，常弦弦，勿纵之；一人以手按据胸上，数动之；一人摩捋臂胫，屈伸之。若已僵，但渐渐强屈之，并按其腹。如此一炊顷，气从口出，呼吸眼开，而犹引按莫置，亦勿苦劳之。"这与心肺复苏技术的操作过程相吻合，且在患者呼吸恢复、两眼睁开后，给予桂枝汤和热粥，不仅可以补养水谷精气，而且通达了生化气机，提高了患者抢救的成功率。所以，人工辅助呼吸不仅属于西医学技术，只要是在中医系统思维指导下运用的诊疗技术，都可以称为中医学的诊疗技术。

对新型冠状病毒肺炎危重病例，若没有自主呼吸，或心肺复苏不能恢复自主呼吸，《伤寒论》第 299 条云："少阴病，六七日，息高者，死。"古代患者的结局只有死亡，在当下，西医学的呼吸机便成了"救命机"。肺泡通气量 =（潮气量－无效腔气量）× 呼吸频率，在肺部白茫茫一大片的情况下，有效肺泡数量急剧减少，有效通气量也随之急剧下降，呼吸机的作用只是增加"仅存有效肺泡"的气体交换效率，使患者度过应急的时间段而已。若肺脏"痰滞"得不到改善或继续进展，呼吸机也只能是"白瞪眼、干着急"。另外一种更加先进的技术"体外膜肺氧合（ECMO）"，核心部分是膜肺（人工肺）和血泵（人工心脏），用机器替代正常的肺泡进行气体交换。实质上，ECMO 是对重症心肺功能衰竭患者进行长时间的机械心肺辅助支持，为危重症患者的抢救赢得宝贵时间。在这个时间内，通过"主动洗肺"或"静待休养"，肺功能够自我恢复，ECMO 才算成功，本质上也是尽人事，听天命。中医不是慢郎中，在治疗急危重症时更能显示其快速的优势。使用呼吸机、ECMO 争取来宝贵的应急时间，就是中医优势发挥的空档，不能白白浪费。务必协同中医药处方、针灸，调畅和恢复宗气的气机，使之顺畅，这是从根本上增加有效肺泡数量的办法。最终目标是恢复荣卫二气的产生和运行正常。在一线普遍有医生反馈，服用中药或针灸治疗后，大部分普通型病患没有必要使用呼吸机，甚至不再需要吸氧，阻截了病情转危，危重型病患摆脱呼吸机的时间也能大大提前。

西医学对呼吸机、ECMO 的使用，已形成一套完整的体系，对呼吸机、ECMO 的具体计算和应用操作，我们可以"拿来主义"。用中医系统战略思维指导整体诊疗，将呼吸机、ECMO 视为机器和争取应急时间的技术方法，以中药汤剂、制剂、针灸等手段，恢复少阳相火、太阳寒水的气机畅达，推动"宗气积于胸中，出于喉咙，以贯心脉，而行呼吸""与心相随上下以行气血"为主线，这应该是中西医协同治疗急危重症治疗的基本思路，也是西医技术理论中国化的基本思路。理论创新是中医经典理论永葆生机的源泉，中医学的全部理论和工作不能因循守旧，而应在继承中医经典理念的基础上，不断吸取新的实践经验、新的思想而向前发展，不断形成具有中国特色的医学理论成果。

二、"留命治病"第二条，少阳相火和太阳寒水

荣气是君火与卫气是中间媒介，核心是荣气的产生源源不断，并持续向上支持卫气，向下充养君火。治疗新型冠状病毒肺炎病患时，在少阳相火和太阳寒水层面，要思考：①荣气能够持续产生的来源，是阳明和太阴持续补养和少阳三焦水道的畅达。②荣津又是阳明、太阴和少阳气机运行的载体，避免荣津产生不足导致的气机郁滞。③荣津是卫气卫外而为固的后盾，亦是卫气向外透达邪气的载体。④荣气不足是少阳相火决断抽吸厥阴藏血和少阴元阴的触发点，荣气充足是固护厥阴藏血和少阴元阴的保障。

（一）上焦得通，津液得下，胃气因和

荣津是气机运行的载体，畅达少阳相火和太阳寒水气机，以促进荣卫二气产生和运行作为主要目标，可通治很多疾病。新型冠状病毒肺炎有症状确诊病例初期，或是已进展到了热郁阶段，或是寒湿郁滞胶着，均是后勤补给线的气机郁滞，最多是局部"塌方"（厥），且后方基地的运转基本正常。新型冠状病毒肺炎重症，或素有严重基础疾病的病例，是后勤补给线的"全线塌方"，形成阴阳气不相顺接，便成为厥。在确诊后，经过个体化辨证，或伤寒法，或温病法，谨调畅气机，对阻滞脏腑经络气机的"局部塌方"，就病治病，既病防变（转危重），目标是恢复荣卫二气的产生和运行正常，则寒湿疫毒和病理产物、次生灾害等邪毒，逐渐被人体免疫功能（得到荣气支持的卫气）给清除掉，这是从本而治。

1. 小柴胡汤清洁五部曲，顺畅少阳水道气机是核心 《广西壮族自治区

新型冠状病毒肺炎中医药治疗方案（试行第三版）》中关于寒湿郁肺证、湿热蕴肺证的推荐处方，从器和生化系统角度，可以认为是对少阳相火、太阳寒水和太阴湿土的综合应用方，用小柴胡法但不用小柴胡汤原方，而是以《伤寒论》苓桂术甘汤证为基础进行化裁。由于太阴脾肺气机不畅，胃游溢精气从胃脘部上冲胸口，得不到太阴脾的散精与肺的宣发肃降，津行的下游路径不畅，则心胸部会有一股很难受的"气"，甚至会产生脾胃气机受累为主的临床症状。可用典型的"小柴胡汤清洁五部曲"解读：一是化散郁结相关的法半夏、瓜蒌壳、葶苈子等；二是气机运输载体的运行相关（引来活水）的茯苓、杏仁等；三是将分解的郁结推陈致新相关（拖把推动）的桂枝、白蔻仁、藿香、厚朴等；四是透热其盛，可待衰而已相关（光触媒除异味）的黄芩、连翘等；五是固护正气相关（打蜡封釉）的炙甘草。五部曲的药物微调一下更佳。寒湿郁肺证和湿热蕴肺证，好似寒热相反，用方却大致相同，此为寒湿郁为本，热郁是寒湿郁化生的"标"，均可从本而治，加减则是气机方向有所偏重，形成"过者折之，以其畏也，所谓泻之"的局面。

小柴胡汤是通畅三焦水道、推陈致新的代表方。还有一些时方，亦可视为小柴胡汤的同类型方。例如，达原饮有化散郁结相关的槟榔（能消能磨，除伏邪，为疏利之药），气机运输载体运行相关的白芍（以和血），推陈致新相关的厚朴（破戾气所结）和草果（除伏邪盘踞），透热可待衰而已相关的黄芩（清燥热之余）和知母（以滋阴），固护正气相关的甘草，主要针对土季暑湿偏重，以胸闷呕恶，头痛烦躁，脉弦数，舌边深红，舌苔垢腻，或苔白厚如积粉等为主要临床表现的温热疫毒伏于膜原者。又如，三仁汤有化散郁结相关的半夏，气机运输载体运行相关的生薏苡仁和杏仁，推陈致新相关的白蔻仁、厚朴和白通草，可待衰而已相关的滑石和竹叶，主要针对春夏之交的卫分湿热并重之证。再如，藿朴夏苓汤有化散郁结相关的姜半夏，气机运输载体运行相关的生薏苡仁、杏仁、茯苓、泽泻和猪苓，推陈致新相关的白蔻仁、厚朴、白通草和藿香，可待衰而已相关的淡豆豉，主要针对夏土之季的荣分湿热而湿偏重者。这些方剂皆以顾护气机运动的津液载体运行，津存则气行、气行则津运是重点，以推动上中下三焦水道的气、血、痰、湿、瘀、热、寒、毒等气机郁（厥）滞的顺畅为主治，主要目标仍然是"上焦得通，津液得下，胃气因和，身濈然汗出而解"。

2.顺畅三阳水道气机是"因"，小便利和汗出是"果" 叶天士《温热论》云："且吾吴湿邪害人最广，如面色白者，须要顾其阳气，湿胜则阳微也。法应清凉，然到十分之六七，即不可过于寒凉，恐成功反弃。何以故耶？湿热一去，阳亦衰微也。面色苍者，须要顾其津液……热病救阴犹易，通阳最难。救阴不在血，而在津与汗；通阳不在温，而在利小便。然较之杂证，则有不同也。"津存则气行、气行则津运的目的是通阳，通阳的途径是利小便。

要说明"通阳不在温，而在利小便"的问题，可参考《蒲辅周医案》："乃用小承气汤法微和之，服药后，哕止便通，汗出厥回，神清热退，诸证豁然，再以养阴和胃之剂调理而愈。"印象中的小承气汤，应是泻药，为什么服用承气汤后会"汗出厥回"？蒲辅周按语："此患者……乃里闭表郁之征，虽屡用清热、解毒、养阴之剂而表不解，必须下之，下之则里通而表自和。"原来是"里通而表自和"！此法与六气系统从少阳水道之上焦得通、津液得下、胃气因和，以及太阳寒水开鬼门、洁净府，开泄而出，殊途而同归。汗的来源、全身的津液来源，均在津液代谢的源头——胃。饮入于胃以后，经脾、肺、三焦和运输和膀胱气化之后，才可以进行有效地利用。在津液代谢的过程中，如果哪一个环节出现了问题，均有可能导致无汗、口渴、不大便等全身津液缺乏的证候。《伤寒论》第49条云："所以然者，尺中脉微，此里虚。须表里实，津液自和，便自汗出愈。"积极地辨证用药，治疗原发病，或通过饮食调补，休息疗养，则里通而表自和，荣卫二气充足，便自汗出愈，这是津液代谢循行路径经络通畅、全身温润舒适的一种表现。

用发汗或利尿（因）来排泄邪气（果），是西医学的思维方法，如治疗原发性高血压，可用利尿药来利尿（因），以减少后负荷，达到降低血压（果）的目的。中医通过发汗法或利尿法治病，并不是用发汗或利尿（因）来排泄病毒（果），而是着力于畅达少阳相火和太阳寒水的生化气机，并激发膀胱气化而化生荣气和推动荣气资助卫气，促进人体免疫功能（得到荣气支持的卫气）清除寒湿疫毒，以及病理产物、次生灾害等邪毒（因），最终阳明水道（饮入于胃，游溢精气上输于脾）、少阳水道（上焦得通，津液得下，胃气因和）和太阳水道（开鬼门，洁净府）的功能恢复正常，则可见到微似汗出、小便顺畅等临床表现，是为结果。汗与小便反映了水液代谢的基本情况，是判断器之水液代谢循行路径及生化气机是否正常的重要指标，是果，不是因。

同理，如癌细胞（变异细胞）是器和生化气机被干扰，或中毒（病毒、理化之毒等）的"因"，引动细胞之胚胎变异而不能分化成熟的"果"（病理产物），"果"又反作用干扰器和生化气机的正常运行，形成一个恶性循环的系统。细胞变异是为了适应变异的内环境，提示内环境已经突破了器和生化系统的整体调控约束，已超越了器和生化的自洁能力；也提示细胞分化水平已不再受到机体精气神的指挥和约束。若单纯以全部杀灭癌细胞为指导思想，本质上是试图杀灭"果"，而且还会同时杀伤正常的细胞和整体正气，则恶性循环系统将得到"强化"，恢复不了器和生化的良性循环，其治或复发，或扩散，或形神俱灭；若患者由于抑郁或恐惧，导致精气神的"全面崩溃"，常见到断崖式的"病情崩塌"。需要注意这一中医思维和西医思维的区别。

（二）荣气是透达邪气的关键载体

中医学的治法系统，并不寻找特效的抗病毒药或杀灭药，而是气机调畅，顺接荣气，以支持卫气，并充养君火。根据具体病势，反复从"连百万之军，战必胜，攻必取"的第一条至第三条，反复以正合、以奇胜，形成多次循环。每成功运化一次循环，就能得到一次机会畅达少阳相火和太阳寒水的生化气机，并激发膀胱气化而化生荣气和推动荣气资助卫气，促进荣卫二气将邪（蕴毒）局限在一定范围内。多一次良性循环，便多一分生机。其中，透发、逐秽或消噬、清除蕴毒（含西医学各类手术）功能发挥的关键，在于使少阳水道（上焦得通，津液得下，胃气因和）、太阳水道（开鬼门，洁净府）的功能逐步恢复，使荣气能够支持卫气，促使荣卫二气充足，形成"须表里实，津液自和，便自汗出愈"的局面。

相对于太阳病伤寒证的"无汗而喘者，麻黄汤主之"，麻黄杏仁甘草石膏汤的主证为"汗出而喘，无大热者"，一是提示荣气还可以顺从太阳的生理趋势，向外、向上对卫气补充支持，气机没有下陷；二是在卫气之下、底层的基础，除了荣气以外，邪热因入于胸中，使肺气不利，即卫气运行道路在肺脏形成郁滞并化热，这是阳明病，不能使用麻黄汤汗法。麻黄杏仁甘草石膏汤证，有肺气不利，卫气运行道路在肺脏形成郁滞，是否已成阳明病里证的疾病状况？《伤寒论》原文中带有"大热"这两个字的，均是指《伤寒论》第110条的"太阳病二日，反躁，凡熨其背，而大汗出，大热入胃，胃中水竭，躁烦，必发谵语"。无大热，说明没有形成"大热入胃，胃中水竭"的阳明病里证，荣津仍为气机运行的载体，阳明火热邪气仍有向外透达的可能。由于卫气的运行受到阻滞，适应证为荣卫运行道路通畅的白虎汤石膏、粳米组方，达不到透热效果，当从大青龙汤方意，以石膏、麻黄配伍。此邪热为陷入阳明气分之郁热，非大青龙汤证的太阳卫分郁热，可与麻杏甘石汤，改麻黄汤的桂枝为生石膏，非为发汗，而是清透在肺之邪热外达。仅取生石膏溶解于水的汤剂清液，即便生石膏用量达半斤，生石膏浓度含量仅为$1.2582 \times (1 \pm 0.48)$ g，分温 3 服，每服约 0.4194g。麻黄和石膏这两个药相比，虽然石膏量大，麻黄量小，依然是以麻黄为主药。麻杏甘石汤的石膏可不可以不用绵裹？再加上粳米，形成生石膏、粳米药对，配合麻黄，以强化透热的效果？这是对的，加粳米后，其透热力量将更为强劲。广西中医药大学第一附属医院王力宁教授使用麻黄杏仁甘草石膏汤，将所有药物打成粉末，再加入粳米同煎，经过改良，麻杏甘石汤的透热效果发生了质变，用于治疗反复高热患儿，使用药物剂量小，且退热快、少反复。

《脾胃论》的升阳散火汤，针对太阳荣卫气机运输载体的正常荣津缺乏，而异常阴湿泛滥的湿郁化火之证。方用芍药引导荣卫湿热（寒）邪气向下利小便以通阳，使太阳荣卫湿郁有出路；以柴胡推陈致新，疏浚少阳三焦水道，合用升麻提升少阳的气机，开散湿郁之火；以羌活辛香温燥太阳卫分湿气，以独活祛理太阳荣分风湿，以防风祛散三阴三阳之风湿痹滞，此条达太阳荣卫气机而开化湿郁之结；以葛根补津液，通经脉行诸痹，起阴气，助柴胡升麻通阳，以人参引来活水，补充气机运行的载体，对柴胡、升麻的条达气机以涵之、以濡之，防止升麻、柴胡、羌活、独活燥烈之性引发燥结；以生甘草坚筋骨、长肌肉、解毒；以炙甘草居中，合白芍为芍药甘草汤，而补太阴湿土、缓厥阴木。此方以导降太阳荣卫湿郁为基础，以升阳散火为用，可用于发病期，以通利阴虚、血虚、湿阻导致太阳荣卫气机湿滞化火的发热之要方。若结合《金匮要略·百合狐惑阴阳毒病脉证并治》，升阳散火汤也可以是太阴湿土功能怠惰而导致肌肉无力、疲劳，以及厥阴少血而导致失眠、焦虑、抑郁之基础方。

（三）以荣气为核心的补养阴液系统层次

膀胱气化是荣气产生的关键，水谷精气是荣气产生的来源。濡养筋脉和脏腑的要点，是助膀胱气化而化生荣气，并助推荣气行于脉中，循脉上下贯五脏，络六腑也。最终向外、向上和卫气，支持卫气循皮肤之中，分肉之间，熏于肓膜，散于胸腹。《伤寒论》第 20 条云："太阳病，发汗，遂漏不止，其人恶风，小便难，四肢微急，难以屈伸者，桂枝加附子汤主之。"桂枝加附子汤只在桂枝汤的基础上加了补阳药炮附子，没有加补阴药，其实仲景在这里已经补充了荣气。桂枝汤加附子，强化了桂枝助推膀胱气化蒸腾而化生荣气，并向外、向上支持卫气，筋脉才能得到真正的荣津滋养，同时使卫气恢复了承担保护荣气的职能，这是滋阴药所解决不了的。提示的补阴要点：①若只是单纯的汗出过多，连肌腠层面的津液都未伤及，可采取《伤寒论》大青龙汤方后调摄"汗出多者，温粉扑之，一服汗者，停后服"，并与暖水少少与饮之即可。②若只是伤及肌腠层面的津液，水液代谢循行路径的外周津液未被损伤，则从水液代谢循行路径的源头胃处调动水谷之气（服汤等于饮水，须臾啜热粥又补充水谷），并用桂枝加附子汤助推膀胱气化蒸腾，使荣气的生成充足，肌腠的荣阴损失就能得到补充。若在太阳之卫气还没有得到补充之前，先用或同时使用沙参、玉竹、麦冬、生地黄等补养肺阴的药物，恐将加重卫气运转的负担，形成《伤寒论》第53条"以卫气不共荣气谐和故尔"，更没有必要使用当归、熟地黄等补养肝肾阴的药物。③若荣卫二气被耗损太过，并发心神失去濡养（应象心脑血管的血液灌注减少、供氧减少）。在用药上还是以桂枝汤为主方，由于芍药可引导心阴（荣气之精）向下交滋肾阳，使心阴更缺，且芍药的药性收引，不利于胸中阳气的畅达，必须去掉芍药，此为桂枝去芍药汤，保留了桂枝助膀胱气化，以化生荣气，并推动荣气向外、向上支持卫气和心神。所以，以桂枝温助膀胱气化，补养心神，并补养散于胸腹的宗气，以畅达胸中的气机。若出现了少阴元阳的相对不足，则加炮附子，成为桂枝去芍药加附子汤，增强膀胱气化的助力。④阴液损伤累及"肝藏血"或更深层面，仲景略于论述，给温病学派提供了广阔的学术发展空间。清代吴鞠通针对中焦热病久羁，阳明（胃）热化，向肝肾下焦发展，导致热耗肾阴，在炙甘草汤的基础上，酌用加减复脉汤、大定风珠等方剂。加减复脉汤歌诀"除去参桂与姜枣，加入白芍治阴伤，温邪久恋阳明证，快服加减复脉汤"，阐明了配伍机理；大定风珠是在加减复脉汤的基础上，加三甲（龟甲、牡蛎、鳖甲）和五味子、鸡子黄，是从少阳、少阴角度解决厥阴风热脱证的问题。从温病学角度理解，阳明病里证汗出而喘，有大热者之津液越出，形成了胃中水竭的状况，即气营两燔证或营分证。明清医家顾护津液，预防出现胃中水竭，还有很多发明，如竹沥、蔗汁、金汁等。现代普及静脉输液技术后，可以从静脉输入配方太阴湿土，或是应用激素降低应激反应，已罕见胃中水竭的气营两燔证或营分证，除非在发病后没有得到及时诊治，或就医后仍然不太在意或没有正确用药。正因为如此，大部分患者常表现为"发热→退热→再发热"或"持续低热"的状态。虽然患者的精神状态很清醒，但可以从能食而不欲食的病理生理学状态判断患者病情。

少阳相火和太阳寒水为用，根本在少阴君火和厥阴风木，伤津耗血则厥阴狂风火热而动，少阴君火不稳，这是一环；能量充养之源，是阳明燥金和太阴湿土，是另一环。此二环，以少阳相火和太阳寒水为顺接的纽带。少阴君火的释放要约束在厥阴可控区域内，需要器提供较大的肝藏血和荣血以涵之、以濡之，才能形成生理上厥阴微风的上升趋势，使磅礴的元阳气势细水长流，转复三阳。若肝藏血和荣血在不知不觉中被持续消耗，厥阴常多血少气的功能持续衰退，当不能为厥阴微风，而是火热狂风，不再有气营两燔证、营分证阶段再顺传血分证、热厥证，而是从卫分证（轻型、普通型）突然形成炎症风暴。这是"温邪上受，首先犯肺，逆传心包"之火热狂风，继之内闭而为热厥，此为温病三宝（紫雪丹、至宝丹、安宫牛黄丸）发挥作用的阶段。

三、"留命治病"第三条，少阴君火和厥阴风木

对于新型冠状病毒肺炎重症病例，有两个严重的恶性循环：①膀胱气化蒸腾荣气，缺乏水谷精气原料，荣气的化生不足，加上荣卫二气被疾病不断消耗，"不足＋被不断消耗"，激活和开通了抽调肝的藏血，再抽吸先天之元阴的通路，伤害少阴君火（后方基地的中枢）。②"全线塌方"弥漫的态势，使厥阴风木的微风疏缓君火功能丧失，少阴君火直接外出，促使少阳相火快速激活全身卫气，应激系统对病毒的强烈应激反应，不仅使荣卫二气被大量消耗，形成大量"断垣残壁"（病理产物水湿痰饮瘀血），病理产物堆积后无出路；病理产物是机体的异物，卫气再被强化激发，会迅速造成二次损伤（病理产物的次生灾害），病理产物越积越多，荣卫耗伤越来越大。病理产物致后勤补给线局部塌方→水谷精气和清气得不到有效补充而缺乏→君火外出，荣卫二气大量消耗→病理产物次生灾害→后勤补给线全面塌方→荣卫耗伤严重→水谷精气和清气极度缺乏……这是一个无限的恶性循环，使上焦"白茫茫一大片"，若恶性循环得不到有效阻断，病情会急速恶化，形成或痰厥，或热厥，或血厥等，荣气不能有效地温煦和濡养五脏六腑，厥阴风木开泄无度，少阴君火极度衰竭，形成脏厥（指脏腑经络气血功能全部衰竭），可迅速引起死亡。其治，若主降、主归根的阳明胃气（胃根）未衰，在重症前期可抽吸君火，以创造条件，支持荣卫以应急；若胃根已衰，必须先留命、后治病，其盛可待衰而已，使器度过危险期，使器与邪毒共存，再以正气徐徐清洁邪毒；若势危将急，在急救回阳时，注重厥阴风木以涵之，条达气机以微风，或凉血散血以缓之。

（一）疾病前期，开散君火，创造激发荣气的条件

针对素体条件较差，长期患有基础疾病的新型冠状病毒肺炎病患，特别是有反复应用退热药，又反复高热，荣卫二气已被严重消耗者，若直接畅达少阳相火和太阳寒水的生化气机，不足以激发形成太阳寒水的动态气势，或不再具备太阳汗法的两个前提条件。但是在疾病前期，若胃根未衰，可抽吸君火激发膀胱气化，创造太阳汗法的条件，此为《伤寒论》的太阳少阴两感三部曲：①《伤寒论》第301条云："少阴病，始得之，反发热，脉沉者，麻黄细辛附子汤主之。"始得少阴病，元阳虚衰，本应恶寒，现反而出现发热，一般是元阳浮越之危证。脉沉者，提示元阳虽虚衰，但没有浮越在上，胃根未衰，便可以创造发汗法的条件。技术路线：一是鼓舞在内、下之正气，即用细辛、附子"辛以开泄"元阳外出；二是以麻黄由内、下向外、上，推动已开泄的元阳上达，支持卫气抗邪。"很有把握"，故曰主之。如汗出病愈，则止后服。②《伤寒论》第302条云："少阴病，得之二三日，麻黄附子甘草汤微发汗，以二三日无证，故微发汗也。"细辛可直达、抽吸发散少阴之元阳，其对元阳的"泻之以辛"作用，较附子只泄不收。少阴病元阳相对于第301条已经减弱，但对于四逆汤证来说，仍然可以创造发汗的前提条件。以麻黄细辛附子汤为基础方，去掉细辛，加炙甘草以甘从甘，缓风木，补太阴，故曰微发汗。若汗出病愈，则止后服。③《伤寒论》第92条云："病发热，头痛，脉反沉，若不差，身体疼痛，当救其里，宜四逆汤。"提示少阴君火虚衰，胃根虽在，但已无力开泄外出，以激发磅礴的荣卫二气，有太阳病，故当救其里，救里宜四逆汤。相对于麻黄附子甘草汤，去掉向外、向上发汗的麻黄，加干姜，已完全变方为回阳救逆之法。

湖北襄阳抗击新型冠状病毒肺炎疫情一线医师陈娟、黄佛、王世琦、蔡翔等，主张停用激素，反对使用丙种球蛋白，主要使用麻杏甘石汤、麻黄加术汤、麻黄附子细辛汤等麻黄类方，合用栝楼薤白半夏汤、三仁汤、小柴胡汤、柴胡桂枝汤等方剂。例如，在体温控制前，以麻黄附子细辛汤为基础方，或加生晒参，或合三仁汤加减，或使用麻黄加术汤合栝楼薤白半夏汤等；体温控制之后，重点使用栝楼薤白半夏汤为基础方加减。经验总结中提到，对所有患者都会用到麻黄，加了大量的紫苏子、僵蚕、地龙、茯苓等中药，把闭塞的胸腔气机打开，使胸闷减轻，但是咳嗽、咳痰会加重，痰都是白色的，痰很容易咳出，不会卡在肺内咳不出来，使痰能够顺利咳出。从理法角度来看，这是用伤寒之法鼓舞在内、下之正气，并由内、下向外、上，

推动已开泄而出的元阳上达，以支持卫气抗邪；同时，会同《金匮要略》逐痰饮之法、温病逐秽之法，以逐秽解毒、升阳降浊为先锋，针对寒湿缠绵阻滞肺脏的病机，一是宣发肺气，黏痰温化之后，可以咳出，使肺有效通气增加，患者会感觉比较清爽；二是助肺脏通调肃降水道，肺宣水达，器之水液代谢循行路径已经打开，则小便顺畅，可欲食能食，提示病情正在向愈。这是"连百万之军，战必胜，攻必取"之法，是笔者目前所能看到的、由普通一线中医师分享的、最为系统的理法方药救治经验。

温病逐秽之法，首推清代杨栗山《伤寒瘟疫条辨》："伤寒得天地之常气……急以发表为第一义……温病得天地之杂气……治法急以逐秽为第一义。上焦如雾，升而逐之，兼以解毒；中焦如沤，疏而逐之，兼以解毒；下焦如渎，决而逐之，兼以解毒。恶秽即通，乘势追拔，勿使潜滋。"研制了温病十五方，以升降散为总方，"盖取僵蚕、蝉蜕，升阳中之清阳；姜黄、大黄，降阴中之浊阴，一升一降，内外通和，而杂气之流毒顿消矣……地龙汤亦要药也，出入损益，随手辄应，四年中全活甚众"，具体的拓展治法还有透毒化毒、辟瘟解毒、化腐消瘀、软坚化结等。若单用温病逐秽之法，恐有偏转寒凉之弊；根据对太阳少阴两感三部曲病情轻重的掌握程度，以麻黄细辛附子汤类方为基础，创造太阳汗法条件，灵活配伍加减应用，可获事半功倍之效。

（二）君火以回阳或通阳的抉择，关键是胃根

若有少阴君火虚衰，则为四逆汤、通脉四逆汤和白通汤、白通加猪胆汁汤三部曲，面临着或是通阳，或是回阳的抉择。

1. 或回阳充护君火，或通阳助运湿土　少阴君火已衰，必须先留命，后治病，此为"当救其里"，治宜四逆汤。少阴君火，以辛泻之，干姜、生附子开泄君火，虽能辛温少阴，但很有可能激发元阳"逃逸"更快。再次明确"亡阳"的概念，并非"阳气死亡"，而是阳气丢失。《伤寒论》四逆汤使用了一条特殊的"技术路线"。少阴君火向上，右有太阴湿土，左有厥阴风木，《素问·脏气法时论》云："肝苦急，急食甘以缓之……脾欲缓，急食甘以缓之……用甘补之。"肝苦急，指风木苦急风，而应以微风，故急食甘以缓之；脾欲缓，急食甘以缓之，用甘补之。甘草炙用，以甘从甘，可疏缓厥阴风木为微风，又可补太阴湿土，更居中央属土，主守护中焦。炙甘草是四逆汤的主药，虽没有温阳作用，却能将干姜、生附子向外、向上的发散之性，持续向内、向下收藏温煦，和缓温养。综上，干姜、生附子不配伍炙甘草，就不

能成为四逆汤以回阳救逆。

若少阴君火虚衰，兼有效循环血容量不足之戴阳证（休克），是《伤寒论》第317条和第370条之通脉四逆汤证、第314条和第366条之白通汤证，相当于休克早期（微循环缺血期），为保证重要脏器的供血，交感-肾上腺髓质系统兴奋，全身血流重新分配，微循环灌流特点是"少灌少流，灌少于流"，腹腔内脏、皮肤小血管收缩，出现面色苍白四肢冰冷；汗腺分泌增加，冷汗淋漓。以上两种病证均有"下利清谷"，提示少阴君火虽已极度虚衰，但"胃根"仍在，通脉四逆汤证加大干姜、生附子之量，白通汤使用葱白和干姜、生附子相配，尽快通阳，以激活阳明受纳和太阴运化的功能，开胃以获得更多的水谷精气。在临床重症的救治中，通脉四逆汤、白通汤的作用，是温化少阴君火，以激活和运化器之水液代谢循行，助力运化扩容后形成的配方太阴湿土，并尽快获得太阳膀胱气化蒸腾而化生荣气，以激活生命活力。

2. 胃根败绝而脱，急食苦以坚之、咸以润之　第315条云："少阴病，下利，脉微者，与白通汤。利不止，厥逆无脉，干呕、烦者，白通加猪胆汤主之。服汤，脉暴出者死，微续者生。"这是典型的休克失代偿期（休克期、微循环淤血期）代谢性酸中毒的临床表现。对照第366条及《金匮要略·妇人产后病脉证并治》仲景自注："以血虚下厥，孤阳上出，故但头汗出，所以产妇喜汗出者，亡阴血虚，阳气独盛。"第315条云："利不止，厥逆无脉。"提示胃根败绝而脱，元阴已不能成为元阳之载体，导致出现孤阳上出之戴阳危证，不仅要养阴血，又不能出现阴阳气不相顺接的厥闭死证，故不能用"缓风木、补湿土"的炙甘草。

固护君火，除了炙甘草外，还有另一种方法。《素问·脏气法时论》云："肾欲坚，急食苦以坚之，用苦补之。"《辅行诀脏腑用药法要》云："肾苦燥，急食咸以润之。"将四逆汤中的炙甘草去掉，代以辛温通达头面荣卫气机的葱白，此为辛温开窍法；在白通汤激发荣气活力、通达上下的基础上，配伍味苦、咸的猪胆汁和人尿，直接坚固元阳，而无阻滞之弊。猪胆汁是一种消化液，是胃肠营养补充的重要助推剂。例如，现代胆囊炎或结石致胆囊功能丧失后，或手术摘除胆囊后，常有腹胀不欲食、食不知味的现象，用猪胆汁、苦楝根白皮共煎汤，可根据个人口感，视情况增减汤量或浓稠度，可消除腹胀，促进食欲，逐渐恢复经胃肠的水谷充养（经胃肠的扩容法）。猪是五畜之一，配属北方，其性收藏。猪胆汁味苦、咸，能苦坚少阴、太阳，燥太阴而泻阳明，亦无黄芩、黄连、黄柏的彻热之弊。猪胆汁对少阴君火以苦坚之，产生了厥阴微风和脾气散精上归于肺的效果。

人尿味苦、咸，在《伤寒论》中仅有白通加猪胆汁汤使用，符合"肾欲坚，急食苦以坚之，用苦补之；肾苦燥，急食咸以润之"的要求。通脉四逆加猪胆汁汤并无人尿，且方后说明"无猪胆，以羊胆代之"，而第315条白通加猪胆汁汤方"若无胆，亦可用"，没有猪胆汁，只要有人尿，便是白通加猪胆汁汤，提示主药就是人尿。从现代角度分析，19世纪之前的输血技术、输液技术在临床并未普及，猪胆汁是经胃肠的水谷充养（经胃肠的扩容法）的主药，而人尿是古时最方便得到，也是最接近人血浆晶体成分的扩容剂。人血味咸不苦，不能担当"肾欲坚，急食苦以坚之，用苦补之"的重任；人胆汁非血浆，仅苦不咸，不能担当"咸以润之"的功能，其"苦以坚之"的功能也弱于猪胆汁，在采集和数量上，更不如猪胆汁方便快捷。明清医家多用童子尿，天癸未至的童男者尤良，但从卫生角度，人尿着实让人难以接受。目前在临床上，只需按照"建立静脉通路，正确选择扩容剂，积极处理原发疾病，纠正水电解质紊乱和酸碱平衡"等诊疗规范，协同辨证应用生脉注射液、参麦注射液等即可，不再需要使用人尿。

3. 胃根败绝而脱，死生对半　服白通加猪胆汁汤（协同液体疗法替代人尿）后，加大了温煦少阴元阳的力量，激发振奋器和生化的气机和活动，使"脉即出"后，结果是回阳，还是"赶走"阳？与第317条通脉四逆汤的"其脉即出者愈"不同，第390条"服汤脉暴出者死，微续者生"，提示回阳、"赶走"阳的情况均有可能出现。判断标准是，脉暴出指脉搏突然出现，为人体残存的元阳脱露无遗，属于回光返归的现象；脉微续指脉搏逐渐显现，为元阳恢复的表现。提示在胃气败脱的情况下，仲景也只能尽人事，听天命。从现代重症医学的角度看，休克失代偿期的病死率高达31%～80%，即使进行大量输血补液扩容，也不能保证患者完全实现毛细血管复流。仲景提示服药后，死生各50%，这与西医学结论是一致的。

"回光返照"的现代病理生理机制，是病情进展到休克晚期，出现了多系统器官衰竭、全身炎症反应综合征等临床表现，在濒临死亡时，多系统器官衰竭的信号传递给大脑后，神经系统立即作用于肾上腺皮质和髓质→暴发分泌出糖皮质激素、盐皮质激素、肾上腺素和去甲肾上腺素等激素→人体潜能会被激发→细胞内全部的腺嘌呤核苷三磷酸（ATP）在水解酶的作用下，转化为腺嘌呤核苷二磷酸（ADP）并伴随大量的化学能量。这些能量会供给到各个组织器官，还会使患者由昏迷转为清醒。但这只是机体的本能反应，由于ADP再也不能获得由肺气和胃气（呼吸清气和胃纳游溢精气）提供的新能量（"血虚下厥"）而合成新的 ATP，造成细胞内 ATP 枯竭（"孤阳上出"），这些皆是在中枢神经指挥下的内分泌激素在起作用，是"脉暴出者死"，即休克晚期出现的"回光返照"征象，器和生化系统很快会神机化灭。回光返照的现象，常在普通病房或家庭病床的临终患者中见到。在重症医学病床，由于有电气化、信息化的生命支持系统，有各种外源激素类药物的持续输入，细胞内 ATP 和机体潜能被过度消耗，在患者濒临死亡时，即使暴发分泌各种激素，也不可能出现"脉暴出者死"的"回光返照"征象，一般是逐渐沉寂性地消亡。

"微续者生"，是经过系统的抗休克治疗后，实现毛细血管的复流，患者脱离了休克状态，肾上腺皮质和髓质没有暴发地分泌出各种激素，血容量和血压缓缓稳定，提示病情不再恶化，救治有了希望。

（三）厥阴微风之条达，是固护君火的最后防线

《伤寒论》针对少阴君火虚衰的治疗，相对忽略了"厥阴常多血少气"功能的运用。从器和生化阴阳术数系统来看，"厥阴常多血"生理效应是厥阴微风缓升局势的"厥阴少气"，为微风待发。从"厥阴常多血少气"的功能异常，以转复不及或转复太过为视角：①转复不及之心神失濡证、四逆汤证、通脉四逆汤证，以及白通加猪胆汁汤证系列，这是从厥阴生化气机的条达之"厥阴微风"为治，以辛补（散）之，以酸泻之，以甘缓之。要药：辛之以附子，酸之以山茱萸，甘之以红参。②转复太过之"厥阴火热狂风"，这是《伤寒论》条文略于论述的厥阴风热证，以及遗漏的厥阴病风热证（或温邪上受）导致耗伤"厥阴常多血"。由于津血为气机运行的载体，津血耗伤则气机郁闭为"热厥证"。

1. 辛之以附子，酸之以山茱萸，甘之以红参 《李可老中医急危重症疑难病经验专辑》介绍"破格救心汤"的创制与思路："山茱萸……能收敛元气，固涩滑脱……为古今诸家本草未曾发现的特殊功效。"其实不是没有发现，而是用得不多而已。仲景在《金匮要略》肾气丸中，干地黄滋养少阴君火之津，薯蓣滋养太阴之津，山茱萸滋养厥阴风木之津（厥阴得以微风，故曰酸收；木性喜散而被酸收，故曰克泻厥阴木），泽泻、茯苓引导津液下行以滋养三阴，牡丹皮凉血散血以消三阴津亏所致的血热血结，桂枝和炮附子共助太阳膀胱气化，以蒸腾产生荣卫二气，濡养温煦全身。由于厥阴为微风待发的要点，需要提供较大的"肝藏血"或"荣血"的充分约束，以及保持肝和膻中的气机条达。山茱萸为滋养厥阴风木之津的要药，味酸收泻

（逆）厥阴风木之性，补（顺）阳明燥金，缓少阳相火，均可以固护少阴元阳。张锡纯说："尤能收敛元气，固涩滑脱，收涩之中，兼具调畅之性。故又通利九窍，流通血脉，敛正气而不敛邪气。"通达经脉有很多种方法，如香窜、辛散、活血、利湿、消食、攻下等，但有一种方法用的是巧劲，这便是"软"。在日常生活中，酸味的直接作用是"软"。古今医书中常提到的"咸软"功效，远远比不过"酸软"。人参味甘而微苦，补五脏，安精神，大补元气。生晒参性平，红参则性温，救逆方之独参汤、参附汤、生脉散，以红参为主药为佳。山茱萸调畅固脱，高丽参大补元气，这两味药替代猪胆汁的"苦以坚之"作用更强。

李可有一则戴阳危证记载："治以急急固肾敛肝，引火归原，纳气归根为治：山茱萸90g，红参15g（另炖），生龙骨、生牡蛎、白芍各30g，炙甘草15g，油桂3g（米丸吞），生附子30g。"即积极维护器和生化气机通畅，确保津液载体的充实，方有希望出现"当汗出，阴阳乃复"。特别需要注意的是，李可的用药方法是："病势危急者，开水武火急煎，随煎、随喂，或鼻饲给药，24小时内，不分昼夜频频喂服1～3剂……垂死状态，急投本方大剂。"这是参照类似"阿托品化"的附子"渐加，以知为度"用法，专治元气暴脱、心衰休克、生命垂危（一切心源性、中毒性、失血性休克及急症导致循环衰竭）的患者。

2. 入血就恐耗血动血，直须凉血散血 如果说"脏厥"属寒厥休克，是少阴君火虚衰导致的阴阳气不相顺接；逆传心包的"热厥"属于另一种性质的休克状态，叶天士《温热论》云："温邪上受，首先犯肺，逆传心包。肺主气，属卫；心主血，属营。"定位"厥阴心包"主血属营，温邪入血分而耗伤营血。厥阴不能常多血，则不能为厥阴微风，而是"火热狂风"；津血为气机运行的载体，津血耗伤则"火热狂风"内闭，形成热厥，这是"温邪上受，首先犯肺，逆传心包"的基本含义。

逆传心包，是温热病内陷营血阶段的证型之一，主要证候有高热、神昏、谵语，甚则昏迷不醒，四肢厥逆，或见抽搐等，是一个从水液代谢源头"胃阴→肝阴→元阴"全身津液损伤的症候群，特别是荣卫温煦和濡养心阴不足，以及心阴本身的耗伤。应象于高热状态下的（但不局限于）心脑血液供需失衡，以及出现神昏谵语等中枢神经症状，或是炎症风暴，或是风暴过后的大规模病理产物，导致"后勤补给线"全面"塌方"之"热厥证（内闭外脱）"。

厥阴狂风津血耗伤则气机郁闭，"火热狂风"内闭而为"热厥"，是少阴君火开泄太过耗伤津血，不能为气机运行的载体而导致阴阳气不相顺接。这种势态在高热神昏应激期（应象但不局限于过敏性休克），绝对不能以四逆汤类方回阳救逆，亦不只是单纯顾护气机运行的载体"津液"。从补阴液的角度来讲，若只是阳明燥金形成的津液损伤，糜粥自养即可；若只是太阴湿土损伤，静脉输入"配方湿土"即可；若是少阴元阴已不能成为元阳之载体，在出现"孤阳上出"的戴阳危证之前，《伤寒论》只能用白通加猪胆汁汤，以人尿为用。现代有开通静脉通道的技术，在形成戴阳危证的前后，均可迅速应用规范抗休克疗法之扩容晶体液，纠正水电解质紊乱和酸碱平衡，以及应用血管活性剂等措施。但是，逆传心包的"厥阴火热狂风"，津血耗伤和动血，是厥阴微风疏缓君火功能的丧失，导致君火开泄太过，过量激发少阳相火和太阳寒水，接着应激系统对病毒的强烈应激反应，以致产生炎症风暴，以及风暴过程中的痰厥、热厥、血厥等"次生灾害"。在这个过程中，是少阴君火、荣卫二气被逆传心包的"厥阴火热狂风"大量消耗的过程。治疗原则，是降低人体的应激系统，降低正邪的应激程度，避免"大战"之后出现水湿痰饮瘀血，并预防有可能形成的二次损伤（病理产物的次生灾害），力使"器"的损伤降到最低程度。当从肝藏血和荣血"以涵之、以濡之"而治，除了必要的规范抗休克治疗以外，协同叶天士《温热论》"入营犹可透热转气……入血就恐耗血动血，直须凉血散血"的理法处方用药。

在《新型冠状病毒肺炎诊疗方案（试行第七版）》中，推荐的中药注射剂血必净注射液，说明书提示适用于因感染诱发的全身炎症反应综合征，也可配合治疗多器官功能失常综合征的脏器功能受损期。其配方以川芎畅血中之元气，为气中之血药；当归专能补血，为血中之气药、血中之圣药。红花、赤芍、丹参是凉血化瘀药。若能再加上山茱萸和牡丹皮，则疗效更佳。可供选择的还有：辨证使用"温病十五方"口服，或胃管给药。若里络就闭，可按照高热神昏患者的神昏表现"乒乒乓乓紫雪丹、不声不响至宝丹、稀里糊涂牛黄丸"而辨证使用。

开窍法扬汤止沸，不如釜底抽薪，辨证选择增损大柴胡汤、增损双解散、加味凉膈散、加味六一顺气汤、增损普济消毒饮、解毒承气汤等方剂，从结直肠保留灌肠，这是温病学从大肠泄热的妙招，也是"应激系统对外界的应激太强烈，且邪毒弥漫的疾病的高应激性危重型"阶段，不仅需要遵循"辨荣卫气血虽与伤寒同，若论治法则与伤寒大异也"的非伤寒论治法则，还需要协同运用西医学的呼吸支持、循环支持、生命支持等措施，以协同增效。需要注意的是，不论是寒厥、热厥，在解决急危重症之"标"后，均需要创造条件从"本"而治，恢复器和生化"五脏元真通畅""阴平阳秘，精神乃治"的动态平衡。

从单一还原论的角度，试图把各种细胞因子和炎症介质机制全部搞清楚，一是时间来不及，二是从治病救人的角度，这个并不是主要矛盾。从系统论整体观、器和生化的角度来讲，阴阳术数分阶到第五层级的三阴三阳机制就足够了。在治病救人以后，后期可以不紧不慢、平静从容地继续推动还原论的细化研究，研究结果若符合整体观的框架，则是印证和巩固整体观的技术路线；若有突破了整体观的框架，说明这是革命性的研究成果，系统整体观就需要进行相应的修缮和提高，以便在下一次的整体实践中反应更为迅速，从而更有效地指导临床实践。

第四节　虽未能尽愈诸病，庶可以见病知源

仲景曰："虽未能尽愈诸病，庶可以见病知源，若能寻余所集，思过半矣。"仲景在《伤寒论》中一般先论述单纯、理想状态下的病证，再以这些病证推演复杂病证。这是在六气阴阳术数系统模型（辨病）的基础上，将实际问题中的各种因素转换为变量（脉证），再用相应的阴阳术数要素分析变量之间的关系，并用合适的术算求解（辨证），并用术算结果解释实际问题（论治）。

一、认清东西方文化的根本差异

西方科技思维与中国古代科技思维二者争论的哲学实质，是"还原论"与"系统论（或整体观）"谁占主导的问题。

（一）还原论的主导范式，对应歪曲的整体观

14世纪英格兰逻辑学家奥卡姆提出奥卡姆剃刀定律，使科学、哲学从宗教中彻底分离出来。17世纪笛卡尔的《方法论》提出，研究问题的方法可分四个步骤：①永远不接受任何我自己不清楚的真理。②可以将要研究的复杂问题，尽量分解为多个比较简单的小问题，一个一个地分开解决。③将这些小问题从简单到复杂排列，先从容易解决的问题着手。④将所有问题解决后，再综合起来检验，看是否完全，是否将问题彻底解决了。从此，数学

方法上逐渐形成了以还原论为主导的科学范式。20世纪贝塔朗菲建立了系统论，用亚里士多德的名言"整体大于部分之和"来阐述系统的整体观念："任何系统都是一个有机的整体，并不是各个部分的机械组合或简单相加，系统的整体功能是各要素在孤立状态下所没有的性质。"

1. 联系是世界上一切事物的客观本性　世界是普遍联系的，对于复杂事物内在联系的研究，整体观的方法和还原论的方法是辩证统一的，是整体和部分辩证关系的具体实践。还原论的本质，是层层递进事物之间边界条件，将大系统事物的客观联系分割成一个个小系统，小系统再细分为更小的系统。还原论的方法，着眼点在局部或要素，遵循的是单项因果决定论，虽然方便了认识事物的系统性质和规律，但最大的问题，是将大系统事物的客观联系进行分割，因此丧失了许多信息，导致了信息的失真。事物的复杂程度越高，因分割而失真的程度就越大。现代科学的发展趋势是整体化和高度综合化，科学研究的前沿和核心技术，以及政治、经济、军事、文化等，均是规模巨大、关系复杂、涉及参数众多的复杂系统问题，单纯依靠还原论的方法远远不够。生物及医学更是如此，1962年的诺贝尔生理及医学奖获得者弗朗西斯·克里克说："虽然奥卡姆剃刀在物理学上是有用的工具，但是将它引入生物学是非常危险的。用简单、优美等原则来指导生物学研究是非常粗暴的。"

系统论与控制论、信息论、运筹学等新兴学科紧密结合，已经成为各学科研究前沿的基本理论和基本方法。中国传统文化的整体观和系统论相似，但是系统边界条件远远大于系统论。整体观是整个"天、地、人"的大系统，将还原论分割过的每一个小系统紧密联系起来，越是复杂的事物，整体观的优势越明显。"不为良相则为良医""用药如用兵，用医如用将"，是以整体观解决医学、军事和政治等复杂问题提供方法论。我国正在推进国家治理体系和治理能力现代化的建设，协调好"精准管理"和"系统治理"辩证统一的关系，从社会科学方法论的角度来看，属于还原论和系统论辩证统一的关系。自2000年国家最高科学技术奖设立以来，获奖者几乎都是突破了还原论，以系统论为方法论进行相关科学研究。

2. "天人相应"是"人与自然的生长化收藏之气相适应"　古代中国科技界的方法论，一直是还原论与整体观并行。《周易·系辞上》云："乾以易知，坤以简能；易则易知，简则易从……易、简而天下之理得矣。"五代陶埴《还金述》云："妙言至径，大道至简。譬如造化之于万物，非能大巧，使其青黄赤白，一一之相类乎。是禀性合真，自然之理也。"这些理论相当于奥卡姆剃刀。《老子·第三十九章》云："昔之得一者，天得一以清，地得一以宁，神得一以灵，谷得一以盈，侯王得一而以为天下正。"《庄子·齐物论》云："天地与我并生，而万物与我为一。"都是对中华文化整体观、天人相应的高度概括：人的生长化收藏，与天地的生长化收藏延时同步，适者生存，不适则亡。

由于中国古代的整体观，被汉武帝时期确立的"天人感应，天人合一，君权神授""罢黜百家，独尊儒术"帝王统治术给歪曲了，特别是在明清理学科举制得到强化以后，"天人合一"便成了现代人眼中迂腐、落后的代名词。中国古代在四大发明、冶铁冶金、制陶制瓷、种植养殖、建筑造船、纺织印染等方面都取得了巨大进步，体现了中华的工匠精神。但是帝王主导编写的正史，只记录帝王将相的丰功和过失。科学家、发明家和工匠作为"奇技淫巧"，是边缘化的角色，在民间多以茶余饭后闲聊、炼丹修仙等形式出现，成为传说中的"野史"。"古中国无科技（还原论者）"就成了现代人最直观的印象，形成了事实上的还原论与整体观并行（辩证统一联系被割裂）的状态。人是生产力的核心，是科学技术这一生产力的关键要素，却被分割为"上九流""下九流"，古代很多科学技术却一直滞留在初级手工业阶段，这是一种巨大的遗憾。

（二）不确定的绝对性，对应确定的相对性

《毛泽东选集·中国革命战争的战略问题》云："研究带全局性的战争指导规律，是战略学的任务。研究带局部性的战争指导规律，是战役学和战术学的任务……懂得了全局性的东西，就更会使用局部性的东西，因为局部性的东西是隶属于全局性的东西……然而全局性的东西，不能脱离局部而独立，全局是由它的一切局部构成的……任何一级的首长，应当把自己注意的重心，放在那些对于他所指挥的全局来说最重要最有决定意义的问题或动作上，而不应当放在其他的问题或动作上。"整体观念和辩证论治，是中医理论体系的灵魂。将整体观念应象战略学，辩证论治应象战役学，汤药、针刺、导引等具体技术应象于各种战术，直接套到《中国革命战争的战略问题》这段话中，就可以直接理解和处理整体观念、辩证论治和中医具体技术的关系。

1. 金标准的确定和不确定 欧美科技的立论是，必须要人为设立一个金标准（常数或参考正常值），然后再以金标准为坐标原点，几乎所有的事物均是绝对的，且具有垄断的特征属性。金标准一旦确定下来，新的金标准方

211

案没有出台前，就不可以转换。金标准可以随着科技的进步、观点的更新，相应地做出改变；或者根据利益集团的需求，设置金标准的初始条件和边界条件，这是金标准的不确定性。金标准的不确定性，可以带来科技的不断进步，也可以带来灾难。有的灾难是不可逆的，特别是面对新事物，而原有金标准失效，或重大利益重新分配时。例如，新型冠状病毒肺炎疫情是全新的事物，原有金标准已经失灵，对已经实践证明有效的中医诊疗方法，如果仍然坚持还原论的格言"永远不接受任何我自己不清楚的真理"，继续执行已失灵的金标准，禁止不符合"金标准"的任何事项，则结局可想而知。

阴阳术数系统也有"金标准"。中国古代阴阳术数的立论，是首先设立人和人所生活的土地为坐标原点，再以十余亿年内绝对不会改变的太阳视运动的南北回归周期性变化为金标准，人和所生活的土地跟随金标准延迟同步。也就是说，阴阳术数系统的金标准，具有绝对固定的确定性，且是动态变化的，并以人和所生活的土地为本。欧美科技以不确定性的金标准形成了绝对性特征，中国古代阴阳术数以确定性的金标准形成了相对性特征，这是东西方思维模式的根本区别。虽然中国古代的阴阳术数在科技进步的战术层面，落后于欧美科技；虽然程朱理学占垄断地位后，阴阳术数曾经一度沦为迂腐、落后的代名词，但是也因金标准的确定性，中国古代阴阳术数的主要脉络"天地人和谐"思想，在科技进步的战略宏观立场，早早地领先欧美。"战略上藐视敌人，战术上重视敌人"，这是毛泽东战略和策略思想的集中表达，欧美医学正在向"人－家庭－社会－心理"整体医学转变，中医学在战略层面比"整体医学"更为系统化，应走在整体医学的最前列，起到主导和引领作用，而不是倒退和被改造。

2. 中医学是根植于中国传统文化大环境下成长起来的医学　中国传统文化最大的特征是包容。以中医学思维为指导思想使用的药物，就是中药；不以中医学思维为指导思想使用的药物，就是草药……以中医思维使用的西医学技术方法，就是中医技术方法。这是在中医系统战略思维指导下，中西医方法学在诊疗战术路线上的结合。若各自为政，在治疗用药上相互干扰，势必会对临床造成不利局面；若以"杀灭、抑制"为指导思想，中医药仅为西医副作用的补救手段，则中医药永远无法发挥其特长。现代欧美医学正在向"人－家庭－社会－心理"整体医学、自然医学的方向转变。中医学的系统整体观和现代精准医疗各有其优缺点，二者的求同存异，到最终交汇融合，是大势所趋。如果片面追求中医现代化，用物理生物化学或分子生物学研究方法改造中医药，更甚提出"去中医存中药"，这都是妄自菲薄的表现。

我们万不可将祖先留下的"天地万物与人和谐"的中医宝库和话语权"拱手让人"。

费孝通的《乡土中国》云:"一个在乡土社会里种田的老农,所遇着的只是四季的转换,而不是时代的变更。一年一度,周而复始,前人所用来解决生活问题的方案,尽可抄袭来作自己生活的指南,愈是经过前代生活中证明有效的,也愈值得保守……只要环境不变,没有新的细菌侵入,这套不必讲学理的应付方法,总是有效的,既有效也就不必问理由了。像这一类的传统,不必知之,只要照办,生活就能得到保障的办法,自然会随之发生一套价值。我们说灵验,就是说含有一种不可知的魔力在后面。依照着做就有福,不依照了就会出毛病,于是人们对于传统也就渐渐有了敬畏之感了。"我们之所以都认为中国传统医学"不可解",并不是因为中医学的"不确定",也不是因为中医学是"无理论的黑箱",只是古人觉得照办就能有收益,没有必要再去探究深层次的阴阳术数内涵。到了现代社会,同住地球村,交通往来日益频繁,自然生态和社会人文环境日益变迁,中医学不能够再重复乡土社会"不必问理由"的思维模式。新的时势已经发生,旧的"不必问理由"的方法,不仅不能够应对新环境,还具有延续旧习惯的惰性,若没有系统理论方法的规划和指引,而是盲目地试图从试验和错误的公式中积累经验,则容易使人们对中医学失去信仰。但是,新的方法却又不是现存的,重拾阴阳术数的内涵,领会古代贤人认识自然、敬畏自然、顺应自然的内在规律,用阴阳术数系统的主观能动性去计划实践和检验,并结合西医学的科学技术手段,在快速变化的环境中举一而反三,才是保持中医学的传统本色,并努力探索和追求更高层次发展的路径,此为中医学的"苟日新,日日新,又日新"。

二、举一隅不以三隅反,则不复也

《论语·述而》云:"子曰:不愤不启,不悱不发,举一隅不以三隅反,则不复也。"《伤寒论》中的每一个条文,都是知识点,若都能够举一而反三,就能够推演出解决复杂病证的办法。

(一)荣卫调和的连续性,是仲景针灸的机要

《伤寒论》第48条云:"设面色缘缘正赤者,阳气怫郁在表,当解之熏之。"这是太阳病火郁证,荣气、卫气被阻滞,不能濡润肌肤,治疗原则是

"火郁发之","解之熏之"就是其中的一种治法。《说文解字》云:"熏,火烟上出也。"解之熏之,指"解之"的"熏之"方法。民间有多种"熏之"解热又不助热的方法。笔者小时候曾患高热,祖父韦云庭常给我进行"点灯火"退热,现在明白这是"灯心草灸"的明火灸,壮医称为"灯花灸疗法",江浙民间称为"打灯火",是用灯心草蘸花生油,点燃后直接灸灼病变部位或穴位的一种治疗方法。解之熏之,是针对阳气怫郁在表、阳气怫郁不得越的疾病状况,卫气被怫郁而不得越,灯心草灸,点灸激发手三阳经末端、足三阳始端的头部穴位,解开怫郁的气机,使向上、向外的荣卫二气通达,故曰"解之熏之"。火针、温针灸、恒温灸的三个主要作用:借火助阳,通脉祛邪,以热引热。不论是哪一种,均必须有荣气被激发,由下向上、由内向外持续地、源源不断地对卫气进行支持,使气机由内向外透发,恢复太阳器之生化的正常运行,则卫气主温煦肌腠,卫外而为固也,火针过后,从针处开始,使全身都有暖洋洋的感觉,全身舒畅。

针灸的时候,还有三个注意事项:①要温覆令一时许,这是针后激发的荣气(正气)要由下向上、由内向外,源源不断对卫气进行支持,恢复太阳器之生化的正常运行,卫气不再被风邪开泄(温覆),而不是针灸后导致的一过性荣卫调和,疗效消失后就气机内陷。②使用火法的时候,要出小汗、出微汗,而不能出大汗淋漓,即不能用"火"太过。③要汗出要遍身,这是要求不能用"火"不及。如果不能达到这三个要求,连续性的"荣卫调和"之气被损害,气机不能连续地由内向外透发,太阳器之生化的气机没有被激发,荣卫气机运行亦没有被鼓舞,甚至损伤了荣气、卫气,连续性一中断,刚被火针扎过的针处,初始还觉得有烧灼感,但是烧灼感一过,患者就会觉得针处越来越冷,甚则全身会有发冷的感觉。不仅不能治疗疾病,还会形成荣气的持续性中断,卫气主温煦的功能受损,甚至会导致身体、精神均受创,出现奔豚(晕针)。有人认为,"解之熏之"是艾条灸、艾炷灸、瓦片火熨,甚至是将人架在木架上,木架下面煮沸药液蒸,或木架下面烧火烟熏。这是《伤寒论》第112条"伤寒脉浮,医以火迫劫之",津液被熏,津枯液槁(烧烤、烟熏腊肉的效果),容易形成第114条"太阳病,以火熏之,不得汗,其人必躁,到经不解,必清血,名为火邪"等危重变证。

古代的"土医",不是一朝一夕就能"炼成"的,而是经过长年学徒,品行考核合格后,再经过系统学习中医基础知识体系,通过"病脉证并治"能力的提高训练,经过严格考核,合格后才能出师和行医。在笔者的儿时印象中,祖父韦云庭和曾祖父"荣寿堂"韦荣光,都留有一整箱的医书,内容涵盖天时气运、观脉总要、脏腑经络、病脉证并治、针灸火疗等内容，可惜现在只留存下三本了。这三本书中虽然有一些内容实用价值并不高，但这是记载着很多经过实践行之有效的临证实录和病脉证分析，对于启发和理解中医古文献也有一定的意义。

（二）气从以顺，各从其欲，皆得所愿

凡人如何保身养命？《素问·上古天真论》云："是以志闲而少欲，心安而不惧，形劳而不倦，气从以顺，各从其欲，皆得所愿。故美其食，任其服，乐其俗，高下不相慕，其民故曰朴。是以嗜欲不能劳其目，淫邪不能惑其心，愚智贤不肖，不惧于物，故合于道。所以能年皆度百岁而动作不衰者，以其德全不危也。"人体的生长化收藏，与天地之气的生长化收藏延时同步，大体可分为四个方面：①以毒药或针灸、按跷或导引之生长化收藏，纠正器和生化气机之偏。②以饮食之生长化收藏，对口舌之欲进行约束，通过调整体质的生长化收藏，从而与天地之气同步。③以自身思想和行为的生长化收藏，包括改进自身工作，进行生活决策和日常行为，通过调整以达到与天地之气同步。④以潜意识"精气神"之生长化收藏，守护自身内环境生长化收藏的缓冲能力，以及应对外伤反应的缓冲能力。以上四个方面，中医师能够直接干预的只有①。若医师在对①进行处方干预后，患者不对自身的②③④进行相应的同步配合，甚至与①的生长化收藏完全对抗，医者也只能是徒劳无功。

费孝通《乡土中国·附录七》云："回顾我这十年的研究成果，总起来看还是没有摆脱'见社会不见人'的缺点。我着眼于发展的模式，但没有充分注意具体的人在发展中是怎样思想，怎样感觉，怎样打算……他们的思想和感情，忧虑和满足，追求和希望都没有说清楚。原因是我的注意力还是在社会变化而忽视了相应的人的变化……使行为模式变成人的积极行为的是潜伏在社会身份背后的个人。"同理，在临床中，"见疾病不见人"的情况比比皆是。生命的意义，在于自我的思想和感情、忧虑和满足、追求和希望，在于个人对社会、家庭的贡献和给予，这是生命不同于机械工程的关键。各种实验室检查、影像学检查虽有参考意义，但患者显示出来的精神面貌、饮食起居、思维情感、自觉症状、舌象脉象等鲜活形象，也是反映人体生命功能的关键证据。反映健康标准的证据，除了肉体的康复以外，精神因素的健康和提高也同样重要。医是仁术，抛开精神因素的治疗是不完整的，将人隔离于自然环境和社会环境之外的治疗，将使生命的意义大打折扣。

举例来说，《伤寒论》的脏结，相当于"癌症"。人体细胞都有一定的更新周期，随着旧细胞的凋亡，新细胞也不断产生，不同细胞代谢的时间和间隔均存在不同之处。癌细胞并不是外来的异物，而是为了适应内外环境的变异而变异，且不能分化成熟的自身细胞。若未到该单个细胞的新旧交替时间点，主要矛盾是自身免疫系统不能识别和清除变异的自身癌细胞，故"癌细胞"可称之为"隐伏的变异积毒"，若按照气滞、血瘀、痰凝等途径进行常规治疗，临床中很难起效。若以外力（化疗、放疗）等进行规模杀灭，主要矛盾又会转变为被杀灭的死亡癌细胞和各种病理产物蓄积不流，在内环境中造成次生灾害，特别是各种病理毒物与正气相聚集而吞噬气血津液。现代对各种癌症的治疗，单纯地从技术手段杀灭癌细胞，放疗、靶向化疗、手术等，可以说已经是精益求精。但是，癌细胞被杀灭后，其死亡细胞在内环境中蓄积不流，并与原来引发癌细胞的不洁内环境相聚集，从而点燃次生灾害的负向链式反应。所以，治疗癌症的关键，是如何避免负向链式反应的发生，这也是目前一些治疗所忽略的。

从理想化的战略层面看，攻伐的目标不是"迅速"杀灭，而是"零敲牛皮糖"地攻杀，以顺畅器和生化的气机，从而逆转导致细胞变异的内环境，使新生的细胞不再变异，使旧存的癌细胞批次凋亡，引导荣卫正气正向吞噬消散，或逐秽、透出死亡癌细胞的瘀毒。治疗癌症的最终目标，不仅是为了杀死癌细胞，而且在分批攻杀癌细胞后，应使死亡的癌细胞被器和生化的内环境正向吞噬消散，或逐秽、透出瘀毒：①坚持"持久战"。"癌症必亡论""迅速杀灭论"，都是主观的、片面的，应该先解决思想问题，再畅情志，调饮食，顺时起居，修身养性，《礼记·大学》云："所谓修身在正其心者，身有所忿懥，则不得其正；有所恐惧，则不得其正；有所好乐，则不得其正；有所忧患，则不得其正。心不在焉，视而不见，听而不闻，食而不知其味，此谓修身在正其心。"②尽可能使变异的内环境和变异的"精气神"恢复到气机"生长化收藏"的动态平衡。③顾护元阴元阳之本和后天水谷之源，振奋荣卫二气的固护和濡养功能，使新生细胞能够正常成熟分化，不再新生变异细胞。④想方设法将深伏蕴毒及变异细胞的"集群毒害"局限在一定范围内，或有利于新旧交替自然凋亡（自然更新为分化成熟的细胞），或通过逐秽、透毒等中医药方法，尽力避免化疗、放疗后的死亡癌细胞和各种病理产物蓄积不流，根据具体病情，反复从"连百万之军，战必胜，攻必取"的第一条至第三条，反复"以正合，以奇胜"，形成多次循环。

特别强调重建患者的"精气神"很重要，假令医师是百万之军的指挥员，患者自身的"精气神"就是政委，理想信念坚定，顾全大局，心胸宽广，不屈不挠，宠辱不惊，部队首长双方密切协同，每能成功运化一次循环，就得到一次机会以畅达少阳相火和太阳寒水的生化气机，并激发膀胱气化而化生荣气，推动荣气资助卫气，促进荣卫二气将隐伏的蕴毒局限在一定范围内。同时，可引导人体免疫功能（得到荣气支持的卫气）透发、逐秽或消噬、清除脏结深伏之邪毒，以及病理产物、次生灾害等邪毒（因），激发一次，透发或清除一分，便可使器和生化气机逐步形成一种良性波动。多一次良性循环，便再多一分生机。其中，透发、逐秽或消噬、清除蕴毒功能的关键，在于使少阳水道（上焦得通，津液得下，胃气因和）和太阳水道（开鬼门，洁净府），以及阳明胃家的上（口咽）下（肛门）窍等关键出口的功能保持正常。十二经合穴和西医学的手术切口，也是深伏蕴毒出路的主要出口。

（三）所食之味，若得宜则益体，害则成灾

《金匮要略·禽兽鱼虫禁忌并治》云："凡饮食滋味，以养于生，食之有妨，反能为害……苟全其生，须知切忌者矣。所食之味，有与病相宜，有与身为害，若得宜则益体，害则成灾，以此致危，例皆难疗也。"器和生化系统，是一个频繁与地球环境系统交换物质和能量（与地域相应）的"器和生化五阶四维（或五阶三维时空轮回）动态平衡系统"，人体自身的体质为存量，每天的饮食、呼吸、排泄二便和能量消耗，则是流量的主要表现形式。饮食和排泄（流量）是形成或改变体质（存量）的最重要因素，且均需要一个较长的持续时间（心性上的自律和坚持）。

1. 禁生冷、肉面、五辛、臭恶、酒酪等物　《伤寒论》对所有疾病的药后饮食调护，都有普遍指导意义的是第 12 条："禁生冷、黏滑、肉面、五辛、酒酪、臭恶等物。"这些禁忌食品会损伤五脏元真通畅，或是消化这些食品时，会大量消耗荣卫二气；或是会阻滞、扰乱、耗散人体气机。

古代没有静脉输入葡萄糖的技术，稻米汤最易于获取，是在未气化之前消耗荣卫二气能量最少的食物，患病时"啜热粥"，这是最基础的葡萄糖能量来源。生鲜食物，需要消耗非常多的能量，且需要分泌大量消化酶；冷食需要消耗身体的能量，将其加热到与内脏相同的温度，才能够消化；肉面在消化过程中，消耗的能量比"米汤"多，所以在基础荣卫气机没有补充到位之前，需要暂时禁忌。秦启蒙识字本《仓颉篇》云："荤，辛菜也。"指带有芳香燥烈、有刺激性的食物，泛指葱、蒜、韭、薤、芫荽（香菜）等，并不

是指肉食。含"荤"属性的食品具有两种特性：①辛香发散，发散正气，不利于"清心寡欲"，不利于收敛潜藏元气。②食用后，可致口气凝重（如吃蒜后口臭），阻滞人体气机运转。臭的本义指香到极点，如化妆品香水，喷上一点点，可使人心旷神怡；将整瓶香水都喷在身上，则成为味道极差的"恶臭"。臭恶等物，指腌制过或味道怪异的食物，例如，臭豆腐、毛豆腐、臭鳜鱼、榴莲等，易生湿，易阻滞人体气机。魏晋之前，有三种酒：事酒、白酒、清酒，平时喝的是事酒、白酒，都是浊酒，最易生湿。凡具备这两种特性的食物，患病之人均要禁止食用。

"鸡肉、鲤鱼有毒"的理论基础，并不是"鸡肉、鲤鱼"含有"毒性"物质，而是患"温病"或"癌症高反应期"时，在疾病的强烈应激期，由于应激反应太强烈，这些味道清鲜、易消化的高蛋白、高营养食物，会更加激发应激系统形成"高应激反应"，不利于"降低应激系统（潜藏阳气），降低正邪的应激程度，保护器与正气不受损害"，需要禁忌。在疾病恢复期、疾病正气下陷期，或为了增强体质预防疾病，或少年儿童的身体健康成长，均要强调饮食均衡。不论是肉食或谷果蔬菜，特别是味道清鲜、易消化的高蛋白、高营养食物，均是不可或缺的。新型冠状病毒肺炎疫情防控期间，多位专家提倡每日一杯牛奶，这是针对疾病恢复期，或为了日常增强体质的建议，这是很有必要的。若在疾病发展过程中的高应激期，高蛋白食物是绝对禁忌。对于疾病治疗适宜，但乳糖不耐受的人群，也不适合喝鲜牛奶，可以喝原味酸奶。

2. 主食和配菜的寒热平衡　器和生化频繁与地球环境系统交换物质和能量（与地域相应）的形态体现，就是食物。食物，指能够满足正常器和生化的能量需求，并能延续性命的物质。古代只有对食物的简单分类，主要有主食和配菜两大类。主食，是指传统上餐桌上的主要食物，一般是淀粉类食物。配菜，指能够补充主食不能提供的各种蛋白质、脂肪、维生素和无机盐等营养物质。四气五味是中草药的基本性能，也是食物的基本性能，对主食配菜合理搭配的解读，可分为两大类：①热性食品，指在食用后，能够直接促进人体能量代谢的食品。②寒性食品，指能够直接减低人体能量代谢，或在消化过程中消耗大量人体能量的食品。没有经过烹制煮熟的食品，由于食物细胞间结构没有被破坏解体，消化这些生鲜食物需要消耗大量的荣卫能量。所以，除辣椒、姜、葱、蒜等明显的热性食物外，大部分的食物均属于寒性食品。

烹制方法是影响食物寒热属性的重要因素。①炒、煎、炸、烤、烘、焙烹制的食品，具有促进人体代谢作用的香味物质，属于热性食品。"吃热性食品容易发胖"，这是一个误解，容易发胖的原因，是热性食品促进了人体代谢，饿得快，很容易吃过量。②蒸、煮烹制食品多为偏寒性者，蒸煮的时间相对较长，水分会反复进出食材内部，会使食材中原有的香味物质随水分的进出而流失，风味清淡，属于寒性食品。

烹制，不仅可以改变普通食品的寒热性质，还可以将温热配料的性质由辛烈的变为温缓的。例如，生姜、干姜均是姜，但生姜辛温，作用短效而强烈，干姜辛温，作用温缓而长效。这是由于生品辛热的食材，特别是生辣椒、生花椒等，对黏膜有强烈的刺激作用，长期食用则会导致黏膜起疱或出现溃疡。不同的烹制方法，就会导致人体内环境的"太过"或"不及"，也就形成了不同地域的人群，或偏于热性体质，或偏于寒性体质。①西式主食，常为烘烤的面包，在长期的进化过程中，西方人的体质常偏于"燥热"，妇女生孩子后可以不坐月子，要喝凉水，需要冷盘式的生鲜配菜来平衡寒热，如五成熟以下的牛排、沙拉、生蔬菜、生柠檬、生水果、冰冻碳酸饮料、红茶、苦咖啡等。②中式主食，常为蒸煮的稻米饭、馒头、面条、饺子等，在长期的进化过程中，东方人的体质常常偏于"寒湿"，妇女生孩子后需要坐月子，不能喝凉水，需要炒、煎、炸、烤、烘、焙烹制的配菜来平衡寒热，或加入姜、葱、蒜、辣椒等热性香料。现代社会，人们在吃的选择上更加多样化，但也导致了一些问题。例如，以中式寒性主食，配西式寒性副食；或西式热性主食，配中式热性副食。又如，到四川只吃麻辣配菜，不吃米面主食；所谓的"病号饭"，是水煮主食加清淡寡味的配菜。久则会导致人体体质或偏于寒，或偏于热，这是病从口入，人为制造的"水土不服"。

3. 败胃粥或养胃粥的区别　小火快煮的粥，寒性重而败胃。吃这种"甘寒粥"的人群，或是专门为了减肥，但很容易出现反酸、烧心、饱胀等症状。所谓的"原汤化原食"，是指吃了饺子、包子、干面条等原食之后，再喝上一碗面汤或清粥水，属于增水行舟式的消食，并不能改变原汤或原食的甘寒属性。《说文解字》云："熬，干煎也。"粥是不是煮出来的，而是"熬"出来的。"饭靠焖、粥靠捞"，对于属性甘热的养胃粥，其制作的关键步骤为将小火快煮好的粥，改为大火，并用长勺，以每 1～2 秒一圈的速度搅拌粥，粥水一边热烫翻滚，同时手中要不停地搅拌。粥水中被半煮烂，搅拌磨成细微颗粒的淀粉和糖分，与火烫的砂锅壁接触，瞬间被焦化，粥水被搅拌而快速脱离锅壁，砂锅中的粥水又不会被煮得焦黑，呈现为焦糖样的微黄褐色。这个过程需要 5～10 分钟，火候是粥水呈半稠而烂的状态，没有加酱油，但颜色呈现为焦糖样的微黄褐色，给人一种浓香开胃的感觉。由于粥消耗很少量的消化液，能够很快消化完毕，多余的胃内消化液就会产生"烧心"之感。所以，配菜方面，可多食富含膳食纤维的蒜蓉空心菜、菜心等。如果在饱含油水的粥中，再加入一些瘦肉、海鲜，则更能提升粥的鲜香度。从食物激发应激或藏潜应激分类的角度来讲，这个养胃粥套餐符合阴阳平衡的健康饮食结构。

4. 养生之术，常使谷气少，则病不生矣　《素问·痹论》云："阴气者，静则神藏，躁则消亡，饮食自倍，肠胃乃伤。"饮食自倍，这是从人体心性的角度描述饮食男女的"任性而为"。饮食从大块原材料变为被人体利用的"单糖、氨基酸、脂肪酸"（太阴湿土），需要消耗大量的能量，其大体上可以分为四类。①体外的机械切割、烹制分解。②口腔牙齿的机械切割，舌头搅拌食物与唾液的充分混合。③胃酸的充分混合和腐熟。④空肠上段胰液、胆汁等消化液的消化，以及肝脏（脾脏）的化学分解。在以上四个类别的能量消耗中，③④由自主神经控制，人为心性对③④的影响波动不大。①②则不然，现代生活的快节奏，使得一些人在进食的时候，会不自觉地囫囵吞枣，特别是在喝粥、吃面时，粥面在口腔停留的时间甚至不到 1 秒，使消化的重担全部压在了③④上。在日常生活中，饮食调养多侧重于能吃什么、不能吃什么，往往忽略①②的过程，这是造成"胃气之本弱"的重要原因。

唐代徐坚等奉敕撰《初学记·草部》，其引用晋代杨泉《物理论》云："谷气胜元气，其人肥而不寿；元气胜谷气，其人瘦而寿。养生之术，常使谷气少，则病不生矣。"所谓的辟谷术，主要以消耗之前积累的肥肠厚油之物为方法，形成"元气胜谷气"的局面，以期实现"其人瘦而寿"。一般来说，贸然辟谷，开通的常常是抽调肝之藏血，再抽吸先天之元阴的通路，会对元阴元阳徒增伤害。正常健康人和营养缺乏的人群，"辟谷"是非常损害健康的行为。什么都不吃的"辟谷"更危险，西医学有一种"再喂养综合征"，指在长期饥饿后提供再喂养（包括经口摄食、肠内或肠外营养）所引起的，与代谢异常相关的一组表现，包括严重的水电解质失衡、葡萄糖耐受性下降和维生素缺乏等，会损伤心脏、大脑、肝脏、肺脏等脏器功能，引起器官衰竭，甚至会导致死亡。

三、从辨证到辨病，从辨病到辨证，不断学习，不断提高

学习中医学的方法，笔者提倡使用目录学习法，即将一本书、一个学科分为多级目录。首先要掌握整体，在整体框架的基础上，向深一级目录钻研。在此过程中，要不断地返回整体框架，再不断地向更深一级学习。一般情况下，医学生在学习之中，常常有这样四个不好的习惯：这门课程的老师没有讲到的内容，自己是不明白的；这门课是高年级的课程，自己没看过，所以是不明白的；在看一本书时，是从头到尾一字不落地看，但一旦遇到困难，就会带来烦恼，很难看下去，停滞不前；死记硬背，并期待出现所谓的"顿悟"。

广西中医药大学第一附属医院首任院长韦来庠先生，在晚年仍然坚持从事教学，1965年给带教的学生黄汉儒题字："从辨证到辨病，从辨病到辨证，不断学习，不断提高。"

笔者的理解是：第一，深入钻研。第二，返回，保持整体方向。第三，更加深入地钻研。第四，再次返回，不致迷失方向。第五，整体观念（战略）比局部的辨证论治（战术）更为重要，必须从辨证到辨病，再从辨病到辨证；从掌握全局到细节把握，从细节把握到回归全局，统筹全局，以"全局"的不变，应对"局部的"万变，以整体视角逐级地向更深一级前进，不断学习，不断提高，这便是中医看病的"运筹策帷帐之中，决胜千里之外"。

对于学习中遇到的困难，要有两个"自觉"：自觉往后退，自觉把握整体。纵横联系和对比，举一反三，如此便不至于在后退中迷失自己。具体的方法是：①收集。"学海无涯苦作舟"是伪命题，兴趣是最好的老师，大量的目录阅读，目的是对"大概"了然于胸，在整体上知道这本书、这个学科包括哪些内容，就能够也有兴趣向更深一层进行钻研，在这个阶段，笔者主要是从大量收集未能精读的图书开始，使用《心电图图解速成讲授》（天津科技翻译出版有限公司出版，王建华等编译）演绎的系统学习方法，逐渐筛选和精读各类参考书目，使艰涩难懂的知识不再难懂，能够"乐作舟"。②比较。对收集的知识，查找相同和不同之处。学习知识不再是过去的死记硬背，背得再好，也比不过大数据计算，有些不懂的问题，用数据库查一查，很快便能豁然开朗。③联系。数据库计算、大数据云计算，只能是对设定好的要素进行机械比较。人的优势，在于逻辑思考和灵识进化，有了前期

收集和比较的基础，所谓的"顿悟"便会频繁地出现，这是学海无涯"乐作舟"的源泉。

医学生要成为"上工"，肯定是从初始阶段开始，先打好中医基础文化知识，才能进一步学习《伤寒论》的整体性思维，《伤寒论》为上工于病视神，未有形而除之，《金匮要略》治在毫毛；其后还有更多的中医药书籍，如金代刘完素的《黄帝素问宣明论方》，明代龚廷贤的《寿世保元》，明代陈实功的《外科正宗》，以及西医学内、外、妇、儿各科等。首先要把握框架，做好基础知识的积累，而后精益求精。最终的目标是返璞归真，于病视神，未有形而除之。学习和实践很难一步到位，可按照目录学习法，进行逐层递进。第一，先学整体框架。第二，返回保持整体方向。第三，精益求精。第四，再次返回，把握整体框架，不至于迷失方向。第五，逐渐深入，更上一层楼。第六，返璞归真，于病视神，未有形而除之。

要达到"上工"的层次，从来就不是一蹴而就的，更不是整天打坐苦思，便能想出来的所谓"顿悟"，而是要经过从开始的一系列逐层递进，历经千辛万苦和层层考验，突然有一个机缘，将整体框架的"窗户纸点破"，这便是苦尽甘来，一通百通，百通而万通。蓦然回首，在所谓的"顿悟"之后，使用的却是前人用了上千年的"常识"，只不过是自己突破了"自我意识障碍"和"自我思维盲点"而已。返璞归真是整体观，是战略层面，原理是大道至简，看似简单，却包含了很多战术细节。道家强调"清心修身"，古代文献中所谓的"得道成仙"，"仙"的特性是清静无为，身心虚无。我们如果认真观察，清静无为、身心虚无的人太多了。范进中举之后，不是也成为一个"清静无为，身心虚无"的人了吗？现代社会压力太大，患有精神疾患和痴呆疾病之人，其身心虚无的状态，是我们难以学到的。我们现在学习中医之道，未入门而自称医，其实仍处于迷茫之中。整个过程中，若无长时间的实战积累和检验，便很难达到更高的境界。

学习中医学的基本要求，一是需要不断积累中西医基础知识，二是需要定力、静念、安心和思虑。很多东西都需要打基础，没有耐心便很难获得。《素问·金匮真言论》云："故善为脉者，谨察五脏六腑，一逆一从，阴阳、表里、雌雄之纪，藏之心意，合心于精，非其人勿教，非其真勿授，是谓得道。"

按照精细化管理方法，就是要：第一，复杂的事情简单化（通俗化）；第二，简单的事情流程化；第三，流程化事情要定量化；第四，定量的事情要信息化。本书是基于上面第一点来解读《伤寒论》，最多能做到第二点，以抛砖引玉。期盼有更多的同道之士，共同致力于第三点和第四点。

主要参考书目

1．田代华整理．黄帝内经素问．北京：人民卫生出版社，2005．

2．田代华、刘更生整理．灵枢经．北京：人民卫生出版社，2005．

3．钱超尘、郝万山整理．伤寒论．北京：人民卫生出版社，2005．

4．陈萌点校．金匮要略（明吴迁钞本）．北京：北京科学技术出版社，2016．

5．凌耀星．难经校注．北京：人民卫生出版社，2013．

6．钱超尘．内经语言研究．北京：人民卫生出版社，1990．

7．中国中医研究院编．蒲辅周医疗经验．北京：人民卫生出版社，2005．

8．中国中医研究院主编、高辉远等整理．蒲辅周医案．北京：人民卫生出版社，2005．

9．王建枝，殷莲华．病理生理学．北京：人民卫生出版社，2017．

10．（唐）孙思邈著，李景荣等校释．备急千金要方校释．北京：人民卫生出版社，2014．

11．（清）吴瑭著，李刘坤主编．吴鞠通医学全书．北京：中国中医药出版社，1999．

12．（清）叶桂著，黄英志主编．叶天士医学全书．北京：中国中医药出版社，1999．

13．（明）杨栗山著，荣乃光、张晓梅校注．伤寒瘟疫条辨．北京：中国中医药出版社，2003．

14．（三国）吴普等述，孙星衍、孙冯翼辑．神农本草经．北京：科学技术文献出版社，2003．

15．张锡纯著，王云凯、杨医亚、李彬之校点．医学衷中参西录．石家庄：河北科学技术出版社，1985．

16. 衣之镖、赵怀舟、衣玉岛. 辅行诀五脏用药法要校注讲疏. 北京：学苑出版社，2009.

17. 李可. 李可老中医急危重症疑难病经验专辑. 太原：山西科学技术出版社，2004.

18.（清）纪昀主撰. 文渊阁四库全书（全文检索版）. 上海：上海人民出版社、迪志文化出版有限公司，2007.

19. 上海书店出版社编. 道藏. 北京、上海、天津：文物出版社、上海书店出版社、天津古籍出版社，1988.

20. 高明. 帛书老子校注. 北京：中华书局，1996.

21. 陈戌国点校. 四书五经. 长沙：岳麓书社，2002.

22.（西汉）司马迁. 史记. 长沙：岳麓书社，2001.

23.（东汉）班固. 汉书. 北京：中华书局，1964.

24.（南朝宋）范晔、（晋）司马彪. 后汉书. 北京：中华书局，1965.

25. 孙通海译注. 庄子. 北京：中华书局，2016.

26. 叶蓓卿译注. 列子. 北京：中华书局，2016.

27. 陈曦译注. 孙子兵法. 北京：中华书局，2011.

28. 李山，轩新丽译注. 管子. 北京：中华书局，2019.

29. 陈广忠译注. 淮南子. 北京：中华书局，2012.

30. 王力. 中国古代文化常识. 北京：北京联合出版公司，2014.

31.（三国）赵爽注，（晋）刘徽注. 周髀算经、九章算术. 上海：上海古籍出版社，1990.

32. 刘尧汉、卢央. 文明中国的彝族十月历. 昆明：云南人民出版社，1986.

33. 冯时. 中国天文考古学. 北京：中国社会科学出版社，2007.

34. 曲安京. 中国历法与数学. 北京：科学出版社，2005.

35. 金景芳、吕绍纲. 周易全解. 长春：吉林大学出版社，1989.

36. 南怀瑾. 南怀瑾选集（第三卷）易经杂说. 上海：复旦大学出版社，2003.

37.（宋）邵雍著，刘光本、荣益译. 梅花易数. 海口：海南出版社，2005.

38. 张松辉. 先秦两汉道家与文学. 北京：东方出版社，2004.

39. 费孝通. 乡土中国. 北京：北京大学出版社有限公司，2012.

40.（美国）Donella H. Meadows 著，邱昭良译. 系统之美. 杭州：浙江人民出版社，2012.

41.（美国）Ray Dalio 著，刘波、綦相译 . 原则 . 北京：中信出版集团，
2018.